Hefte zur Unfallheilkunde
Beihefte zur Zeitschrift „Unfallheilkunde/
Traumatology"

Herausgegeben von J. Rehn und L. Schweiberer

127

Knorpelschaden am Knie

4. Reisensburger Workshop zur klinischen Unfallchirurgie,
25. bis 27. September 1975

Herausgegeben von
Caius Burri und Axel Rüter

Unter Mitarbeit von

W. Bandi (Interlaken), D. Baumann (München), B. Brunner (Bochum)
C. Burri (Ulm), H. Contzen (Frankfurt), H. Cotta (Heidelberg),
P. Freiburghaus (Bern), R. Ganz (Bern), W. Glinz (Zürich),
M. H. Hackenbroch (München), M. Häring (Freiburg),
H. R. Henche (Basel), I. Hesse (Hannover), W. Hesse (Hannover),
U. Holz (Tübingen), M. Jäger (München), U. Knapp (Tübingen),
H. Kolbow (Hannover, E. H. Kuner (Freiburg), G. Kunitsch (Wilhelms-
haven), L. Leichs (München), E. Morscher (Basel), W. Müller (Basel),
G. Muhr (Hannover), B. Noesberger (Bern), H. J. Oestern (Wilhelms-
haven), H. H. Pässler (Frankfurt), R. Püschel (Ulm), W. Puhl (Heidelberg),
H. J. Refior (München), J. Rehn (Bochum), A. Rüter (Ulm),
W. Schega (Krefeld), L. Schweiberer (Homburg), E. Trojan (Wien),
H. Wagner (Altdorf), H. Wahl (Krefeld), S. Weller (Tübingen),
C. Westermann (Hannover), A. N. Witt (München), O. Wruhs (Wien)

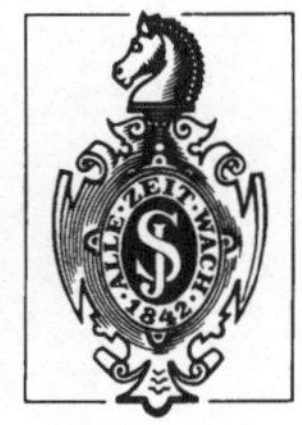

Springer-Verlag
Berlin · Heidelberg · New York 1976

Reihenherausgeber:

Prof. Dr. Jörg Rehn, Chirurgische Klinik und Poliklinik
der Berufsgenossenschaftlichen Krankenanstalten „Bergmannsheil"
Hunscheidtstraße 1, 4630 Bochum

Prof. Dr. Leonhard Schweiberer, Direktor der Abteilung für Unfallchirurgie der Chirurgischen Universitätsklinik, 665 Homburg/Saar

Mit 127 Abbildungen

ISBN-13: 978-3-540-07599-8   e-ISBN-13: 978-3-642-81016-9
DOI: 10.1007/ 978-3-642-81016-9

Library of Congress Catalog Card Number: 53-26914

Satz Universitätsdruckerei H. Stürtz AG, Würzburg

Vom 25. bis 27. September 1975 fand auf der Reisensburg der
4. Unfallchirurgische Workshop statt. Entsprechend dem Sinne dieser
Klausurtagung haben sich diesmal 41 Spezialisten aus der Unfall-
chirurgie und Orthopädie mit der Pathophysiologie, Diagnostik,
Therapie und Nachbehandlung der frischen und alten Knorpel-
schädigung am Kniegelenk beschäftigt. Dieser Band der
„Hefte zur Unfallheilkunde", vom Springer-Verlag in kürzester
Zeit nach dem Workshop herausgebracht, enthält die Einführungs-
referate von sorgfältig ausgewählten Kennern der entsprechenden
Teilgebiete, sowie die in ausgiebigen und zum Teil „hart" geführten
Diskussionen gemeinsam erarbeiteten Schlußfolgerungen und
Empfehlungen, die dem praktisch unfallchirurgisch Tätigen eine
wertvolle Hilfe bei seiner Arbeit sein möchten.
Die Ulmer Unfallchirurgen als Organisatoren des Workshops danken
dem Verlag für seine speditive und saubere Arbeit sowie der Firma
Sharp & Dohme für die Unterstützung der Veranstaltung sehr herzlich.

Ulm, den 10. Oktober 1975

CAIUS BURRI
AXEL RÜTER

Inhaltsverzeichnis

Bandherausgeber

Prof. Dr. C. BURRI, Abteilung für Unfallchirurgie der Universität,
D-7900 Ulm

Dr. A. RÜTER, Abteilung für Unfallchirurgie der Universität,
D-7900 Ulm

Mitarbeiter

Prof. Dr. W. BANDI, Chirurgische Klinik, Bezirksspital,
CH-3800 Interlaken

Dr. D. BAUMANN, Orthopädische Klinik der Universität,
D-8000 München

Dr. B. BRUNNER, Chirurgische Klinik der Berufsgenossenschaftlichen
Krankenanstalten „Bergmannsheil", D-4630 Bochum

Prof. Dr. C. BURRI, Abteilung für Unfallchirurgie der Universität
D-7900 Ulm

Prof. Dr. H. CONTZEN, Berufsgenossenschaftliche Unfallklinik,
D-6000 Frankfurt/Main

Prof. Dr. H. COTTA, Orthopädische Klinik der Universität,
D-6900 Heidelberg

Dr. P. FREIBURGHAUS, Orthopädische Universitätsklinik,
CH-3010 Bern

Dr. R. GANZ, Orthopädische Universitätsklinik, CH-3010 Bern

Dr. W. GLINZ, Chirurgische Universitätsklinik B, CH-8006 Zürich

X

Dr. M. H. HACKENBROCH, Orthopädische Klinik der Universität,
D-8000 München

Dr. M. HÄRING, Abteilung für Unfallchirurgie der Chirurgischen
Universitätsklinik, D-7800 Freiburg

Dr. H. R. HENCHE, Orthopädische Universitätsklinik, CH-4055 Basel

Dr. I. HESSE, Unfallchirurgische Klinik der Medizinischen Hochschule,
D-3000 Hannover-Kleefeld

Dr. W. HESSE, Unfallchirurgische Klinik der Medizinischen Hochschule,
D-3000 Hannover-Kleefeld

Dr. U. HOLZ, Berufsgenossenschaftliche Unfallklinik,
D-7400 Tübingen

Prof. Dr. M. JÄGER, Orthopädische Klinik der Universität,
D-8000 München

Dr. U. KNAPP, Berufsgenossenschaftliche Unfallklinik,
D-7400 Tübingen

Dr. H. KOLBOW, Unfallchirurgische Klinik der Medizinischen Hochschule, D-3000 Hannover-Kleefeld

Prof. Dr. E. H. KUNER, Abteilung für Unfallchirurgie der
Chirurgischen Universitätsklinik, D-7800 Freiburg

Priv.-Doz. Dr. G. KUNITSCH, Röntgenologisches Institut der
Städt. Krankenanstalten, D-2940 Wilhelmshaven

Dr. L. LEICHS, Orthopädische Klinik der Universität, D-8000 München

Prof. Dr. E. MORSCHER, Orthopädische Universitätsklinik,
CH-4055 Basel

Dr. Werner MÜLLER, Orthopädisch-Traumatologische Abteilung der
Universitätskliniken, CH-4004 Basel

Priv.-Doz. Dr. G. MUHR, Unfallchirurgische Klinik der Medizinischen
Hochschule, D-3000 Hannover-Kleefeld

Dr. B. NOESBERGER, Orthopädische Universitätsklinik,
CH-3010 Bern

Dr. H. J. OESTERN, Städt. Krankenanstalten, D-2940 Wilhelmshaven

Dr. H.H. Pässler, Klinikum der Johann Wolfgang-Goethe-Universität,
D-6000 Frankfurt/Main

Dr. R. Püschel, Abteilung für Unfallchirurgie der Universität,
D-7900 Ulm

Priv.-Doz. Dr. W. Puhl, Orthopädische Klinik der Universität,
D-6900 Heidelberg

Priv.-Doz. Dr. H.J. Refior, Orthopädische Klinik der Universität,
D-8000 München

Prof. Dr. J. Rehn, Chirurgische Klinik der Berufsgenossenschaftlichen
Krankenanstalten „Bergmannsheil", D-4630 Bochum

Dr. A. Rüter, Abteilung für Unfallchirurgie der Universität,
D-7900 Ulm

Prof. Dr. W. Schega, Städt. Krankenanstalten, Chirurgische Klinik,
D-4150 Krefeld

Prof. Dr. L. Schweiberer, Abteilung für Unfallchirurgie der Chirurgischen Universitätsklinik, D-6650 Homburg/Saar

Prof. Dr. E. Trojan, Lehrkanzel für Unfallchirurgie I,
1. Chirurgische Universitätsklinik, A-1097 Wien

Prof. Dr. H. Wagner, Orthopädische Klinik des Wiechernhauses,
D-8503 Altdorf

Dr. H. Wahl, Städt. Krankenanstalten, Chirurgische Klinik,
D-4150 Krefeld

Prof. Dr. S. Weller, Berufsgenossenschaftliche Unfallklinik,
D-7400 Tübingen

Dr. C. Westermann, Unfallchirurgische Klinik der Medizinischen
Hochschule, D-3000 Hannover-Kleefeld

Prof. Dr. A.N. Witt, Orthopädische Klinik der Universität,
D-8000 München

Primarius Dr. O. Wruhs, Westbahnstr. 1B, A-1070 Wien

Pathophysiologie des Knorpelschadens

H. Cotta und W. Puhl

Wenn über die Pathophysiologie des Knorpelschadens am Kniegelenk gesprochen werden soll, so muß dargelegt werden, welche
ätiologischen Faktoren und pathogenetischen Mechanismen eine
zunächst im knöchernen Lager und knorpeligen Überzug gesunde
Gelenkfläche schädigen können.

Bei der Zielsetzung dieses Arbeitskreises erscheint es sinnvoll,
von klinischen Gegebenheiten auszugehen und den Schädigungsweg
bis zum Gelenkknorpel hin zu verfolgen. Gelingt uns der Brücken-
schlag zwischen der für jeden Kliniker erkennbaren schädigenden
Ausgangssituation und dem Endpunkt einer pathogenetischen Kette
– dem Verschleiß der Knorpelfläche des Kniegelenkes – so werden
uns in der Erkenntnis dieses Weges zugleich therapeutische Not-
wendigkeiten vorgegeben.

Bevor die Pathophysiologie des Knorpelschadens angesprochen wird,
sollen prinzipielle Erkenntnisse der Biologie und Physiologie des
Gelenkes aufgezeigt werden. Dies erscheint notwendig, um die Kom-
pensationsmöglichkeiten des Gelenkes gegenüber Noxen jeder Art
abschätzen zu können, darüber hinaus, um überlegen zu können, was
wir einem gesunden Gelenk bis zur Dekompensation zumuten dürfen
bzw. welche Reaktionen bei bekannter Schädigung zu erwarten sind.

Der <u>Gelenkknorpel</u> läßt bei morphologischer Untersuchung drei Bausteine erkennen:

1. Kollagen,
2. Knorpelzellen und
3. eine weitgehend amorphe Grundsubstanz, in die die vorgenannten
   Elemente eingebettet sind.

Für das Verständnis der Kollagenstruktur sind noch immer die Untersuchungen von BENNINGHOFF (<u>4</u>) wesentlich. Die Kollagenfasern
verlaufen in der Gelenkoberfläche tangential, biegen von dort in
schrägem Verlauf in das Knorpelgewebe ein und erreichen die Zone
des calcifizierten Knorpels im rechten Winkel. Diesem Kollagen-
verlauf entsprechend sind die Zellen angeordnet. In der Oberfläche liegen sie mit dem Längsdurchmesser parallel zur Gelenkfläche.
In der nächstfolgenden Zone, der des Knorpelwachstums, sind sie
mehr abgerundet und liegen oft paarweise beieinander. Noch weiter zum subchondralen Knochen hin erreichen sie säulenförmige Anordnung. Im gesunden Knorpel des Erwachsenen überwiegt in der
Oberfläche Kollagen, in tieferen Zonen die Knorpelmatrix.

Die _Matrix_, deren regelrechte Zusammensetzung und das damit verbundene Wasserbindungsvermögen die mechanischen Qualitäten des
Knorpelgewebes sicherstellen, enthält negativ geladene Polysac-
charidmoleküle, in der neueren Literatur werden sie als Glykosaminoglykane bezeichnet. Sie wurden auch Mukopolysaccharide genannt, die wesentlichsten sind Chondroitinsulfat-4 und Chondroit-
insulfonat-6 sowie Keratansulfat. Die Glykosaminiglykane liegen
an Protein gebunden vor, man spricht von Proteoglykanen. Die Synthese der Chondroitinsulfate kann durch Einbau von radioaktivem
Schwefel erkannt werden. Die Proteoglykane, die im wesentlichen
die Knorpelmatrix ausmachen, liegen als molekularer, mikorporö-
ser Schwamm vor, der im Hinblick auf seine Mechanik am ehesten
als Gel anzusprechen ist. Die Glykosaminoglykane werden von den
Knorpelzellen synthetisiert, die Synthese ist durch Enzymsysteme
in den Membranen der Zellorganellen kontrolliert (39). Parallel
laufen kontinuierlich Abbau- und Aufbauvorgänge ab, die Halbwertzeit der Glykosaminoglykane wird in einem Zeitraum zwischen mehreren Tagen bis zu wenigen Monaten angegeben (49).

Wesentlich für das Verständnis der Pathophysiologie des Knorpels
ist, daß Enzyme der Chondrocyten Proteoglykane, also die Knorpelmatrix, abbauen, d. h. zerstören können, wobei dem Katepsin-D eine
wesentliche Bedeutung zuzukommen scheint (1, 9, 25).

Auch durch knorpelfremde Enzyme ist eine Zerstörung der Proteoglykane möglich, hier ist zunächst an bei neutralem PH wirkende
proteolytische Enzyme aus Leukocyten zu denken (42, 74, 78, 79).
Im gleichen Sinne ist eine mögliche andere Enzymquelle der rheumatische Pannus. Darüber hinaus erscheint es von Bedeutung, daß
auch Hyaluronidase in gleicher Weise wirksam werden kann (5).

Auch der zweite wesentliche Baustein des Gelenkknorpels, das _Kol-
lagen_, wird durch die Chondrocyten synthetisiert. Aminosäuren werden zu Eiweißmolekülen typischer Sequenz zusammengefügt, drei Po-
lypeptitketten schraubenartig parallel liegend bilden das Tropo-
kollagen, aus dem durch weitere Aggregation Kollagenfibrillen entstehen. Die Aggregation wird offensichtlich durch Proteoglykane
beeinflußt. Das Kollagen ist im Gelenkknorpel das Bauelement, das
Zugspannungen aufnehmen kann. Seine Halbwertzeit liegt im Bereich
von mehreren Monaten. Nach Untersuchungen von CURTIS u. KLEIN (16,
17) können proteolytische Enzyme aus Chondrocyten bei physiologischen PH-Werten das Gelenkknorpelkollagen nicht abbauen. Es erscheint jedoch möglich, daß bei der Wundheilung die Denaturierung
und damit enzymatische Angreifbarkeit des Kollagens durch spezielle Enzymsysteme beeinflußt werden kann (67). Für das Verständnis
der Pathophysiologie des Knorpelschadens ist es darüber hinaus
wichtig, daß in Granulocyten eine Kollagenase nachgewiesen werden konnte (45) und daß bei einer im Tierversuch induzierten Arthrose ein erhöhter Kollagenumbau auf enzymatische Abbau- und Aufbauvorgänge hinwies (69).

Das gesunde Knorpelgewebe weist ein charakteristisches _mechani-
sches Verhalten_ auf. Wirkt eine Kraft auf die Gelenkknorpeloberfläche ein, so kommt es einmal zu einer augenblicklichen Defor-
mation, die der Elastizität des Gewebes enspricht. Weitere Druck-
einwirkung führt zur zunehmenden Deformierung, die dadurch zustandekommt, daß aus dem unter Druck gesetzten Gewebsbereich

Flüssigkeit in der Knorpelmatrix in weniger komprimierte Areale ausweicht. Die letzlich erreichte Deformität ist abhängig von der einwirkenden Kraft, vom osmotischen Druck des Knorpelgewebes, der Elastizität des Knorpelkollagens und der Permeabilität der Knorpelmatrix.

Es besteht eine direkte Beziehung zwischen der Widerstandsfähigkeit des Gewebes gegen einwirkende Druckkraft und dem Glykosaminoglykangehalt der Knorpelmatrix. Je höher der Glykosamonoglykangehalt ist, umso weniger leicht wird das Gewebe verformt und umgekehrt. Die Zugfestigkeit des Knorpelgewebes konnte dem Reichtum an Kollagenfasern zugeordnet werden. Es erstaunt nicht, daß die höchste Belastbarkeit auf Zug in der Tangentialzone des Gewebes liegt.

Es darf bei dem Gesagten nicht der Eindruck entstehen, daß das Gelenkknorpelgewebe immer und in jedem Fall quantitativ und qualitativ gleichen morphologischen Aufbau zeigt. Im Gegenteil muß darauf hingewiesen werden, daß der Gelenkknorpel auf Änderungen der mechanischen Belastungssituation reagiert, indem er sich der Belastungssituation entsprechend umbaut.

An eigenem Untersuchungsmaterial seien solche Anpassungsvorgänge, man könnte auch von Trainingseffekten sprechen, demonstriert:

Die Femurcondylenknorpel von Kaninchenembryonen zeigen oberflächlichste Zellen ohne überdeckende Kollagenschicht frei in oder auf der Gelenkfläche liegend. Der histologische Schnitt zeigt nicht das für uns aus den Lehrbüchern bekannte typische Bild der Knorpelarchitektur. Das Gewebe ist dagegen zellreich, nicht in Zonen ausdifferenziert und die Oberfläche ist nicht glatt.

Unter der postnatal ansteigenden mechanischen Beanspruchung der Gelenkflächen werden diese in der Oberflächenstruktur zunehmend glatter, das histologische Bild läßt zunehmend die Einteilung in typische Zonen erkennen. An einem umfangreichen Untersuchungsmaterial menschlicher Kniegelenke konnten entsprechende Befunde erhoben werden (<u>57</u>, <u>59</u>, <u>67</u>).

Am noch wenig belasteten Femurcondylus von Neugeborenen und Kleinkindern sind in der Gelenkoberfläche Knorpelzellen erkennbar. Zunehmende Belastung führt zur Überlagerung mit zunächst feinen Kollagenstrukturen. Durch weitere Kollagensynthese überschichten sich die oberflächlichsten Chondrocyten so weit, daß sie sich nicht mehr in der Gelenkfläche abzeichnen. An ihrer Stelle werden durch Kollagenbündel verursachte lineare Niveauunterschiede der artikulierenden Flächen beobachtet.

Da die Belastungssituation der Gelenkfläche von Gelenk zu Gelenk, aber auch innerhalb eines Gelenkes durchaus unterschiedlich ist, kommt es zur Ausbildung unterschiedlicher Strukturen. So kann die Femurcondylenoberfläche eines Erwachsenen in der Belastungszone nur noch Kollagenbündel, im hinteren Anteil der Femurcondylenrolle jedoch durchaus noch Zellvorwölbungen erkennen lassen. Auf weitere Differenzierungen dieser Wechselbeziehung (<u>59</u>) werden wir später bei der Besprechung eines Gelenkschadens nach Meniscektomie noch einzugehen haben.

Zusammenfassend kann bisher folgendes gesagt werden:

Durch morphologische Untersuchung ist nachweisbar, daß das Gelenkknorpelgewebe eine der mechanischen Beanspruchung entsprechende Ausdifferenzierung zeigt. Unterschiedliche Beanspruchung im gleichen Gewebsverband induziert offensichtlich eine Differenzierung in der Zell-Leistung im Hinblick auf Kollagensynthese und Synthese von Knorpelmatrix. Für die Betrachtung der Pathophysiologie des Knieschadens heißt dies, daß plötzliche überhöhte Belastungen zur Dekompensation des Gewebes führen können, worin die therapeutische Forderung begründet ist, dem Gelenkknorpel die jeweils ausreichende Zeit zur Adaptation zu geben. Aufrechterhaltung einer regelrechten Knorpelstruktur, Knorpelchemie und Knorpelmechanik bedeutet kontinuierliche Syntheseleistung der Chondrocyten. Das dafür notwendige <u>Nährsubstratangebot</u> für Energie und Baustoffwechsel kann die Knorpelzelle auf zwei Wegen erreichen:

1. Über die Gefäße der Gelenkkapsel,
2. über die Gefäße des subchondralen Knochens.

Die Ernährung über die Gefäße des subchondralen Knochens ist lediglich bei noch wachsenden Individuen mit offenen Wachstumsfugen möglich (<u>38</u>, <u>50</u>).

Bei ausgewachsenen Individuen ausschließlich, bei wachsenden Individuen zusätzlich erfolgt die Versorgung des Gelenkknorpels mit Nährsubstraten und Sauerstoff über das Gefäßnetz der Gelenkkapsel, deren Veränderungen aus diesem Grunde bei der Betrachtung der Pathophysiologie des Gelenkknorpels einen zentralen Platz einnehmen müssen.

Die Pars synovialis der Gelenkkapsel ist Träger der sekretorisch und resorptiv tätigen Bindegewebszellen. Innerhalb der Synovialzotten sind die Capillaren schlingenförmig angeordnet (<u>43</u>, <u>44</u>). Der arterielle Schenkel der Capillaren ist infolge seines hohen intravasalen Druckes in der Lage, Filtrationsvorgänge in die Capillarumgebung zu bewirken. Im venösen Schenkel kann es zur Rückresorption der Substanz kommen, wenn der osmotische Druck des umgebenden Gewebes den intravasalen übertrifft.

Diese zunächst sehr einleuchtende Vorstellung wurde durch eigene elektronenmikroskopische Untersuchungen korrigiert bzw. erweitert (<u>10</u>, <u>11</u>, <u>13</u>, <u>15</u>, <u>19</u>). Durch elektronenmikroskopische Untersuchungen konnte COTTA feststellen, daß die Capillarwand nicht als einfache semipermiable Membran gesehen werden kann, da sie sich als lückenloser Schlauch sich überlappender Endothelzellen, umgeben von einer außerordentlich dünnen Basalmembran darstellt. Der Basalmembran liegen außen Pericyten auf, die die Capillare umgreifen. Nach diesen morphologischen Befunden kann der Stofftransport vom Blutgefäßsystem zu den Synoviocyten nicht nur unter dem Blickpunkt der Diffusion, Filtration und Osmose gesehen werden. Neben diesen physikalischen Vorgängen muß die Möglichkeit differenzierter biomechanischer Abläufe Mechanismen der selektiven Transportleistung des Capillarendothels, angenommen werden. Jede Schädigung der Kapselcapillaren muß also im Hinblick auf die Ernährung des Gelenkes schwerwiegende Folgen haben, da der Nährstofftransport eingeschränkt wird. Hier ist eine wesentliche Ur-

sache für die Arthroseentstehung nach entzündlichen und traumatischen Kapselveränderungen zu sehen, auf die wir noch eingehen
werden.

Der intracapsuläre Nährstofftransport ist, neben der biologischen Leistung des Capillarendothels, aber auch ein physikali-
sches Phänomen, dessen Ablauf vom Konzentrationsgefälle und der
Molekulargröße der diffundierenden Substanzen, andererseits jedoch auch von der Beschaffenheit der Diffusionsstrecke abhängig
ist. Auf die Bedeutung der Diffusionsstrecke haben COTTA (11,
12, 13) sowie COTTA u. DETTMER (15) hingewiesen. Für das Verständnis der eingeschränkten Kompensationsfähigkeit des Gelenkes des alten Menschen erscheint es von Bedeutung, daß mit zunehmendem Alter eine Verdichtung und Verbreiterung der subsy-
novialen Schicht eintritt (70). Das Capillargeflecht rückt so
weiter von der Kapseloberfläche ab und dies bedeutet, daß die
auf dem Blutwege herangeführten Substanzen eine größere Strek-
ke bis zu den Synoviocyten, dem Gelenkcavum und dem Knorpel zu-
rücklegen müssen. Das gleiche gilt sinngemäß für den Abtrans-
port von Stoffwechselendprodukten aus dem Knorpel und der Gelenkkapsel.

Die Funktion der Gelenkkapsel ist darüber hinaus im Hinblick auf
die Gelenkschmierung von Bedeutung. Die Synoviocyten syntheti-
sieren die Hyaluronsäure, den Polymerisationsgrad die Viscosi-
tät der Gelenkflüssigkeit bestimmt. Die Hyaluronsäuremoleküle
und an sie gebundene Eiweißmoleküle sind das Produkt einer aktiven Syntheseleistung der Synoviocyten. Andere Teile der Gelenkflüssigkeit wie Glucose, Elektrolyte und möglicherweise niedermolekulare Eiweiße gelangen durch Diffusion aus dem intravasalen Raum in das Gelenkcavum.

Bei den cellulären Bestandteilen der Synovia handelt es sich fast
ausschließlich um Leukocyten, deren Zahl im Normfall unter 200
pro cmm liegt. Neben Granulocyten werden Lymphocyten und Mono-
cytoide gesehen. Bei Entzündungen, dies ist wiederum wichtig für
das Verständnis pathophysiologischer Vorgänge, werden Zellzah-
len bis zu 200 000 pro cmm beobachtet, deren pathogenetische
Bedeutung von GREILING (29) angesprochen wurde.

Für den Nährsubstratfluß zwischen Gelenkkapsel und Gelenkknorpel, also den Substrattransport in der Synovia, ist die Bewegung des Gelenkes und damit die Durchmischung der Gelenkflüssigkeit eine wesentliche Voraussetzung. Gleichzeitig wird Lactat, Abbauprodukt des Knorpelstoffwechsels, von der Gelenkoberfläche zur Kapsel diffundieren.

Im Gelenkknorpel selbst erfolgt der Stofftransport durch Diffusion. Die Wechseldruckbelastung der Gelenkflächen bei physiologischer Gelenkbelastung wirkt hier im Sinne eines Pumpmecha-
nismus unterstützend. Im mikroporösen molekularen Schwamm der
Proteoglykane können Substanzen bis zum Molekulargewicht von
wenigen hundert frei durch die Poren diffundieren. Dies gilt
etwa für Zucker und Aminosäuren. Für Substanzen im Molekulargewicht über 70 000 bis 80 000 dagegen muß das Gewebe als im-
permeabel angesprochen werden. Als Beispiel hierfür sei die Hyaluronsäure genannt.

Druckbelastung der Gelenkfläche führt zum Auspressen von Gelenkflüssigkeit in den Gelenkraum und zum Fluß von Flüssigkeit und Matrix im Knorpelgewebe zu weniger belasteten Arealen.

Bei der Entlastung der Gelenkfläche strömt Flüssigkeit in den zuvor belasteten Knorpelbereich zurück. Skandinavische Autoren (40, 41) konnten den Effekt der Gelenkfunktion am Gelenkknorpel nachweisen. Hier erschien die Wechseldruckbelastung wesentlich. MAROUDAS u. Mitarbeiter (50) schrieben der Pumpwirkung eine allenfalls unterstützende Rolle zu, da allein durch Bewegung der an dem Knorpel angrenzenden Flüssigkeit eine Steigerung der Penetration der Substanzen intracartillaginär nachgewiesen werden konnte.

Zusammenfassend kann gesagt werden, daß eine regelrechte Blutversorgung, regelrechte Funktion der Kapselcapillaren und unbehinderte intracapsuläre Diffusionsstrecke sowie kontinuierliche Durchbewegung der Gelenkflüssigkeit unabdingbare Voraussetzungen für den Stoffaustausch zwischen intravasalem Raum und Gelenkknorpel sind.

Die bei der klinischen Arbeit immer wieder beobachtete eingeschränkte Kompensationsfähigkeit der Gelenke älterer und alter Menschen muß wesentlich auf oben angesprochene Veränderungen der Gelenkkapsel bezogen werden. Betrachten wir den gesunden Gelenkknorpel des erwachsenen Menschen, so sind eine Abnahme der Zellzahl (73), eine Dickenänderung des nicht calcifizierten Knorpels (53), Abweichungen im Wassergehalt des Gewebes (46), Veränderungen der Elastizität des Gewebes (72) und deutliche Schwankungen im Gesamtgehalt an Glykosaminoglykanen (2) nicht nachweisbar. Lediglich ein Wechsel im Verteilungsmuster von Keratansulfat zu Chondroitinsulfat wird im 3. bis 4. Lebensdezenium beobachtet (74). Möglicherweise nimmt auch die Sauerstoffaufnahme des Knorpelgewebes mit dem Altern ab.

Dem weiten Spektrum klinischer Situationen, die zur Entwicklung eines Knorpelschadens am Kniegelenk führen können, ist eine geringe Anzahl ätiologischer Faktoren und pathogenetischer Mechanismen gemeinsam. Ausgehend von der klinischen Situation soll im folgenden versucht werden, ätiologische Faktoren und pathogenetische Wechselbeziehungen herauszuarbeiten, die zum Knorpelschaden am Kniegelenk führen können.

Bei der Immobilisierung des Kniegelenkes kommt es zunächst zu einer deutlichen Minderung der Kapseldurchblutung (28). Die resultierende Minderung des Sauerstoff- und Nährsubstratangebotes für den Gelenkknorpel kann kritische Werte erreichen. In der Gelenkkapsel kann es zur Ausbildung irreversibler Bindegewebseinlagerungen kommen, die ebenfalls den Nährsubstratfluß zum Gelenkraum und zum Knorpel behindern. Da die Synovia nicht durch die Gelenkbewegung durchmischt wird, häufen sich an der Knorpeloberfläche Stoffwechselschlacken und an der Kapsel für den Knorpel nötige Nährstoffe an. Weniger Lactat aus dem Knorpel erreicht die Synoviocyten, die Folge ist eine Verminderung der Hyaluronsäureproduktion. Die Kniegelenkimmobilisierung kann so über die Dystrophie der Knorpelzellen die Entwicklung eines arthrotischen Prozesses einleiten (36, 51, 52, 54, 57, 58).

Wird das Kniegelenk immobilisiert, so stehen die Gelenkflächen
durch Museklzug und evtl. statische Belastung unter Druck aufeinander. REFIOR (68) konnte im Tierexperiment nachweisen, daß
im Bereich stärkster Druckeinwirkungen regressive Veränderungen
mit Verlust an Knorpelmatrix und Freilegung von Kollagentexturen
auftreten. Die zunehmende Desintegration des Gelenkknorpels wurde
durch morphologische und histochemische Untersuchungen nachgewiesen.

WALCHER und STÜRZ (76) konnten bei Unterdrucksetzung immobili-
sierter Kaninchengelenke den kontinuierlichen Verlust des Gelenkknorpels bis hin zum knöchernen Überbau des Gelenkes feststellen.

Nach langdauernder Immobilisierung unter Entlastung konnten wir
bei rasterelektronenmikroskopischen Untersuchungen beobachten,
daß es im Gelenkknorpel zum Absterben von Chondocyten kommt (14,
57, 67). Die Gelenkoberflächen zeigen Einsenkungen in der Form,
Größe und Anordnung von Chondrocyten, und im Bereich dieser Einsenkungen kann es zur Gelenkoberflächeneröffnung kommen. ALI (1)
konnte 1964 nachweisen, daß knorpelzelleigene Enzyme die umgebende Knorpelmatrix abbauen können. Die von uns erhobenen Befunde müssen so erklärt werden, daß die in der Folge einer Ge-
lenkknorpeldystrophie (10, 11, 13) absterbenden Knorpelzellen
durch Enzymabgabe die umgebende Knorpelmatrix destruieren und -
bei oberflächlicher Lage der Zellen - die Gelenkfläche eröffnen
können.

Die Befunde demonstrieren die mit der Immobilisierung verbundene
Gefahr für den Gelenkknorpel. Will man die Knorpelveränderungen
erklären, so ist an Dystrophie, direkte Druckschädigung der Zellen und in gewissem Umfang an Veränderungen der Syntheseleistung
der Chondrocyten in der Folge veränderter mechanischer Beanspru-
chungen zu denken.

Durch Immobilisierung und physiologische Druckbelastung muß es
jedoch nicht zwangsläufig zu makroskopisch erkennbaren Schädigungen des Gelenkknorpels kommen. Bei Kindern, die in der Folge
einer Encephalitis eine Strecksteife des Kniegelenkes entwickelten, kam es über mehrere Jahre zu einem röntgenologisch erkennbaren Umbau des Kniegelenkes im Sinne einer Abflachung der Fe-
murcondylenrollen, ohne daß der Femurcondylenknorpel makroskopisch erkennbar geschädigt war.

Oftmals wird nun insbesondere das Kniegelenk durch die Extension ruhiggestellt. Tierexperimentelle Untersuchungen zu den
daraus folgenden Schädigungsmöglichkeiten liegen von HACKENBROCH
(31, 32, 33) vor. Die reine Distraktion führt nach diesen Untersuchungen zur Synovialitis und histologisch faßbaren degenerativen Knorpelveränderungen.

Daß geringe Gelenkflächenbelastungen die Gelenkknorpeldegenera-
tion eher fördern kann, wird in der Literatur mehrfach betont
(36, 54).

Wesentlich erscheint, daß bei der Gelenkdistraktion Gelenkkapsel-
veränderungen im Sinne einer Synovialitis entstehen können, die

8

unter Umständen über Narbenbildungen zu einer bleibenden Minderung des Nährsubstratangebotes führen. Während des Stadiums der akuten Synovialitis besteht darüber hinaus die Möglichkeit enzymatischer Schädigungen des Knorpelgewebes.

Einer Fülle von klinischen Situationen ist die <u>Ergußbildung im Kniegelenk</u> gemeinsam. Wir müssen hier seröse Ergüsse, die durch unspezifische Entzündungen der Gelenkkapsel entstehen können, von eitrigen Ergüssen und dem Hämarthros unterscheiden. <u>Seröse Ergüsse können</u> bei gelenknahen Entzündungen, Gicht, allergischen Mitreaktionen der Gelenkkapsel - etwa beim postinfektiösen Rheumatoid - aber auch nach Gelenkkapseltraumatisierungen auftreten. Sie werden darüber hinaus auch als Reaktion auf bereits bestehende Gelenkknorpelschädigungen beobachtet und können Ausdruck einer Schädigung der Gelenkkapselcapillaren sein, wie es bei Stoffwechselerkrankungen, etwa dem Diabetes mellitus, denkbar ist. In all' diesen Fällen ergeben sich für den Gelenkknorpel folgende Gefahren:

1. Der intraarticuläre Erguß führt über eine Dehnung der Gelenkkapsel zur Kompression der Kapselcapillaren. Die daraus resultierende Minderdurchblutung bedingt eine Einschränkung des Stoffaustausches zwischen intravasalem Raum und Knorpel. Sekundär entstehende Bindegewebseinlagerungen in der Gelenkkapsel führen zur weiteren Behinderung des Nährsubstratflusses. Die Vermehrung des intraarticulären Flüssigkeitsvolumens behindert darüber hinaus den Stoffaustausch zwischen Gelenkkapsel und Gelenkknorpel. Die Volumenvermehrung des intraarticulären Raumes führt weiter zu einer relativen Minderung des Lactats. Als Folge daraus ist eine eingeschränkte Hyaluronsäureproduktion der Synoviocyten zu erwarten mit der konsekutiven Beeinträchtigung der Gelenkschmierung.
2. In der Folge der Synovialitis kommt es zur vermehrten Einwanderung von Leukocyten in den Gelenkraum und zur Bildung lysosomaler Enzyme in der Gelenkkapsel. Enzymatische Knorpelstruktionen können die Folge sein.
3. Starke Ergußbildungen führen zur Bandüberdehnung, somit zur Lockerung der Gelenkführung. Es besteht damit die Gefahr unphysiologischer Knorpelbelastungen.

Eine Sonderstellung bei der Betrachtung seröser Ergüsse nehmen die rheumatische Arthritis des Kindes und Erwachsenen sowie die Arthritis psoriatica ein. Die Gelenkknorpeldestruktion bei diesen Erkrankungen wird überwiegend durch Enzyme aus Gelenkkapsel, rheumatischem Pannus und in das Gelenk eingewanderten Granulocyten verursacht (Abb. 1).

Intraarticuläre Blutungen, wie sie posttraumatisch oder im Rahmen einer Hämophilie auftreten, stellen für den Gelenkknorpel eine wesentliche Gefahr dar. Im Tierversuch konnten bereits nach wenigen Eigenblutinjektionen Schädigungen des Gelenkknorpels nachgewiesen werden, die durch gleichzeitige Ruhigstellung noch deutlich verstärkt wurden (<u>23</u>, <u>61</u>, <u>66</u>). Im Hinblick auf die Gelenkknorpelschädigungen sind beim Hämarthros zusätzlich zu den oben beim Erguß genannten Mechanismen folgende Möglichkeiten gegeben:

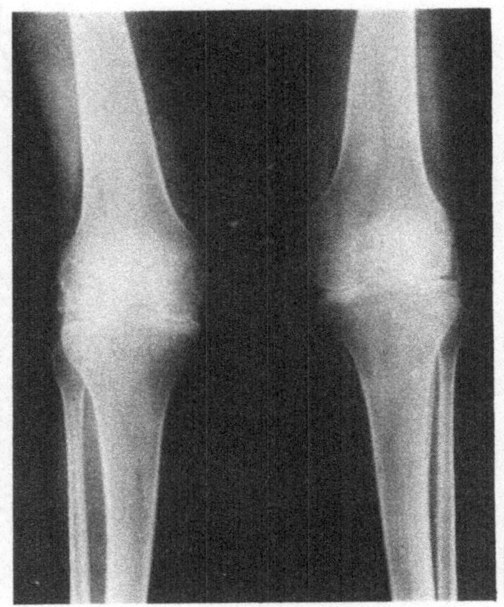

Abb. 1. Seitengleiche, das gesamte Gelenk betreffende, Gonarthrose bei chronischer Polyarthritis. Typisches Endbild einer Gonarthrose bei überwiegend enzymatischer Knorpeldestruktion

1. Die beim Hämarthros entstehende ausgeprägte Synovitis führt zur Verlängerung und Verdichtung der intracapsulären Transitstrecke mit Einschränkung des Nährsubstratflusses zwischen Kapselcapillaren und Gelenkknorpel. Narbeneinlagerungen in der Gelenkkapsel sind hier besonders ausgeprägt (Abb. 2).
2. Durch Enzyme aus Blutserum und Leukocyten kommt es zur enzymatischen Destruktion oberflächlicher Knorpelschichten.

Akut mit dem Hämarthros verbunden besteht also die Gefahr der enzymatischen und dystrophischen Knorpelschädigung. In der Folge bleibt die Gefahr chronischer dystrophischer Schädigungen bestehen.

Höchstgradige und in kurzer Zeit ablaufende Zerstörung des Gelenkknorpels werden bei eitrigen Arthritiden beobachtet. Die destruierend auf den Gelenkknorpel einwirkenden Enzyme stammen dabei überwiegend aus polymorphkernigen Granulocyten (8, 34, 35, 37, 75, 79).

Wir selbst konnten bei rasterelektronenmikroskopischen Untersuchungen der Gelenkflächen nach rezidivierenden Ergußbildungen Oberflächenläsionen des Gelenkknorpels beobachten, die auf umschriebene Enzymeinwirkung aus Granulocyten zu beziehen sind (56).

Die bisher vorgestellten Situationen zeigen folgende, für die Entstehung eines Knorpelschadens am Kniegelenk wesentlichen Pathomechanismen:

1. Durchblutungsstörung der Gelenkkapsel oder Gelenkkapselveränderung, die mit einer Verlängerung und Verdichtung der Dif-

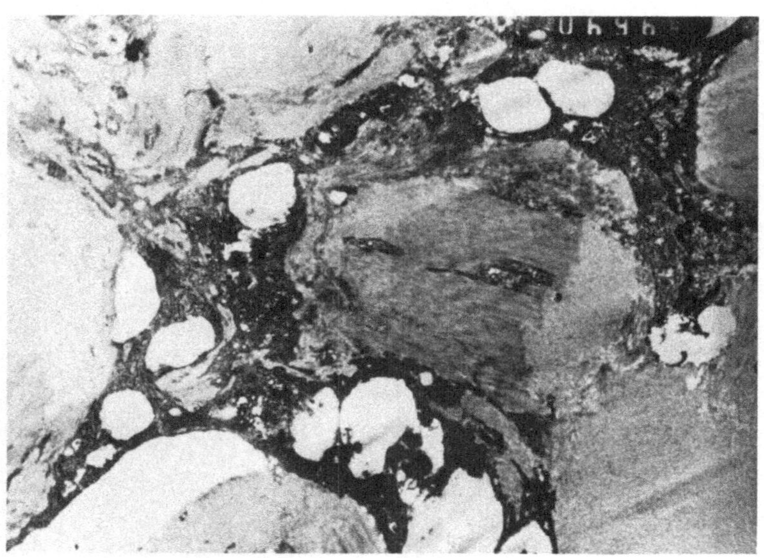

*Abb. 2. Transmissionselektronenmikroskopisches Bild einer Gelenk-
kapsel nach wiederholten intraarticulären Blutungen. Regelrechte
Zellstrukturen sind nicht erkennbar, dagegen wird das Bild von
ausgedehnten Kollagenbündeln - intracapsulären Narben - beherrscht.
Die intracapsuläre Diffusionsstrecke ist verdichtet*

fusionsstrecke zwischen Kapselcapillaren und Kapseloberfläche
einhergehen, aber auch Volumenvermehrung der Gelenkflüssigkeit,
Immobilisierung der Gelenkflächen gegeneinander unter Druck
oder Distraktion können den Substratfluß zwischen Blutgefäßsystem und Gelenkknorpel soweit behindern, daß es zum Absterben von Chondrocyten kommt.
2. Bei Entzündungen der Gelenkkapsel mit serösem Erguß, bei eitrigen Entzündungen des Gelenkes und bei intraarticulären Blutungen wirken Enzyme auf den Gelenkknorpel ein, die die Knorpelmatrix, möglicherweise sekundär auch das Knorpelkollagen,
zerstören können. Die Enzyme können aus dem Blut, aus den in
das Gelenk eingewanderten Leukocyten und aus verändertem Kap-
selgewebe stammen.
3. Sterben Knorpelzellen ab, so können zunächst zellgebundene
Enzymsysteme den umgebenden Gelenkknorpel enzymatisch abbauen.

<u>Kniegelenknahe Frakturen</u> können über mehrere der bereits ange-
sprochenen Mechanismen zur Knorpelschädigung führen. Dystrophi-
sche Schädigungen sind möglich, wenn die arterielle Blutversorgung oder der venöse Rückstrom aus der Gelenkkapsel behindert
sind, darüber hinaus, wenn Immobilisierungen im Gipsverband oder
durch Extension durchgeführt werden müssen. Kommt es im Rahmen
der Ruhigstellung, möglicherweise auch bedingt durch Blutumlauf-
störungen, zu Ergußbildungen im Kniegelenk, so sind hierdurch
zusätzliche trophische, aber auch enzymatische Schädigungen des
Knorpelgewebes zu befürchten.

In der Phase der Mobilisierung nach langer Ruhigstellung besteht
bei eingeschränkter Gelenkkapselfunktion zusätzlich die Gefahr
einer insuffizienten Lubrikation mit Einreißen des Schmierfilmes
und dann folgendem Trockenrieb.

Isolierte Knorpelverletzung bedeutet entweder die Abscherung einer Knorpellamelle von der Gelenkfläche oder das Aufplatzen des
Gelenkknorpels mit der Entstehung von Fissuren. Die letztgenann-
te Form ist wahrscheinlich häufig bei Kniegelenkprellungen und
wird klinisch und röntgenologisch bei der Erstuntersuchung oft
nicht erfaßt. In welcher Form und durch welche Mechanismen die
primäre Eröffnung oder Zerstörung der Gelenkoberfläche auch ein-
geleitet sein mag, im folgenden laufen zwei grundsätzlich verschiedene Reaktionen am Gelenkknorpel ab, deren quantitatives
Verhältnis zueinander das weitere Schicksal des Gelenkes bestimmt. Es sind dies Vorgänge der Regeneration und Degeneration
(62, 65).

Von den oberflächlichen Zellen des Gelenkknorpels ausgehend kommt
es zunächst zur Bildung eines zell- und kollagenreichen Ersatzgewebes, das im Tierversuch gesetzte Defekte einer Breite von
0,5 mm ausfüllen kann. Die zunächst polygonalen, an Fibrocyten
erinnernden Zellen runden sich zunehmend ab. In tieferen Zonen
kommt es zur Ausbildung von Höfen um die Zellen, wie es bei Faserknorpel und hyalinen Knorpel beobachtet wird. Durch Bildung
von Knorpelmatrix werden die Kollagenstrukturen im histologischen Bild zunehmend demaskiert. Insgesamt entsteht so ein Gewebsverband, der nach einem Vierteljahr am ehesten als Faserknorpel, in einigen Fällen auch als hyaliner Knorpel anzusprechen ist. Das Ausmaß der Bildung von Ersatzgewebe ist nach weiteren tierexperimentellen Untersuchungen vom Alter des betroffenen Individuums abhängig. Je jünger das Versuchstier, umso
größer scheint die Möglichkeit der Regenerationsfähigkeit zu
sein (20).

Parallel zu diesen Versuchen des Gelenkknorpels Defekte auszu-
füllen, bzw. die eröffnete Gelenkfläche wieder zu schließen,
werden degenerative Vorgänge beobachtet. Im Bereiche der Fissur
oder in den Rändern des chondralen Defektes kommt es vorwiegend
in mittleren und tieferen Zonen des Gelenkknorpels zum Absterben von Chondrocyten, damit zur Zellverarmung und zur Verminderung des Gewebes an Glykosaminoglykanen, erkennbar an verminder-
ter Anfärbbarkeit. Daneben werden jedoch für den Arthroseknorpel typische Claster beobachtet. Es sind dies dichtgedrängt liegende Knorpelzellhaufen, die in der Peripherie durch Zelltei-
lung wachsen, während im Zentrum Zellen zugrunde gehen. Ihre
Schwefelaufnahme ist gesteigert (22, 47, 48), was darauf hinweist, daß eine erhöhte Synthese von Chondroitinsulfat, dem wesentlichen Glykosaminoglykan des Knorpels, abläuft. Aus der Tatsache jedoch, daß ein echter Zuwachs an Knorpelmatrix, der die
Zellen auseinanderrücken lassen würde, nicht beobachtet werden
konnte, im Gegenteil im Bereich der Claster eine Minderung an
Glykosaminoglykanen vorliegt, muß geschlossen werden, daß der
erhöhten Synthese noch höhere Abbauvorgänge parallel laufen.
Die Claster verzehren gewissermaßen ihr Muttergewebe.

Überwiegen bei den genannten Reaktionen des Gelenkknorpels die
regenerativen Vorgänge, so kann die Verletzung klinisch folgenlos ausheilen. Überwiegen degenerative Prozesse, so wird es zur
Ausbildung einer Arthrose kommen. Es sei darauf hingewiesen, daß
sich nach tierexperimentellen Untersuchungen (22, 63, 64) die
Möglichkeit abzeichnet, die degenerativen Vorgänge zu bremsen
und die regenerativen medikamentös zu unterstützen. Bei dem Komplex der chondralen Schädigung muß auch auf die Osteochondrosis
dissecans hingewiesen werden. Wodurch es auch zur Demarkierung
des Gelenkflächenareals kommt, es resultiert eine Schädigung des
Knorpelgewebes, die nach dem histologischen und elektronenmikroskopischen Bild am ehesten der dystrophischen Knorpelschädigung
zugeordnet werden muß (60). Zugleich ist die Osteochondrosis
dissecans ein gutes Beispiel, um auf die Wechselbeziehung zwischen Gelenkknorpel und Gelenkkapsel hinzuweisen. Man darf davon ausgehen, daß primär die Gelenkflächenveränderung vorliegt.
Die Patienten klagen zumeist erst dann über Gelenkkapselschmer-
zen, wenn der Prozess weit fortgeschritten bzw. voll ausgebildet ist. Die von den Abbauprodukten des absterbenden Knorpels
induzierte Synovialitis kann ausgeprägt sein, Ergußbildungen
können vorliegen. Bei der Arthrotomie werden ausgedehnte Gefäß-
injektionen, oft Kapselhyperplasie und Kapselödem beobachtet.
Entstehende Kapselveränderungen können dann zur weiteren Knorpelschädigung führen.

Bei intraarticulären Frakturen des Kniegelenkes bestehen zunächst
für den Gelenkknorpel alle Schädigungsmöglichkeiten, die beim
Hämarthros angesprochen wurden. Zusätzlich sind Schädigungen der
Chondrocyten durch Phagocytose von Lipiden denkbar, die aus dem
Knochen in den Gelenkraum gelangen. Im Bereich des Frakturspal-
tes laufen die bei der chondralen Verletzung genannten Vorgänge
ab. Zusätzlich kommt es jedoch vom subchondralen Knochen ausgehend zum Vorwachsen eines Granulationsgewebes, das den Frakturspalt im Bereich der Gelenkfläche ausfüllen kann. Unter geeig-
neter Belastung ist metaplastische Umwandlung in Faserknorpel
möglich (24, 71).

Entsteht durch intraarticuläre Fraktur eine Stufe in der Gelenkfläche, so ist durch mechanische Überbeanspruchung eine Zerstörung des Gelenkknorpels möglich, worauf später, bei der Abhand-
lung chronischer Gelenkknorpelschädigungen, noch eingegangen werden soll.

Häufig liegen lediglich Verletzungen der Gelenkkapsel im Sinne
von Prellungen, Distorsionen oder Zerreißungen vor.

Bei der Zerreißung bestehen primär alle Schädigungsmöglichkeiten
durch den intraarticulären Bluterguß. Zusätzlich muß daran gedacht werden, daß die Verletzung der gefäßreichen Gelenkkapsel
unter Narbenbildung ausheilt. Die sich daraus ergebenden Folgen
für die Kapseldurchblutung und damit die Gelenkknorpeltrophik
können erheblich sein (Abb. 3).

Im Anschluß an Kapseltraumatisierungen, auch ohne vorausgegange-
nen Hämarthros, entstehen oftmals rezidivierende, nicht sangui-
nolente Ergußbildungen, die auf eine Dysregulation der sekretorisch und resorbtiv tätigen Elemente der Gelenkkapsel hinweisen

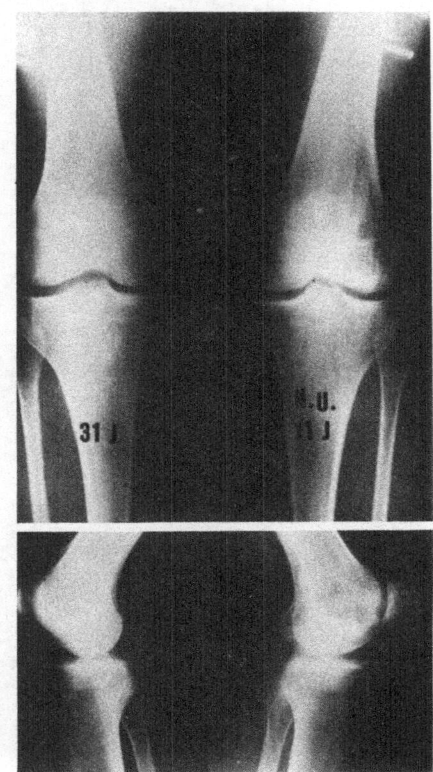

Abb. 3. Gonarthrose links, 11 Jahre nach vollständiger Kniege-
lenkluxation. Ursächlich für den Gelenkschaden zu nennen sind
Durchblutungsstörungen, Hämarthros, Immobilisierung und Band-
lockerung

und deren Ursache oftmals eine chronisch rezidivierende Synovialitis und Kapseldurchblutungsstörungen sind. Rezidivierende Ergußbildungen des Kniegelenkes stellen eine für den Gelenkknorpel gefährliche Situation dar. Trophische und enzymatische Schädigungen des Gewebes und Störungen des Schmiermodus des Gelenkes
können zur manifesten Gonarthrose führen (Abb. 4).

Bei der Arthrotomie solcher Gelenke, möglicherweise unter dem
Gesichtspunkt einer diagnostischen Abklärung vorgenommen, können die Gelenkknorpelflächen durchaus markoskopisch noch unauffällig oder allenfalls gering geschädigt erscheinen. Untersuchen
wir sie mit dem Rasterelektronenmikroskop, so weisen uns freigelegte Kollagentexturen auf schon weitreichenden Verlust an Knorpelmatrix hin. Da die kollagenreiche Tangentialschicht des Gelenkknorpels weit weniger der enzymatischen Destruktion unterliegt, als die darunter gelegene proteoglykanreichere Zone, werden immer wieder fahnenartige Abhebungen der oberflächlichsten
Knorpelschichten beobachtet (Abb. 5). Die Gefahr der Gelenkkap-
selverletzung liegt also primär in der Störung der Knorpeltrophik und Schädigung durch Hämarthros, sekundär in der Entwicklung
einer chronisch rezidivierenden Synovialitis mit weitreichender
dystrophischer und enzymatischer Gelenkknorpelschädigung.

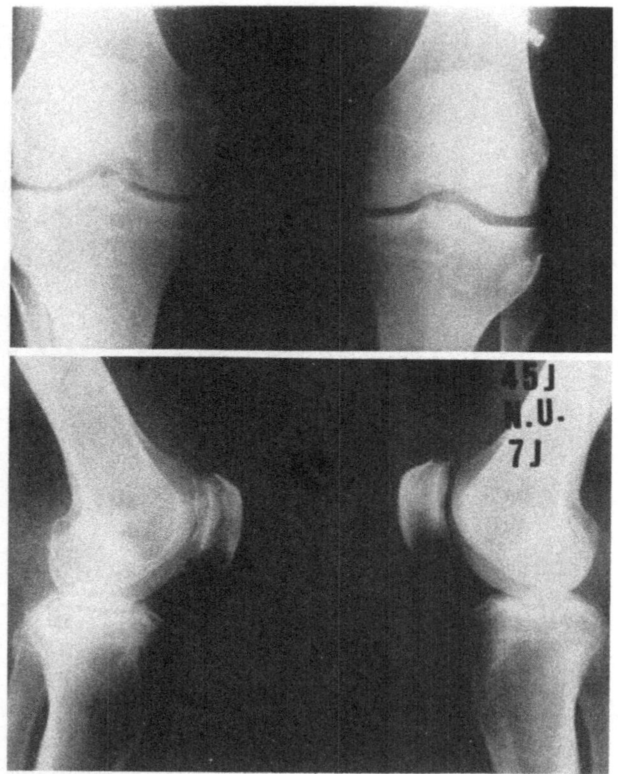

*Abb. 4. Gonarthrose rechts bei 45 jährigem Mann, 7 Jahre nach
schwerer Kniegelenkprellung und anschließenden rezidivierenden
Ergußbildungen. Histologischer Befund der im Sinne einer PE entnommenen Gelenkkapsel: Chronische unspezifische Synovitis. Der
Befund demonstriert im Seitenvergleich die Bedeutung der traumatisch ausgelösten Synovitis*

<u>Bandverletzungen</u> beinhalten zunächst einmal die bei der Gelenk-
kapselverletzung beschriebenen Schädigungsmöglichkeiten des Gelenkknorpels. Wenn nach der Bandverletzung eine lockere Gelenkführung verbleibt, so ist zusätzlich an eine Störung des Schmiermodus der Gelenkfläche zu denken. FRIEDEBOLD (<u>27</u>) spricht von
funktioneller Inkongruenz. Anhand klinischer Untersuchungen wurde von anderen Autoren die schädigende Auswirkung einer insuffizienten Bandführung des Kniegelenkes betont (<u>6</u>, <u>18</u>).

Die Traumatisierung, die zur <u>Meniscusschädigung</u> führt, kann auch
eine Knorpelverletzung verursachen. Entsprechende regenerative
und degenerative Veränderungen im Gelenkknorpel wären die Folge.

Es erscheint uns jedoch wichtig, auf eine mögliche Schädigung
des Gelenkknorpels nach Meniscektomie hinzuweisen. Es war ein-
gangs angesprochen worden, daß der Gelenkknorpel des Tibiakopf-
plateaus unter dem Meniscus eine andere Struktur aufweist als im

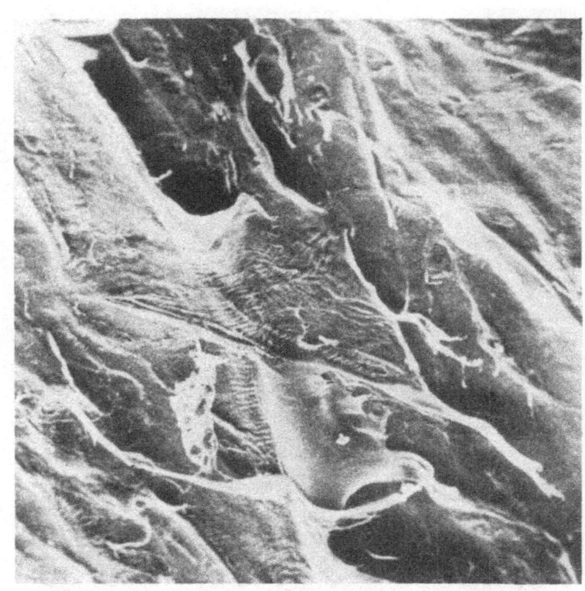

Abb. 5. Rasterelektronenmikroskopisches Bild der Oberfläche eines Femurcondylus nach rezidivierenden Ergußbildungen. Typisch ist die im Zentrum gelegene Demaskierung der Kollagenstrukturen und die fahnenartigen Abhebungen der kollagenreichen Oberflächenschicht des Gelenkknorpels

nicht vom Menicus bedeckten Anteil. Unterschiedliche Ausdifferenzierung des Knorpelgewebes wurde auf unterschiedliche mechanische Beanspruchung bezogen (57, 59, 67). Wird nun der Meniscus entfernt, so wird der darunterliegende Knorpel einer Belastungssituation ausgesetzt, für die er zunächst nicht gebaut ist. Es ist denkbar, daß bei einer früh einsetzenden vollen Belastung des Gelenkes ein mechanischer Verschleiß des Tibiakopfknorpels erfolgt. Möglicherweise sind auf diesen Mechanismus der Kniegelenkknorpelschädigungen ein Teil der unbefriedigenden Spätergebnisse nach Meniscektomie zurückzuführen (Abb. 6). Die aus dieser Überlegung resultierende therapeutische Forderung ist die über Monate durchgeführte langsam ausschleichende Entlastung, um in dieser Zeit dem Gelenkknorpelgewebe die Möglichkeit zu geben, sich an veränderte mechanische Bedingungen zu adaptieren.

Einen großen Raum nehmen die Knorpelschädigungen durch <u>chronisches Mißverhältnis zwischen Belastung und Belastbarkeit ein.</u>

Formabweichungen der Kniegelenkflächen nach intraarticulären Frakturen oder durch Fehlwachstum in der Folge von Schädigungen der Wachstumsfugen, aber auch angeborene oder erworbene Achsenfehlstellungen des Kniegelenkes können zu einem so erheblichen Mißverhältnis zwischen Belastung und Belastbarkeit des Gelenkknorpels führen, daß der Gelenkknorpel dekompensiert. Ob überhöhte Drucke die Syntheseleistung der Chondrocyten beeinträchtigen, woraus über eine verminderte Produktion von Proteo-

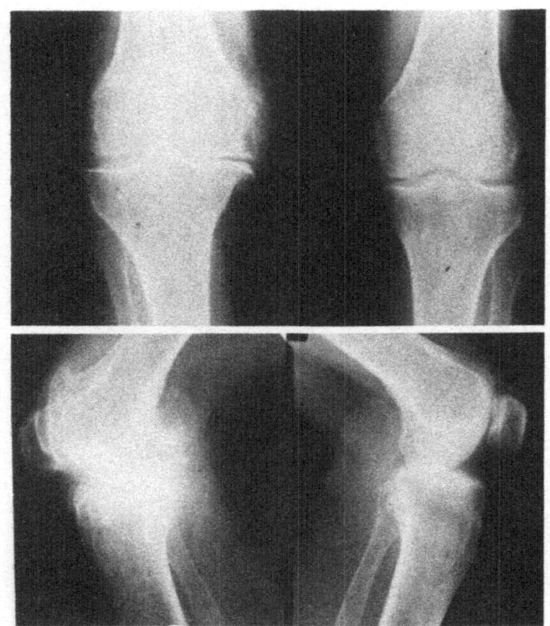

Abb. 6. Gonarthrose rechts bei 67 jähriger Frau, 30 Jahre nach medialer Meniscektomie rechts. Linkes Kniegelenk weitgehend unauffällig

glykanen Veränderungen der mechanischen Eigenschaften des Knorpelgewebes im Sinne einer Verminderung der Belastbarkeit folgen könnten, oder aber primäre Zerreißungen des Schmierfilmes mit konsekutivem Aufspleiß der Oberfläche bei Trockenrieb vorliegen, kann im einzelnen Falle schwer entschieden werden. Prinzipiell möglich sind beide Mechanismen. In jedem Fall sind die ersten Zeichen des Knorpelverschleißes eine Fibrillation, eine Aufrauhung der Knorpeloberfläche und eine verminderte Anfärbbarkeit des Gewebes, die auf eine Reduktion der Glykosaminoglykane hinweisen. Gerade das Problem dieser Gelenkknorpelschädigung ist interessant, da wir davon ausgehen dürfen, daß der Gelenkknorpel zunächst Zeit hat, alle Möglichkeiten seiner Anpassungsfähigkeit an hohe Belastungen auszuschöpfen. Zunehmende Belastung bedingt Zunahme der Gelenkknorpeldicke, die dementsprechend ja im Kniegelenk wesentlich größer ist als etwa in einem Fingergelenk. Der Dickenzunahme jedoch scheinen von Seiten der Gelenktrophik, exakter gesagt der intraarticulär erreichbaren Diffusionsstrecke Grenzen gesetzt zu sein. Der aus mechanischer Sicht wünschbare Zuwachs an Gelenkknorpel wird also durch die Möglichkeit der Knorpeltrophik limitiert.

Prinzipiell besteht auch die Möglichkeit, daß physiologische Belastungen vorliegen und eine mechanische Knorpelzerstörung eintritt, weil das Knorpelgewebe in seiner Belastbarkeit gemindert ist. Diese Situation kann etwa bei der Ochronose, aber auch z. B. bei der Gicht dann gegeben sein, wenn das Gewebe durch Inkrustierung mit Harnsäurekristallen starrer wird. In diesen Komplex der

möglichen Entstehung des Knorpelschadens fallen wohl auch heute
noch nicht exakt erfaßte Zusammenhänge zwischen Stoffwechsel-
krankheiten und Gelenkknorpelstoffwechsel sowie Gelenkknorpel-
ernährung. Es sei in diesem Zusammenhang an das Bild der Poly-
arthrose erinnert.

Aus klinischer Sicht gehört in diesen Fragenkomplex auch der Begriff des Mikrotraumas. Mit ihm hat sich MORSCHER (55) kritisch
auseinandergesetzt. Der Begriff ist sowohl klinisch als auch im
Rahmen der Begutachtung und in der Forschung eher verwirrend als
klärend. Fassen wir unsere - von der klinischen Situation ausgehende Betrachtungen im Hinblick auf die möglichen einleitende
Knorpelschädigung zusammen, so ergibt sich folgendes Bild:

1. Zu der mechanischen Zerstörung der Gelenkknorpeloberfläche
   kommt es, wenn ein Mißverhältnis zwischen Belastung und Belastbarkeit der Gelenkflächen vorliegt. Es kann sich hier um
   überhöhte Belastungen handeln, die auf eine gesunde Gelenkfläche einwirken, um physiologische Belastungen, die eine in
   ihrer mechanischen Belastbarkeit herabgesetzte Gelenkfläche
   treffen, oder um physiologische Belastungen, die bei nicht
   optimalen Schmierverhältnisssen pathogenetisch wirksam werden.

   Überhöhte Belastungen liegen bei echten Traumatisierungen vor
   und können bei angeborenen und erworbenen Gelenkkörperverfor-
   mungen und Gelenkfehlstellungen angenommen werden.

   Die Zerstörung des Gelenkknorpels bei der Einwirkung physiologischer Belastungen ist möglich, wenn das Knorpelgewebe
   durch Immobilisierung vorgeschädigt ist, oder die mechanischen
   Eigenschaften des Gewebes - etwa beim Vorliegen von Stoffwechselerkrankungen - verändert sind. Die Möglichkeit der
   einleitenden mechanischen Gelenkflächeneröffnung bei der Einwirkung physiologischer Belastungen ist auch dann denkbar,
   wenn der Gelenkschmiermechanismus unzureichend ist. Diese
   Situation kann bei Arthritiden und in den Gelenkflächen alter Menschen vorliegen, da hier der Polymerisationsgrad der
   Hyaloronsäure vermindert ist (7). Eine qualitative und quan-
   titative Minderung der Hyaluronat-proteinkomplexe muß darüber
   hinaus bei allen Erkrankungen der Gelenkkapsel angenommen
   werden.

   Der genannten Situation ist das Mißverhältnis zwischen Belastung und Belastbarkeit der Gelenkflächen gemeinsam. Bei
   der Bewegung des Gelenkes wird die Knorpeloberfläche einge-
   rissen, es entsteht eine primäre Verletzung.

2. Die primäre Eröffnung der Gelenkknorpeloberfläche durch Enzyme der Gelenkflüssigkeit ist bei allen Entzündungen der
   Gelenkkapsel und bei intraarticulären Blutungen möglich. Enzyme stammen aus Granulocyten, Blutserum und Gelenkkapsel.

3. Sterben Chondrocyten ab, als wesentliche Ursache hierfür können Minderung der Gelenktrophik angesehen werden, so können
   sie durch Freigabe zunächst knorpelzellständiger Enzyme den
   umgebenden Gelenkknorpel destruieren und zur Eröffnung der
   Gelenkfläche führen.

Im primär zerstörten Areal des Gelenkknorpels sind Gelenkflächen-
kongruenz und damit die Schmiermöglichkeiten nicht mehr optimal
gegeben. Die weitere physiologische Beanspruchung führt zum weiteren mechanischen Verschleiß. In der Phase der belasteten Bewegung wird die Synovia mit hohem Druck in den primären Defekt gepreßt. In der gegenläufigen unbelasteten Phase der Bewegung wird
dieser Mechanismus in weitaus geringerem Maße wirksam. Es kommt
so zur asymmetrischen Ausweitung primärer Gelenkflächenverlet-
zungen.

Bei weiterem mechanischen Verschleiß der Gelenkfläche werden Knorpelzellen zerstört und zunächst zellgebundene Enzymaktivitäten
können die angrenzende Knorpelmatrix abbauen und in der Gelenkkapsel das morphologische Bild einer Entzündung induzieren, die
den Gelenkkapselschmerz bedingt. Im Rahmen der Synovialitis kommt
es zur Ödemeinlagerung und narbigen Veränderungen der Gelenkkapsel, damit zur Verschlechterung der Gelenktrophik, da die intracapsuläre Transitstrecke verlängert und verdichtet wird (Abb. 7).

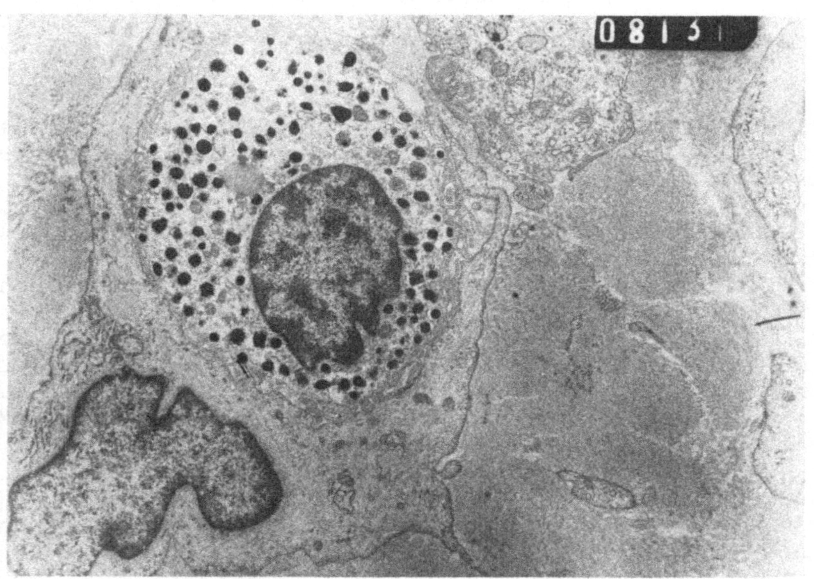

*Abb. 7. Transmissionselektronenmikroskopisches Bild der Gelenk-
kapsel, induziert durch posttraumatischen Knorpelschaden des Kniegelenkes. Ausgedehnte Kollagenbündel weisen auf die Verdichtung
der intracapsulären Diffusionsstrecke hin. Die im Zentrum liegende Zelle enthält vermehrt Lysosomen, deren Enzyme die Synovitis
unterhalten und den Gelenkknorpel schädigen können*

Die Aktivierung zunächst inaktiver Enzymvorstufen und die ver-
mehrte Ausbildung von Lysosomen in den Synoviocyten aber auch
verstärkte Einwanderung von Leukocyten in Gelenkkapsel und Gelenkraum bedingen weitere enzymatische Destruktionen des Knorpels. In der Wechselwirkung zwischen mechanischer und enzymatischer Destruktion der Gelenkknorpeloberfläche ist ein Circulus
entstanden, der bis zum vollständigen Verschleiß des Knorpels
und zur Freilegung des subchondralen Knochens führen kann.

Literatur

1. ALI, S. Y.: The degradation of cartilage matrix by an intra-
   cellular protease. Biochem. J. 93, 611 (1964).
2. ANDERSON, C. E., LUDOWIEG, J., HARPER, H. A., ENGLEMAN, E. P.:
   The composition of the organic component of human articular
   cartilage. J. Bone Jt Surg. 46 A, 1176 (1964).
3. BENNETT, G. A., WAINE, H., BAUER, W.: Changes in the knee
   joint at various ages. The Commonwealth fund Ltd. III, 1178
   (1942).
4. BENNINGHOFF, A.: Form und Bau der Gelenkknorpel in ihren Beziehungen zur Funktion. 2. Teil: Der Aufbau des Gelenkknorpels in seinen Beziehungen zur Funktion. Z. wiss. Biol.,
   Abt. B, Z. Zellforsch. 2, 783 (1925).
5. BOLLET, A. J., BONNER, W. M., NANCE, J. L.: The presence of
   hyaluronidase in various mammalian tissues. J. biol. Chem.
   238, 1O, 3522 (1963).
6. BÜHLER, A.: Die hohe Tibiaosteotomie in der Behandlung der
   Gonarthrose. Diss. Basel (1974).
7. CASTOR, C. W., PRINCE, R. K., HAZELTON, M. J.: Hyaluronic
   acid in human synovial effusions; a sinsitive indicator of
   altered connective tussue cell function during inflammation.
   Arthr. and Rheum. 9, 738 (1966).
8. CAYGILL, I. C., PITKEATHLY, D. V.: A study of ß-acethylglu-
   cosaminase and acid phosphatase in pathological joint fluids.
   Ann. rheum. Dis. 25, 137 (1966).
9. CHRISMAN, O. D., FESSEL, J. M.: Enzymatic degradation of chon-
   romuco protein by cell-free extracts of human cartilage. Surg.
   Forum 13, 444 (1962).
10. COTTA, H.: Elektronenmikroskopische Untersuchungen am Binde-
    gewebe der Gelenkkapsel. Verh. dtsch. orthop. Ges. 49, Kongr.
    Zürich, 27, September 1961.
11. COTTA, H.: Pathophysiologische Reaktionen der Gelenke. Verh.
    dtsch. othop. Ges. 51, 263 (1964).
12. COTTA, H.: Das Arthroseproblem unter Berücksichtigung neuer
    Ergebnisse der Bindegewebsforschung. Med. Klinik 6O, 1566
    (1965).
13. COTTA, H.: Die Bedeutung der Gelenkkapsel für degenerative
    Gelenkerkrankungen unter Berücksichtigung elektronenoptischer
    Untersuchungen. 1. Gemeinschaftskongress Deutsch. orthop. Ges.
    und Societa Italiana di Orthopedia e Traumatologio, 27. - 3O.
    April 1966. Stuttgart: Ende 1968.
14. COTTA, H.: Die Pathogenese der Gonarthrose. Z. Orthop. 111,
    49O (1973).
15. COTTA, H., DETTMER, N.: Ergebnisse der Bindegewebsforschung
    und ihre Bedeutung für Erkrankungen des Stütz- und Bewegungs-
    apparates. Arch. orthop. Unfall-Chir. 52, 217 (196O).
16. CURTISS, P. H., KLEIN, L.: Destruction of articular carti-
    lage in septic arthritis. J. Bone J. Surg. 45 A, I (1963).
17. CURTISS, P. H., KLEIN, L.: Destruction of articular carti-
    lage in septic arthritis. J. Bone J. Surg. 47 A, II (1965).
18. DEBEYRE, J., ARTIGOU, J. M.: Les indications et les résul-
    tats de l'ostéotomie tibiale. Rev. Chir. orthop. 59, 641
    (1973).
19. DETTMER, N., COTTA, H.: Elektronenmikroskopische Untersuchun-
    gen über das Bindegewebe der Gelenkkapsel. II. Mitteilung:

Die Capillaren der menschlichen Gelenkkapsel. Z. Orthop. <u>96</u>, 186 (1962).

20. DUSTMANN, H. O., PUHL, W.: Altersabhängige Heilungsmöglichkeiten von Knorpelwunden. Z. Orthop. - im Druck.

21. DUSTMANN, H. O., PUHL, W., KREMPIEN, B.: Das Phänomen der Cluster im Arthroseknorpel. Arch. orthop. Unfall-Chir. <u>79</u>, 321 (1974).

22. DUSTMANN, H. O., PUHL, W., MARTIN, K.: Der Einfluß intraarticulärer Arteparoninjektionen bei Arthrose - Tierexperimentelle Untersucheungen. Z. Orthop. <u>112</u>, 1188 (1974).

23. DUSTMANN, H. O., PUHL, W., SCHULITZ, K. P.: Knorpelveränderungen beim Hämarthros unter besonderer Berücksichtigung der Ruhigstellung. Arch. orthop. Unfall-Chir. <u>71</u>, 148 (1971).

24. DUSTMANN, H. O., SCHULITZ, K. P., PUHL, W.: Der Schienbeinkopfbruch als Präarthrose. Z. Orthop. <u>112</u>, 637 (1974).

25. FESSEL, J. N., CHRISMAN, O. D.: Enzymatic degradation of chondromucoprotein by cell-free extracts of human cartilage. Arthr. and Rheum. <u>7</u>, 393 (1964).

26. FREEMAN, M. A. R.: Adult articular cartilage Oxford: Alden u. Mowbray Ltd. at the Alden Press 1973.

27. FRIEDEBOLD, G.: Die posttraumatische Arthrose. Hefte z. Unfallheilkunde <u>110</u>, 127 (1971).

28. GOERTHLER, K.: Grenzen und Möglichkeiten der Diagnostik entzündlicher Kniegelenkserkrankungen durch Punktion und Exzision. Z. Orthop. <u>92</u>, 275 (1959).

29. GREILING, H., KISTERS, R., ENGELS, G.: Die Enzyme in der Synovialflüssigkeit und ihre pathophysiologische Bedeutung. Enzymologie <u>30</u>, 135 (1966).

30. GRILLO, H. C., GROSS, J.: Collagenolytic activity during mammalian wound repair. Develop. Biol. <u>15</u>, 300 (1967).

31. HACKENBROCH, M. H.: Gelenkveränderungen unter dosierter Druckminderung im Tierversuch. Z. Orthop. <u>112</u>, 667 (1974 a).

32. HACKENBROCH, M. H.: Biopolymere und Biomechanik von Bindegewebssystemen. 7. Wissenschaftliche Konferenz Deutscher Naturforscher und Ärzte. Berlin-Heidelberg-New-York: Springer 1974 b.

33. HACKENBROCH, M. H., SPRINGER, H.-H.: Tierexperimentelle Untersuchungen zur Frage der Reversibilität destraktionsbedingter Gelenkveränderungen. Z. Orthop. <u>112</u>, 140 (1974).

34. HAMERMAN, D., JANIS, R., SMITH, C.: Cartilage matrix depletion by rheumatoid synovial calls in tissue culture. J. exp. Med. <u>126</u>, 1005 (1967).

35. HAMERMAN, D., SANDSON, J., SCHUBERT, M.: Biocemical events on joint disease. J. chron. Dis. <u>16</u>, 835 (1963).

36. HARRISON, M. H. M., SCHAJOWICZ, F., TRUETA, J.: Osteoarthritis of the hip: A study of the nature and evolution of the disease. J. Bone Jt. Surg. <u>53 B</u>, 589 (1953).

37. HIRSCH, J. G., COHN, Z. A.: Leucocyte lysosomes. Cell-Bound Antibodies, <u>15</u> (1963).

38. Hodge, J, McKIBBIN, B.: The nutrition of mature and immature joint cartilage in rabbits. J. Bone Jt Surg. <u>51 B</u>, 140 (1969).

39. HORWITZ, A. DORFMAN, A.: Subcellular sites for synthesis of chondromucoprotein of cartilage. J. Cell Biol. <u>38</u>, 258 (1968).

40. INGELMARK, B. E., EKHOLM, R.: A study on variations in the thickness of articular cartilage in association with rest and periodic load. Upsala Läk-Fören. Forh. <u>53</u>, 61 (1948).

41. INGELMARK, B. E., SAAF, J.: Über die Ernährung des Gelenkknorpels. Acta orthop. scand. <u>17</u>, 303 (1948).

42. JANOFF, A., BLONDIN, J.: Depletion of cartilage matrix by a neutral protease fraction of human leucocyte lysosomes. Proc. Soc. exp. Biol. (N. Y.) 135, 302 (1970).
43. LANG, J.: Wie verändert sich die Gelenkinnenhaut im Laufe des Lebens? Die Biomorphose der Gelenkinnenhaut. Verh. dtsch. orthop. Ges. 46, 126 (1959).
44. LANG, J.: Anatomische, funktionell wichtige Baumerkmale der Gelenkinnenhaut. Verh. dtsch. orthop. Ges. 46, 323 (1959).
45. LAZARUS, G. S., DANIELS, J. R., BROWN, R. S., BLADEN, H. A., FULLMER, H. M.: Degradation of collagen by a human granulocyte collagenolytic system. J. clin. Invest. 47, 2622 (1968).
46. LINN, F. C., SOKOLOFF, L.: Movement and composition of interstitial fluid of cartilage. Arthr. and Rheum. 8, 481 (1965).
47. MANKIN, H. J., LIPPIELLO, L.: The turnover of adult rabbit articular cartilage. J. Bone Jt Surg. 51 A, 1591 (1969).
48. MANKIN, H. J., LIPPIELLO, L.: Biochemical and metabolic abnormalities in articular cartilage from osteo-arthritic human hips. J. Bone Jt Surg. 52 A, 424 (1970).
49. MAROUDAS, A.: in Freeman, M. A. R. Adult articular cartilage. Oxford: Alden & Mowbray Ltd at the Alden Press 1973.
50. MAROUDAS, A., BULLOUGH, P., SWANSON, S. A. V., FREEMAN, M. A. R.: The permeability of articular cartilage. J. Bone Jt Surg. 50 B, 166 (1968).
51. MATTHIASS, A. H.: Die Reaktion der Gelenke auf Behandlungsmaßnahmen. Verh. dtsch. orthop. Ges. 51. Kongr. 335 (1965).
52. MATTHIASS, A. H., GLUPE, J.: Immobilisation und Druckbelastung in ihrer Wirkung auf die Gelenke. Arch. orthop. Unfall-Chri. 60, 380 (1966).
53. MEACHIM, G.: Effect of age on the thickness of adult articular cartilage at the shoulder joint. Ann rheim. Dis. 30, 43 (1971).
54. MORSCHER, E.: Resultate der subkapitalen Keilosteotomie bei der Epiphyseolysis capitis femoris. Z. Orthop. 49, 256 (1961).
55. MORSCHER, E.: Mikrotrauma und traumatische Knorpelschäden als Arthroseursache. Z. Unfallmed. Berufskrankh. 4 (1974).
56. PUHL, W.: Rasterelektronenmikroskopische Untersuchungen zur Frage früher Knorpelschädigungen durch leukocytäre Enzyme. Arch. orthop. Unfall-Chir. 70, 87 (1971).
57. PUHL, W.: Die Mikromorphologie der Gelenkknorpeloberfläche - rasterelektronenmikroskopische Untersuchungen an normalen und pathologisch veränderten Gelenkflächen. Habilitationsschrift Heidelberg 1972.
58. PUHL, W.: Die Alterung des Bindegewebes und ihr Einfluß auf den Haltungs- und Bewegungsapparates. Aktuelle Gerontologie 3, 2. Stuttgart: Thieme 1973.
59. PUHL, W.: Die Mikromorphologie gesunder Gelenkknorpeloberflächen. Z. Orthop. 112, 262 (1974 a).
60. PUHL, W.: Die Osteochondritis dissecans des Kniegelenkes als Präarthrose. Z. Orthop. 112, 634 (1974 b).
61. PUHL, W., DUSTMANN, H. O.: Der Einfluß intraartikulärer Trasylolinjektionen beim Hämarthros - Tierexperimentelle Untersuchungen. Z. Orthop. 110,42 (1972).
62. Puhl, W., DUSTMANN, H. O.: Die Reaktionen des Gelenkknorpels auf Verletzungen - Tierexperimentelle Untersuchungen. Z. Orth. 111, 494 (1973).
63. PUHL, W.:, DUSTMANN, H. O.: Der Einfluß intraarticulärer Glukosamin-Injektionen bei Arthrose (im Druck).

64. PUHL, W., DUSTMANN, H. O.: Tierexperimentelle Untersuchungen
    zur Beeinflußbarkeit der Arthrose durch intramuskuläre Gabe
    von Arteparon (im Druck).
65. PUHL, W., DUSTMANN, H. O., QUOSDORF, U.: Tierexperimentelle
    Untersuchungen zur Regeneration des Gelenkknorpels. Arch.
    orthop. Unfall-Chir. 74, 352 (1973).
66. PUHL, W., DUSTMANN, H. O., SCHULITZ, K. P.: Knorpelveränderungen bei experimentellen Hämarthros. Z. Orthop. 109, 3, 475
    (1971).
67. PUHL, W., IYER, V.: Sem abservations on the structure of the
    articular cartilage surface in normal and pathological condition. Scanning Electron Microscopy 1973 (Part III). Proceedings of the Workshop an Scanning Electron Microscopy in
    pathology. IIT Research Institute. Chicago, Illinois 60616,
    U. S. A. - April 1973.
68. REFIOR, H. J.: Tierexperimentelle Untersuchungen zum Verhalten der Mikroarchitektur des hyalinen Gelenkknorpels unter
    Druck-Belastung. Habil.-Schrift München 1973.
69. REPO, R. U., MITCHELL, N.: Collagen synthesis in mature articular cartilage of the rabbit. J. Bone Jt Surg. 53 B, 541
    (1971).
70. RUCKES, J., SCHUCKMANN, F.: Frankfurt, Z. Path. 72, 243 (1962).
71. SCHULITZ, K. P., DUSTMANN, H. O., PUHL, W.: Die Entwicklung
    der posttraumatischen Arthrose am Beispiel des Schienbeinbruches. Arch. orthop. Unfall-Chir. 76, 136 (1973).
72. SOKOLOFF, L.: Elasticity of ageing cartilage. Fed. Proc. 25,
    1089 (1966).
73. STOCKWELL, R. A.: The cell density of human articular and
    costal cartilage. J. Anat. (Lond.) 101, 753 (1967).
74. STOCKWELL, R. A.: Changes in the acid glycosaminoglycan content of the matrix of ageing human articular cartilage. Ann.
    rheum. Dis. 29, 509 (1970).
75. SYLVEN, B.: Cartilage and chondroitin sulphate. III. Chondroitin sulphate and inflammatory lesions of cartilage. J.
    Bone Jt Surg. 30 A (1948).
76. WALCHER, K. STÜRZ, H.: Weitere Beobachtungen zur Frage der
    Regenerationsfähigkeit hyalinen Knorpels. Arch. Chir. 331,
    1 (1972).
77. WEISSMAN, G.: Lysosomes and Joint Disease. Arthr. and Rheum.,
    Vol. 9, No. 6 (Dezember 1966).
78. Weissman, G., SPILBERG, J.: Breakdown of cartilage proteinpolysaccharide by lysosomes. Arth. and Rheum. 11, 162 (1968).
79. ZIFF, M., GRIBETZ, H. J., LOSPALLUTO, J,: Effect of leucozyte and synovial membrane extracts on cartilage mucoprotein.
    J. clin. Invest. 36, 1 (1960).

Die Reaktion des Hyalinen Gelenkknorpels unter Druck, Immobilisation und Distraktion

H. J. Refior und M. H. Hackenbroch jun.

Einleitung

In der Ätiologie der Arthrose spielen neben den biologischen Faktoren die mechanischen Alternativen, die ein Gelenk treffen, eine nicht unwesentliche Rolle. Klinische Beobachtungen sowie verschiedene tierexperimentelle Untersuchungen stützen diese Auffassung. Demzufolge interessierte die Frage, inwieweit arthrotische Veränderungen im Tierexperiment durch fortgesetzte, auf den Gelenkknorpel wirkende mechanische Einflüsse erzeugbar seien. Mit den vorliegenden tierexperimentellen Untersuchungen wurde im Sinne eines Modellversuches die Erfassung und Bewertung der sich unter definierter Kompression und Immobilisation bzw. unter Distraktion entwickelten mikromorphologischen Veränderungen des hyalinen Gelenkknorpels angestrebt.

Über Gelenkveränderungen nach Kompression und Immobilisation wurde zwar vielfach berichtet (14, 17, u. a.), ohne jedoch dabei auf die Frühveränderungen des hyalinen Gelenkknorpels und das Verhalten seiner Mikroarchitektur einzugehen. Klinische Zusammenhänge wurden dabei nur selten deutlich.

Über experimentelle Gelenkdistraktionen an Versuchstieren ist dagegen nur wenig bekannt. Umsomehr interessierten die Befunde entsprechender Untersuchungen, die als Beitrag für das Verständnis klinischer Beobachtungen nach therapeutischen Extensionen aufgefaßt wurden.

I. Experimentelle Kompression und Immobilisation

Ausgehend von der Feststellung TRUETA's (1956), daß die unphysiologische Druckverteilung innerhalb eines Gelenkes Ursprung von degenerativen, im Knorpel beginnenden Vorgängen sei, wurde in den folgenden tierexperimentellen Untersuchungen am Kaninchen-Kniegelenk versucht, die Frühveränderungen des hyalinen Gelenkknorpels durch definierte Kompression und Immobilisation zu erfassen. Dabei wurde das Verhalten der einzelnen Strukturelemente des Verbundmaterials Knorpel durch verschiedene Untersuchungsmethoden dokumentiert. Gleichzeitig wurde der Versuch gemacht, den hauptsächlich klinisch verwendeten Begriff der Präarthrose morphologisch zu definieren.

24

Material und Methoden

Die Untersuchungen wurden an 156 jungen, ausgewachsenen Kaninchen, die ein Körpergewicht zwischen 3000 und 4200 g aufwiesen, durchgeführt.

Zur Kompression wurde eine Versuchsanordnung gewählt, die auf dem Prinzip der Spannbügel nach GREIFENSTEINER und CHARNLEY basierte und die eine extraarticuläre Kompression ermöglichte. Es handelte sich dabei um eine modifizierte Form des von CRELIN und SOUTHWICK angegebenen Gerätes. Gleichzeitig wurde zur Immobilisation des Kniegelenkes eine äußere Schienung des betroffenen rechten Hinterlaufes in spitzwinkeliger Beugestellung vorgenommen. Das Anbringen der Versuchsanordnung erfolgte in intravenöser Nembutal-Anästhesie (Abb. 1).

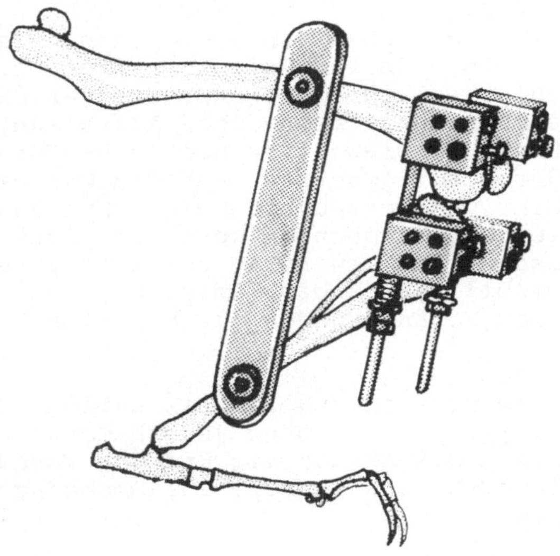

Abb. 1. Versuchsanordnung zur Immobilisation und Kompression des Kaninchenkniegelenkes

Die zur Kompression erzeugte Federkraft betrug bei Versuchsbeginn 12 kp. Bei Versuchsende wurde ein mittlerer Kraftabfall von 15 - 30% gemessen.

Der Vorteil der geschilderten Versuchsordnung bestand einmal in der mit ihr zu erzielenden, nahezu vollständigen Immobilisation, so daß Schädigungen des Gelenkknorpels, wie sie von verschiedenen Autoren nach unvollständiger Immobilisation beschrieben werden (6, 10), ausgeschlossen werden konnten. Zum anderen wurden mit der Anwendung einer extraarticulären Kompression zusätzliche Schädigungen des Gelenkbinnenraumes, wie sie z. B. nach transarticulärer Einbringung eines Druckbolzens (17) zu erwarten sind, vermieden.

Die Versuchstiere wurden in Gruppen mit postoperativen Untersuchungszeiträumen von 4 und 7 Tagen, sowie von 2, 3 und 4 Wochen

eingeteilt. In einer Kontrollgruppe erfolgte lediglich eine Immobilisation des Hinterlaufes. Diese Tiere wurden nach 2 bzw.
4 Wochen untersucht. Nach Tötung der Tiere und präparatorischer
Darstellung beider Kniegelenke erfolgte die makroskopische Dokumentation. Dabei diente das linke Kniegelenk als Individual-
kontrolle. Danach wurde die histologische Aufarbeitung durchgeführt. Die Färbung der Schnitte erfolgte mit Hämatoxilin-Eosin,
von GIESON und GOLDNER, sowie mit den histochemischen Kombina-
tionsfärbungen Alcianblau-PAS und Astrablau-Kernechtrot.

Weiterhin wurden native und glutaraldehydfixierte Gelenkknorpel-
präparate zum Ausschluß von Artefakten auflichtmikroskopisch untersucht. Die rasterelektronenmikroskopischen Präparate wurden
nach Säuberung in einer 3,5 prozentigen gepufferten Glutaralde-
hylösung 3 - 4 Stunden fixiert. Nach dem Auswaschen erfolgte die
Gefriertrocknung. Hierauf wurden die Präparate mit Kohlenstoff
und Gold bedampft und mit dem Rasterelektronenmikroskop "STEREO-
SCAN MK II A" der Firma Cambridge Instrument durchmustert.

Anhand vergleichender auflichtmikroskopischer und rasterelektro-
nenoptischer Untersuchungen der intakten Gelenkknorpeloberfläche
ausgewachsener Versuchstiere ließen sich 2 verschiedene Oberflächenmuster nachweisen. Entsprechende unterschiedliche Strukturmuster wurden verschiedentlich beschrieben.

So ließen sich weitgehend parallel angeordnete, wulstartige Strukturmuster (11, 3, 7 u. a.) sowie flächenhaft wahllos angeordnete,
runde bis ovale Einsenkungen der Oberfläche, die den Eindruck
einer netzmaschenartigen Struktur vermittelten, beobachten (7,
2, 13 u. a.). Derartige Oberflächenstrukturen, die sowohl an
menschlichen, wie auch an verschiedensten tierischen Präparaten
registriert werden konnten, fanden sich auch auf der Oberfläche
des Kniegelenkknorpels der untersuchten Kaninchen (Abb. 2).

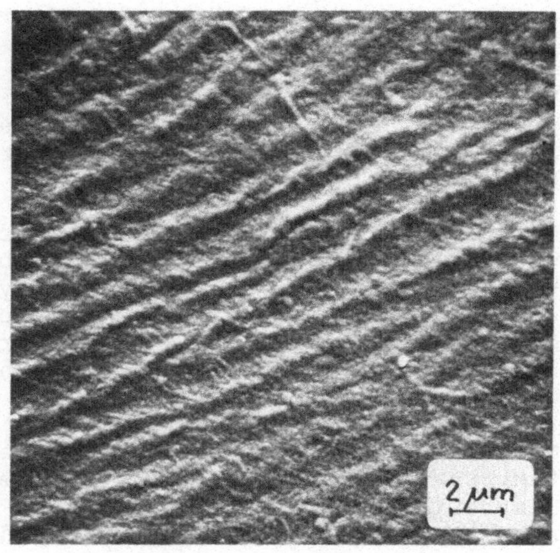

*Abb. 2. Nahezu parallel angeordnete, wulstartige Strukturen auf
der Oberfläche des gesunden Gelenkknorpels - Originalvergrößerung 5000 x 1*

Es scheint danach berechtigt, für die beschriebenen Strukturmuster eine biologische Allgemeingültigkeit in Anspruch zu nehmen.

Wie sich im Verlauf der experimentellen Untersuchungen herausstellte, sind die beim ausgewachsenen Individuum auf der Gelenkknorpeloberfläche nachweisbaren Strukturmuster vorwiegend an Fasertexturen der Tangentialfaserschicht gebunden. Ensprechende
Beobachtungen ließen sich außerhalb der Knorpelkontaktzonen bei
zunehmendem Verlust der amorphen Grundsubstanz machen (Abb. 3).

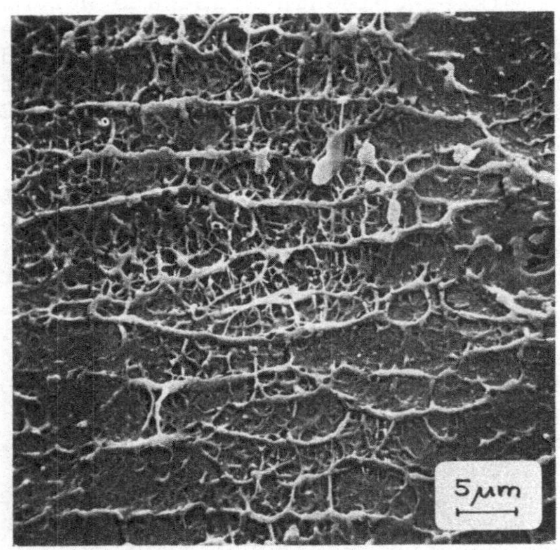

*Abb. 3. Nach Grundsubstanzverlust stellen sich richtungsorien-
tierte Kollagenfibrillenbündel, die untereinander durch feine-
re Bündel verbunden sind, dar. - Originalvergrößerung 2200 x 1*

Nach der theoretischen Analyse der Streßverteilung im Gelenkknorpel (18) muß eine funktionsbezogene Anordnung der durch die fibrillären Strukturen geprägten Oberflächenmuster angenommen werden.

Unter Versuchsbedingungen zeigte der hyaline Gelenkknorpel schon
nach 4 Tagen im histologischen Schnitt eine verminderte Anfärbbarkeit der Zellkerne der Chondrocyten der Tangential- und Übergangszone. Rasterelektronenmikroskopisch ließ sich eine beginnende Demaskierung der fibrillären Strukturen in den Knorpelkontaktzonen nachweisen. Die physiologischen Oberflächenmuster blieben
jedoch erhalten (Abb. 4).

Nach einer Versuchsdauer von 7 Tagen kam es in den Knorpelkontaktzonen zu zunehmenden Oberflächenveränderungen. Jetzt impo-
nierte insbesondere im Bereich der Tibiagelenkflächen ein ver-
stärkter Verlust der amorphen Grundsubstanz mit deutlicher Demaskierung der netzartigen fibrillären Strukturen, deren Verlaufsorientierung im wesentlichen erhalten war (Abb. 5).

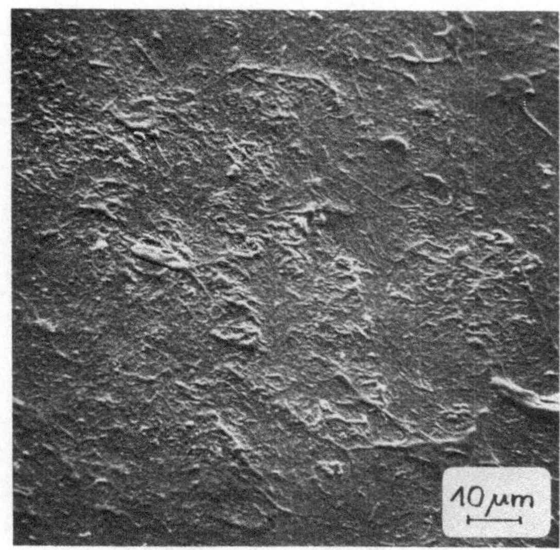

Abb. 4. Knorpelkontaktzone nach einer Versuchsdauer von 4 Tagen mit beginnender Freilegung von Faserstrukturen. - Originalvergrößerung 1000 x 1

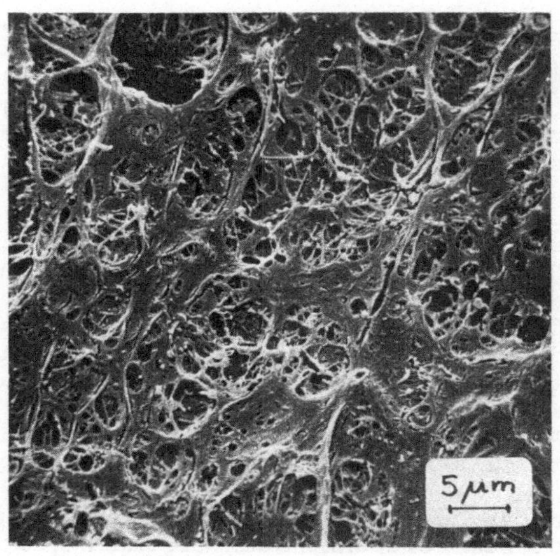

Abb. 5. Druckzentrum in der Knorpelkontaktzone bei einer Versuchsdauer von 1 Woche mit Freilegung von Fasertexturen, teilweise noch von Grundsubstanz ausgekleidet. - Originalvergrößerung 2200 x 1

Histologisch fanden sich in der Tangentialfaserschicht Zellschrumpfungen sowie zunehmende Kernpyknosen. In der Radiärzone bestand jetzt am Rande des Druckbereiches regelmäßig eine peripherwärts orientierte Devation der Zellreihen (Abb. 6).

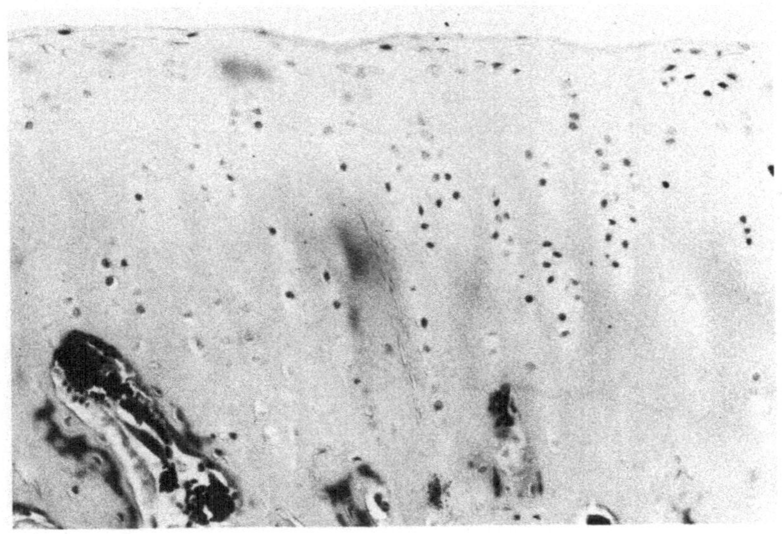

Abb. 6. Versuchsdauer 1 Woche - Schrumpfung der Chondrocyten in der Tangentialfaserzone, Kernpyknosen sowie Deviation der Zellreihen in der Radiärzone. Färbung Goldner - Originalvergrößerung 63 x 1

Diese Befunde korrelieren mit denen anderer Autoren (14, 17 u.a.).

Bei einer Versuchsdauer von 2 Wochen zeigten sich im Rasterelektronenmikroskop (REM) deutliche destruktive Oberflächenveränderungen des Gelenkknorpels. Im Vordergrund standen dabei feinschuppige bis lamellenartige Abhebungen, verbunden mit Zerreissungen und Abbrüchen von fibrillären Strukturen. Ein Ordnungsprinzip war kaum mehr nachweisbar. Trotzdem ließen sich immer wieder dreidimensional ausgerichtete Fasergeflechte beobachten. Histologisch fand sich eine zahlenmäßige Abnahme der Zellen in der Tangential- und Übergangszone mit veränderter Anfärbung der Grundsubstanz sowie eine Schrumpfungsneigung der Chondrocyten der Radiärzone. In der Tangentialfaserschicht wurden jetzt Rupturierungen sowie schollige Auflagerungen beobachtet.

Ähnliche Veränderungen wurden auch nach experimentellem Hämarthros und Gelenkimmobilisation beschrieben (5).

Neben den geschilderten regressiven Veränderungen fanden sich zu diesem Zeitpunkt auch erstmals reaktive Vorgänge, und zwar in Form sog. atypischer Chondrone. Ihr Auftreten wird nach degenerativen Knorpelveränderungen unterschiedlicher Genese von verschiedenen Autoren beschrieben (1, 4 u. a.) und meist als Ausdruck insuffizienten regeneratorischen Bemühens der Knorpelzellen gewertet.

Zunehmende destruktive Vorgänge waren nach 3 bzw. 4 wöchiger Versuchsdauer registrierbar. Makroskopisch ließen sich jetzt typische Oberflächenveränderungen in Form von Aufrauhungen bis hin zur Ulzeration nachweisen.

Im REM zeigte die Oberfläche eine zunehmende Desintegration mit breitflächigen lamelligen Abhebungen, mit Riß- und Spaltbildungen, sowie mit Rupturierungen und Fragmentierungen von Faserstrukturen, die jegliche Verlaufsorientierung verloren hatten (Abb. 7).

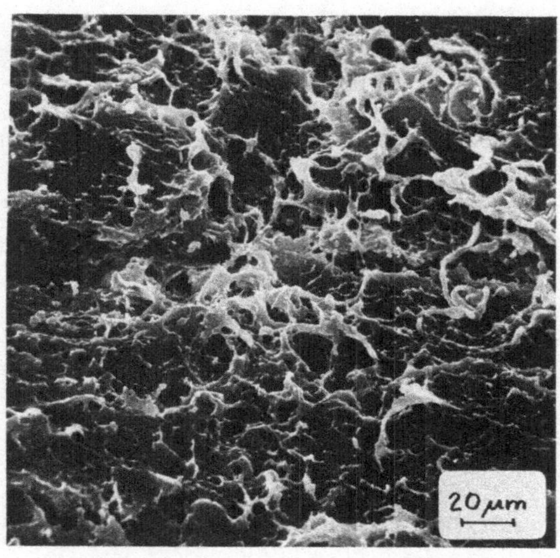

Abb. 7. Versuchsdauer 3 Wochen - im Druckzentrum zunehmende Desintegration der Oberfläche des Gelenkknorpels - Originalvergrösserung 600 x 1

Diese Veränderungen der Gelenkknorpeloberfläche gleichen denen von COTTA und PUHL, OHNSORGE, SCHÜTZ und HOLM, Mc CALL u. a. publizierten REM-Bildern der menschlichen Arthrose.

Entsprechend vergleichbar waren auch die durch Fissuren und Rupturen in der Tangentialfaserzone, durch Zellschrumpfungen und Nekrosen sowie durch Veränderungen der Anfärbung der Grundsubstanz imponierenden histologischen Befunde (Abb. 8 u. 9).

Danach muß festgestellt werden, daß wegen des fließenden Überganges der präarthrotischen Veränderungen zur Arthrose eine klare mikromorphologische Abgrenzung beider Phasen voneinander nicht möglich ist. Nachweisbare Zellkernveränderungen, ein initialer Grundsubstanzschwund sowie die damit verbundene beginnnende Freilegung der Collagenfibrillenbündel, müssen jedoch als erste mikrostrukturelle Schädigungen und deshalb als pathogenetischer Beginn eines präarthrotischen Zustandes aufgefaßt werden.

Wie von verschiedenen Untersuchern (6, 10, 15 u. a.) im Experiment nachgewiesen, führt schon die alleinige Immobilisation mit und ohne Belastung der betroffenen Extremität zu degenerativen Veränderungen des Gelenkknorpels.

Diese Beobachtungen konnten im Rahmen der eigenen Untersuchungen sowohl histologisch wie rasterelektronenmikroskopisch bestätigt werden.

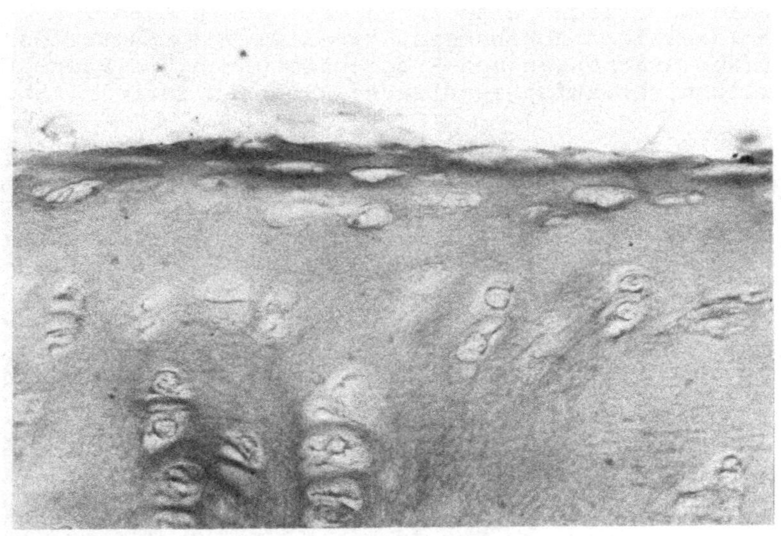

*Abb. 8. Versuchsdauer 3 Wochen - rupturierte Tangentialfaser-
schicht mit eröffneten Lacunen, Zellschrumpfungen und Nekrosen;
veränderte Anfärbung der Grundsubstanz. Färbung: Alcianblau-PAS,
Originalvergrößerung 160 x 1*

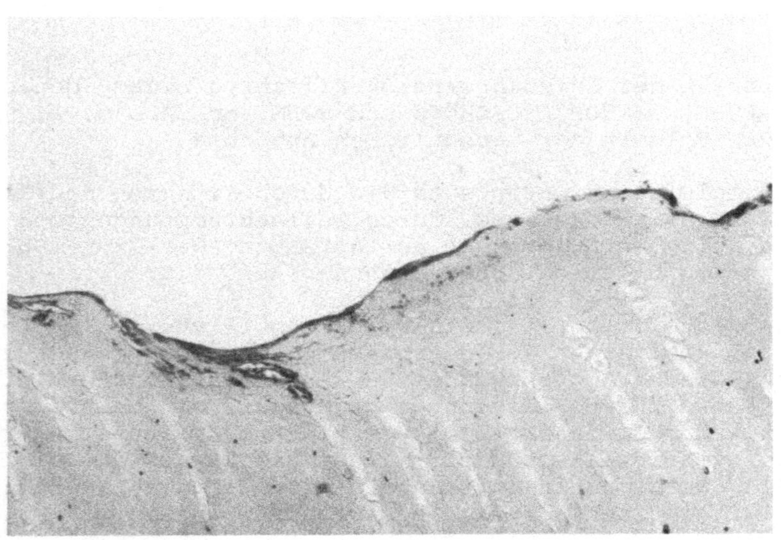

*Abb. 9. Versuchsdauer 4 Wochen - arthroseähnliches Bild. Färbung:
Goldner, Originalvergrößerung 63 x 1*

Schon nach einer Versuchsdauer von 2 Wochen waren histologisch
teilweise veränderte Kernfärbungen und geringe Schrumpfungen der
Chondrocyten in der Tangential- und Übergangszone festzustellen.
Im REM kam es zu umschriebenen Freilegungen von fibrillären Strukturen. Das typische Oberflächenmuster blieb dabei erhalten (Abb.10).

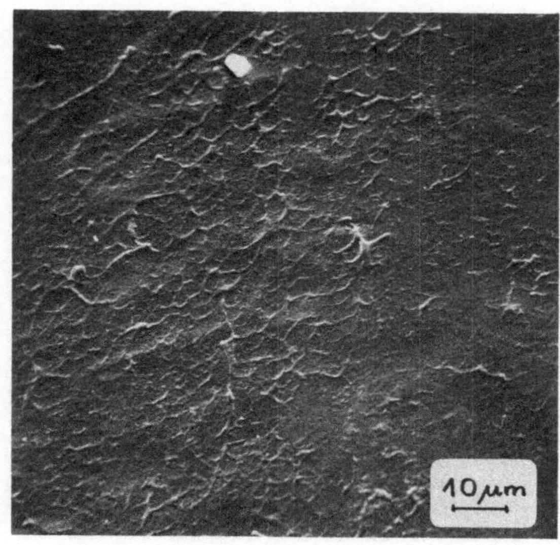

*Abb. 10. 2 Wochen Immobilisation - auf der Knorpeloberfläche be-
ginnende Demaskierung von Faserstrukturen. - Originalvergrößerung 1000 x 1*

Die nach 4 Wochen zu beobachtenden Veränderungen bestanden histologisch in Zellschrumpfungen und Grundsubstanzfarbänderungen
im Bereich der Tangential- und Übergangszone sowie in Rupturen
der Tangentialfaserschicht.

Im REM standen ausgeprägte Freilegungen der fibrillären Strukturen, Rupturierungen und Fragmentierungen derselben sowie lamelläre Abhebungen der Oberfläche im Vordergrund (Abb. 11). Diese
Befunde entsprachen dem morphologischen Bild der Arthrose.

Selbst wenn derartige tierexperimentelle Ergebnisse nicht ohne
weiteres auf den Menschen zu übertragen sind, scheint doch die
Annahme berechtigt, daß es nach therapeutischen Immobilisatio-
nen des menschlichen Kniegelenkes, z. B. im Gehgips, zu vergleichbaren degenerativen Knorpelveränderungen kommen kann. Klinische
Konsequenzen erscheinen danach sinnvoll.

II. Distraktion

Aus früheren experimentellen Untersuchungen, bei denen eine Distraktion am lebenden Gelenk erfolgte, lassen sich 2 wichtige
Feststellungen machen. Es kommt

1. zu einer umschriebenen lokalen Hyperämie,
2. zu einem beträchtlichen Gelenkerguß mit wechselndem Blutge-
   halt.

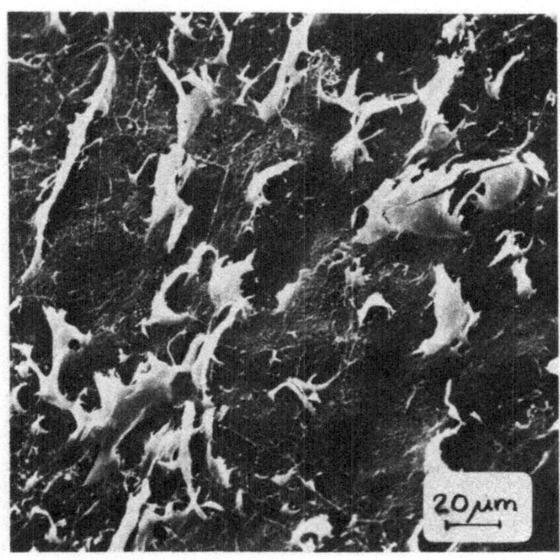

Abb. 11. Lamelläre Abhebungen der Knorpeloberfläche, sowie Rupturierungen von Faserstücken nach 4 Wochen Immobilisation. - Originalvergrößerung 525 x 1

Sinn der vorliegenden experimentellen Untersuchungen war es, den Effekt verschieden großer, auf die Gelenke lebender Versuchstiere wirkender Distraktionskräfte bei weitgehender Erhaltung der Gelenkbeweglichkeit zu studieren.

Material und Methoden

Aufgrund von Vorversuchen erwies sich das Ellenbogengelenk des Kaninchens als besonders geeignet. Um eine Distraktion ausüben zu können, wurde ein Distraktionsapparat entwickelt, der eine beidseitige definierte Federkraft auf die transossär duch den Humerus bzw. durch das Olecranon eingebrachten Kirschnerdrähte übertrug. Die Gelenkkapsel wurde dabei nicht alteriert. Die Versuchstiere bewegten sich unauffällig (Abb. 12).

Die Experimente wurden an 154 ausgewachsenen Tieren durchgeführt. In der ersten Gruppe wurde eine Distraktionskraft von 0,35 kp, die etwa 1/10 des durchschnittlichen Körpergewichtes der Versuchstiere entsprach, angewandt. In der zweiten Versuchsgruppe wurde eine Distraktion mit 1,7 kp durchgeführt. Dies entsprach annähernd der Hälfte des Körpergewichtes. Die Dauer der Distraktion wurde auf Zeiträume zwischen 1 und 8 Wochen begrenzt. Das kontralaterale Ellenbogengelenk diente als Kontrolle. Am Ende des Versuchszeitraumes wurde das Gerät entfernt und beide Gliedmaßen geröntgt. Beide Gelenke wurden anschließend präparatorisch dargestellt und die Präparate sodann gruppenweise, angiographisch, histologisch und vitalfärberisch aufgearbeitet.

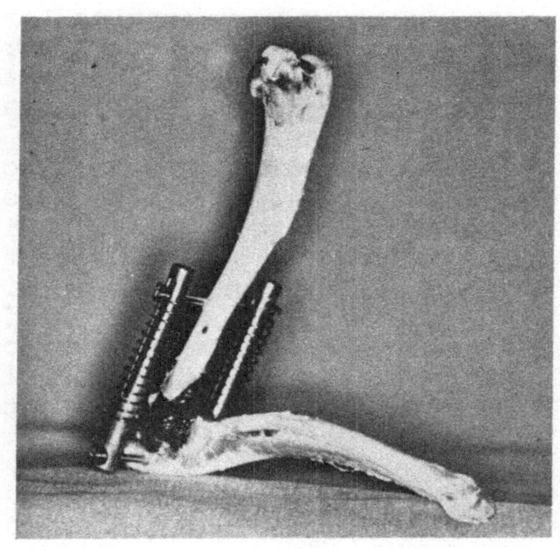

Abb. 12. Versuchsanordnung zur Distraktion des Ellbogengelenkes von Kaninchen

<u>Ergebnisse und Diskussion</u>

1. Die radiologischen Untersuchungen ergaben in allen Fällen eine Erweiterung des Gelenkspaltes. Dieser Befund konnte sofort nach Anlegen des Distraktionsgerätes beobachtet werden und blieb über den gesamten Versuchszeitraum unverändert. Strukturelle Knochenveränderungen ließen sich nicht nachweisen. Luxierte Gelenke, die bei Anwendung von 1,7 kp Distraktionskraft beobachtet werden konnten, wurden von der weiteren Auswertung ausgeschlossen.

2. Die Angiographie, die mit einem Mikropaque-Berliner-Blau-Gemisch durchgeführt wurde, zeigte im Bereich der betroffenen Extremität eine extensive Erweiterung der arteriellen und venösen Gefäße. Diese wurde röntgenologisch und stereomikroskopisch anhand von SPALTEHOLZ-Präparaten belegt. Extravasate als mögliche Quelle für die noch zu beschreibenden Hämorrhagien und blutigen Gelenkergüsse waren nicht nachweisbar. Die angiographischen Befunde blieben über den gesamten Versuchszeitraum unverändert und wiesen keine Abhängigkeit von den angewandten Distraktionskräften auf.

3. Histologisch blieb der hyaline Gelenkknorpel während der ersten 4 Versuchswochen weitgehend unverändert. Er wies jedoch makroskopisch mit Beginn der 2. Woche eine rostbraune Verfärbung auf, die mit einem Verlust des typischen Knorpelglanzes verbunden war. Diese Verfärbung wurde auf den unmittelbar nach Versuchsbeginn auftretenden und persistierenden Hämarthros zurückgeführt. Eindeutige Knorpelveränderungen ließen sich histologisch erst nach 8 Wochen feststellen. Sie betrafen den Bereich der Tangential- und Übergangszone und bestanden in umschriebenen Oberflächendefekten mit teilweise frei zur Gelenkhöhle hin eröffneten Lakunen. Darüber hinaus kam

es zu einer verminderten Anfärbbarkeit der Chondrocyten, dieses Bereiches sowie zu einer solchen der amorphen Grundsubstanz. Die Übergangszone zeigte Ansammlungen von nekrotischen Chondrocyten, die entfernt an atypische Chondrone erinnerten (Abb. 13). Die gleichzeitig erhobenen Weichteilbefunde ermöglichten eine Deutung der Knorpelveränderungen. So bestand während des gesamten Versuchszeitraumes eine Kapsel- und periarticuläre Muskelhyperämie. Die synoviale Kapsel zeigte schon nach kurzer Distraktionszeit ausgedehnte diffuse oder herdförmige Blutungen, die in eine zunehmende Synovialitis und in der Folge in eine Kapselfibrose übergingen. Zahlreiche hämosiderinspeichernde Histocyten waren nachweisbar. Vasculäre Läsionen ließen sich nicht erkennen. - Zur gleichen Zeit zeigte die subchondrale Corticalis als Folge der Gelenkdistraktion Zeichen der Artrophie.

Knorpel-, Knochen- und Weichteilbefunde erwiesen sich lediglich als zeit-, nicht jedoch als kraftabhängig.

4. Die Vitalfärbung des Gelenkknorpels mit intraarticulär injiziertem Methylenblau ergab während des gesamten Versuchszeitraumes unter der Distraktion mit 1,7 kp eine geringere Diffusion des kationischen Farbstoffes. Unter der Distraktion mit O,35 kp ließ sich dagegen in den ersten 2 Versuchswochen eine geringfügige Zunahme, später jedoch eine Abnahme der Diffusionsrate beobachten.

Aus den erhobenen Befunden kann geschlossen werden, daß die experimentelle Gelenkdistraktion mit Kräften von annähernd 1/10

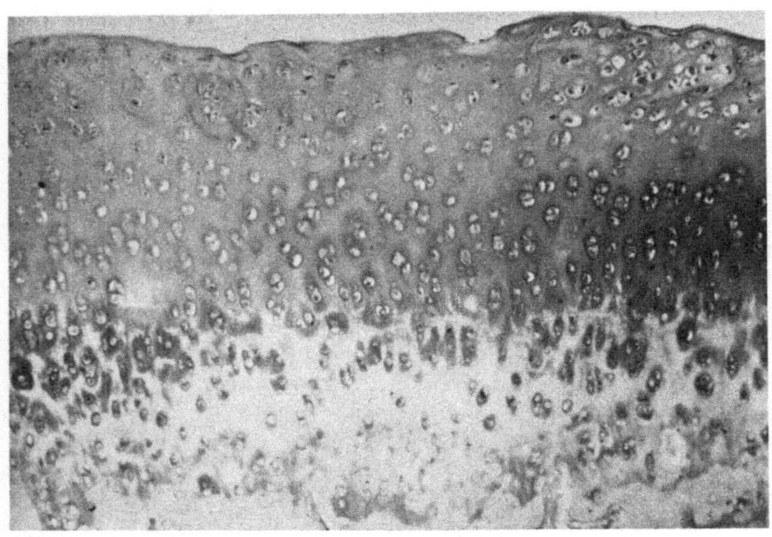

Abb. 13. 8 Wochen Distraktion - Defekte in der Tangentialfaserzone mit eröffneten Lacunen. Veränderte Anfärbbarkeit der Chondrocyten und Zellkerne. Kernpyknosen und Zellschrumpfungen. Färbung: Astrablau-Kernechtrot. - Originalvergrößerung 100 x 1

des Körpergewichtes unter Erhaltung der Gelenkbeweglichkeit fähig ist, Veränderungen der Gelenkstruktur unter Einschluß des hyalinen Gelenkknorpels zu produzieren. Diese Veränderungen erwiesen sich als Funktion der Versuchsdauer. Die festgestellten Knorpelveränderungen traten erwartungsgemäß erst nach längerdauernder Distraktion auf. Ihre Genese dürfte multifaktoriell sein. Als pathogenetische Faktoren betrachten wir Kapselfibrose, Hämarthros und verminderte Druck- und Reibungsbeanspruchung. Weitere Untersuchungen haben gezeigt, daß alle erzielten Veränderungen bei einer Distraktion von 0,35 kp nach einer 4 wöchigen Versuchsdauer komplett reversibel waren (8).

Danach ist zu folgern, daß die plötzliche Erweiterung des Gelenkspaltes, wie sie auch bei klinischen Gelenkextensionen auftritt, den entscheidenden pathogenetischen Faktor in den vorliegenden Untersuchungen darstellt. Die klinische Traktion von Gelenken muß jedoch nicht im selben Ausmaß zu Schädigungen führen, obwohl vergleichbare Kräfte wirksam werden. Insofern sind die vorliegenden experimentellen Befunde im Hinblick auf ihre klinische Aussagekraft limitiert. Auf der anderen Seite lassen sich die klinisch bekannten Effekte der Extensionstherapie, nämlich das periarticuläre Ödem, die Kapselschwellung, der Gelenkerguß sowie lokale Hyperthermie und Knochenatrophie nach längerer Extensionsbehandlung auf der Basis dieser Befunde erklären.

Zusammenfassung und Schlußfolgerung

Sowohl Kompression und Immobilisation als auch Distraktion haben im Tierexperiment beträchtliche pathologische Veränderungen des Gelenkknorpels zur Folge. Erwartungsgemäß sind diese Veränderungen unter Distraktion nicht so ausgeprägt wie unter Kompression und Immobilisation. Es ließ sich nachweisen, daß das Ausmaß der Veränderungen teils eine Funktion der Stärke und immer eine Funktion der Dauer der angewandten Kräfte war.

Die mikrostrukturellen Veränderungen des hyalinen Gelenkknorpels durch Kompression und Immobilisation ließen sich besonders eindrucksvoll rasterelektronenmikroskopisch darstellen. Danach findet sich zunächst ein Verlust der amorphen Grundsubstanz mit umschriebener Freilegung von Kollagenfibrillenbündeln. In der Folge kommt es zu einer zunehmenden Desintegration der Knorpeloberfläche, so daß schließlich ein der menschlichen Arthrose vergleichbares Bild resultiert. Die Freilegung der Fibrillenbündel stellt eine erste strukturelle Schädigung der Mikroarchitektur des hyalinen Gelenkknorpels dar und ist danach als pathogenetischer Beginn eines präarthrotischen Zustandes zu werten.

Abhängig von der Versuchsdauer führt auch die alleinige Immobilisation bei gleichzeitiger Belastung zu degenerativen Knorpelveränderungen. Diese Beobachtung läßt eine kritische Einstellung gegenüber therapeutischen Gelenkimmobilisationen bei gleichzeitiger Belastung berechtigt erscheinen. Die auf der Oberfläche des gesunden Gelenkknorpels nachweisbaren Strukturmuster sind, wie die Untersuchungen zeigen, an ein dreidimensionales Kollagenfibrillengeflecht gebunden.

Auch im Rahmen der Distraktion kommt es zu vergleichbaren regressiven Knorpelveränderungen. Diese sind jedoch innerhalb eines begrenzten Versuchszeitraumes (4 Wochen) reversibel.

Aus den durch Kompression und Immobilisation sowie durch Distraktion erzeugten Veränderungen wird deutlich, daß der hyaline Gelenkknorpel entsprechend der Auffassung LINDERS auf heterogene mechanische Schädigungen in uniformer Weise reagiert.

Literatur

1. CARLSON, H.: Acta orthop. scand. Supplementum 28, (1957).
2. CLARKE, J. C.: J. Anat. (Lond.) 108, 23 (1971).
3. COTTA, H., PUHL, W.: Arch. orthop. Unfall-Chir. 68, 152 (1970).
4. CRELIN? E. S., SOUTHWICK, W. O.: Anat Rec. 149, 113 (1964).
5. DUSTMANN, H. O., PUHL, W., SCHULITZ, K. P.: Arch. orthop. Unfall-Chir. 71, 148 (1971).
6. ELY, L. W., MENSOR, M. C.: Surg. Gynec. Obstet. 57, 212 (1933).
7. GARDNER, D. L., WOODWARD, D.: Ann rheum. Dis. 28, 379 (1969).
8. HACKENBROCH, M. H., SPRINGER, H. H.: Z. Orthop. 112, 140 (1974).
9. LINDNER, J.: Verh. dtsch. orthop. Ges. 53, 44 (1966).
10. MATTHIAS, H. H., GLUPE, J.: Arch. orthop. Unfall-Chir. 60, 380 (1966).
11. McCALL, J. G.: Lancet II 1968 II, 1194.
12. OHNSORGE, J., SCHÜTT, G., HOLM, R.: Z. Ortop. 108, 268 (1970).
13. RICHTER, J. E.: Beitr. elektronenmikroskop. Direkt-Abb. Oberfläche 2, 575 (1971).
14. SALTER, R. B., FIELD, P.: J. Bone Jt Surg. 42 A, 31 (1960).
15. THAXTER, T. H., MANN, R. A., ANDERSON, C. E.: J. Bone Jt Surg. 47 A, 3 (1965).
16. TITZE, A.: Langenbecks Arch. Chir. 321, 232 (1968).
17. WALCHER, K., STÜRZ, H.: Arch. orthop. Unfall-Chir. 71, 216 (1971).
18. ZAREK, J. M., EDWARDS, J.: Med. Electron. Biol. Engng. 3, 449 (1965).

Röntgenuntersuchung des Knorpelschadens am Kniegelenk

G. Kunitsch, G. Muhr und H. J. Oestern

Die Verbesserung der Röntgendiagnostik auf unfallchirurgischem
Gebiet erfolgt in enger Zusammenarbeit zwischen den Disziplinen.
In der Röntgenologie sind in der letzten Zeit entscheidende tech-
nische Verbesserungen, die zu einer sprunghaften Steigerung der
Aussagefähigkeit geführt hätten, nicht erfolgt.

Von der Unfallchirurgie und der Orthopädie werden jedoch immer
höhere Anforderungen gestellt, denen die Radiologie nur durch
Perfektionierung der vorhandenen Möglichkeiten gerecht werden
kann. Wie an anderen Zentren ist dies an der MH Hannover in enger Zusammenarbeit z. B. bei der Darstellung des Meniscusscha-
dens mit der Arthrographie gelungen. Zur Zeit richten sich die
gemeinsamen Bemühungen auf die Verbesserung der röntgenologischen Aussagen bei den übrigen Kniegelenksverletzungen und degenerativen Erkrankungen, besonders bei der Chondropathia patellae, wobei bislang die Diagnose allein durch die klinische
Untersuchung gestellt wird. Dieses Vorhaben braucht jedoch Zeit,
da erst nach Durchführung einer genügend großen Zahl von Untersuchungen die Aussagekraft der teilweise schwierig zu interpre-
tierenden Befunde das erforderliche Maß erreicht.

Folgende röntgenologische Methoden zur direkten oder indirekten
Darstellung von Knorpelschäden stehen zur Verfügung:
1. Übersichtsaufnahmen (anteroposterior, seitlich, gehaltene
   Übersichtsaufnahmen a. p. und seitlich, Frik'sche Einsichts-
   aufnahme, Patellatangentialaufnahmen, sog. Defilée-Aufnah-
   men (4)).
2. Arthrographie: (Doppelkontrastmethode (11, 14)).
3. Zielaufnahmen: (12).
4. Schichtuntersuchung: (seitliche Schichtuntersuchung; zur Darstellung der Patella kann auch bei nicht oder nur gering eingeschränkter Beugefähigkeit die Schichtuntersuchung der senkrecht stehenden Patella (Bauchlage des Patienten, stark ge-
   beugtes Knie) durchgeführt werden, wobei die bei der seitlichen Schicht schräg getroffene mediale und laterale Facette
   der Patella sowie die entsprechenden Abschnitte der Patella-
   gleitfläche des Femur senkrecht zur Schichtebene stehen. Die
   gleichen Abbildungsbedingungen liegen bei der Transversalto-
   mographie vor. Aus technischen Gründen ist jedoch die Qualität der Bilder zur Darstellung der in der Regel diskreten
   Veränderungen ungenügend).

Die unter 3 und 4 angeführten Methoden können natürlich sowohl mit als auch ohne Kontrastfüllung des Kniegelenkes angewendet werden.

Zur röntgenologischen Abklärung gelangen folgende Knorpelschäden:

1. Mit Knochenverletzungen verbundene frische oder alte Knorpelschäden.
2. Bänderverletzungen und Kapselrisse.
3. Akute und chronische Meniscusschäden. Degenerative, in der Regel mit dem Meniscusschaden zusammenhängende Knorpelveränderungen an Tibia- und Femurcondylen.
4. Osteochondrosis dissecans.
5. Akute traumatische Knorpelabrisse.
6. Chondropathia patellae.

<u>Zu 1.:</u> Frische Knorpelverletzungen können indirekt aus den Knochenverletzungen, die auf Übersichts- oder Zielaufnahmen zu erkennen sind, abgelesen werden. Bei älteren Impressionsfrakturen sollte immer eine Arthrographie zur Beurteilung des häufig mitverletzten Meniscus und des Knorpelbelages durchgeführt werden (Abb. 1). Solche Bilder werden in Zukunft immer seltener anzutreffen sein, da bei Tibiakopffrakturen das Kniegelenk eröffnet, der abgerissene Meniscus reinseriert oder entfernt und die Kongruenz der Tiabiagelenkfläche wiederhergestellt wird.

<u>Zu 2.:</u> In erster Linie werden gehaltene Aufnahmen in Narkose oder nach Rückgang der akuten Erscheinungen Hinweise auf Zer-

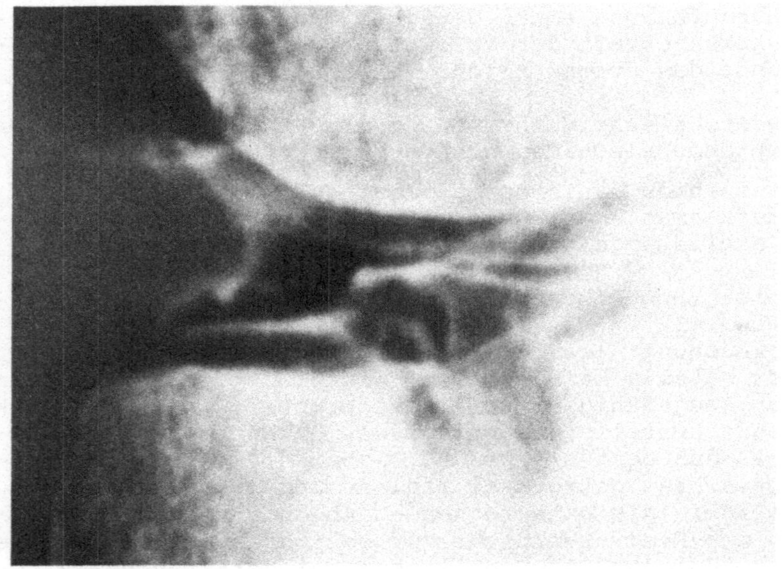

Abb. 1. Zustand nach Tiabiakopffraktur. Abriß der Innenmeniscusspitze und Verlagerung nach medial, über den klaffenden Frakturspalt in den Tiabiaknorpel luxiert

störungen des Kreuzband-Kapsel-Sehnenapparates ergeben. Als Teil-
aspekt dieser komplexen Schädigung (9) können mit der Arthrographie Risse bzw. Teilrisse der Kreuzbänder auch mit der Schichtuntersuchung (15) sowie Kapselrisse direkt (Abb. 2) (13) und indirekt (Austritt von Kontrastmittel aus dem Kniegelenk) nachgewiesen werden.

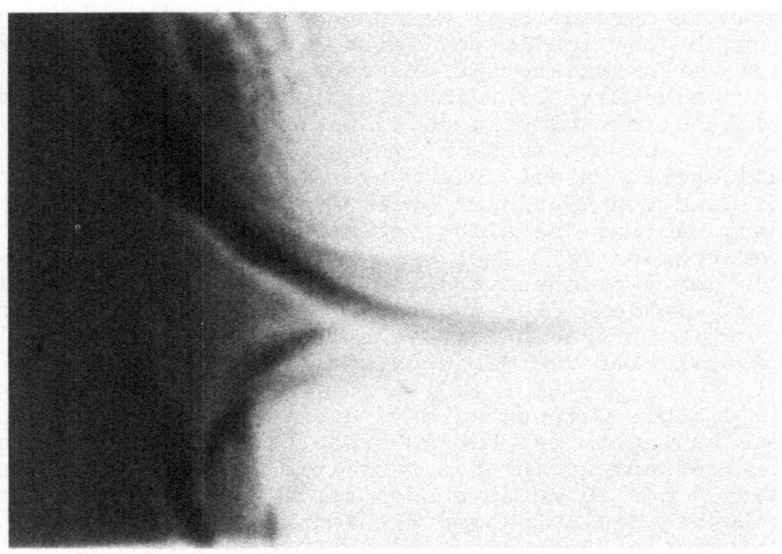

Abb. 2. Kapselriß und Abriß des Innenmeniscus

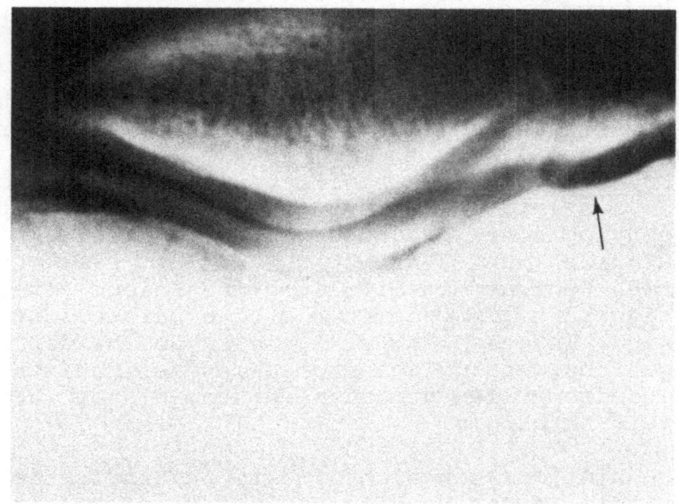

Abb. 3. Osteochondrosis dissecans am condylus med. femor. (Pfeil)
Zufallsbefund bei Meniscusriß

<u>Zu. 3.</u>: Die Arthrographie hat sich zur diagnostischen Sicherung
akuter oder chronischer Meniscusschäden entscheidend durchgesetzt (<u>11</u>, <u>14</u>). Mit ihrer Hilfe gelingt es in über 90% nicht
nur die richtige Diagnose zu stellen, sondern auch Ausdehnung
und Art der Verletzung des Meniscus festzulegen. Gleichzeitig
ist es möglich, begleitende Knorpelschäden darzustellen (<u>1</u>, <u>7</u>,
<u>13</u>). Entgegen der Meinung anderer Autoren (<u>12</u>) sollte u. E. in
jedem Fall auch bei eindeutigem Meniscusschaden eine Arthrographie durchgeführt werden, da klinisch stumme, jedoch behand-
lungsbedürftige Zusatzläsionen vorliegen können, wie Verletzungen am kontralateralen Meniscus, eine Chondropathia patellae
oder eine Osteochondrosis dissecans (Abb. 3). Wird eine Arthrotomie direkt nach einem Trauma bei Verdacht auf Meniscusriß er-
wogen, so kann auch in diesem Fall die Arthrographie mit Erfolg
eingesetzt werden. Die verletzte Seite stellt sich infolge Ausbildung von Fibringerinnseln und Blutcoagula nicht bzw. schlecht
dar, während die nicht verletzte Seite in der Regel abgebildet
werden kann (<u>8</u>). Isolierte Hinterhornrisse am Innenmeniscus sind
von der typischen vorderen "Mini-Inzision" kaum einsehbar und
auch mit dem Häkchen nicht sicher tastbar. Hier sollte der Chirurg im Vertrauen auf die Arthrographie und die klinische Symptomatik eher den Meniscus entfernen (<u>8</u>).

<u>Zu 4.</u>: Die Osteochondrosis dissecans ist in der Regel bei kno-
chenhaltigem Dissekat schon auf Übersichtsaufnahmen zu erkennen.
Zielaufnahmen ohne Kontrastmittel ergeben eine genauere Lokalisation des zu entfernenden bzw. zu fixierenden Knochenknorpel-
stückes. Zielaufnahmen mit Kontrastmittel ergeben eine weitere
Information über die Lage des Dissekates, das frei im Kniegelenk oder aber im Hoffa'schen Fettkörper oder in einem Meniscus
liegen kann, wobei es diesen zerstört.

<u>Zu 5.</u>: Akute traumatische Knorpelabscherungen, die in der Re-
gel zu einem Kombinationstrauma gehören, aber auch isoliert
auftreten, konnten röntgenologisch von uns im Gegensatz zu anderen (<u>13</u>) nicht nachgewiesen werden. Dies beruht einerseits auf
der technischen Schwierigkeit der Darstellung, andererseits auf
der fehlenden diagnostischen Identifikation dieser Verletzung.

<u>Zu. 6.</u>: Auch die Chondropathia oder Chondromalacia patellae, die
in der letzten Zeit stärkere Beachtung erfährt, bietet der röntgenologischen Diagnose größere Schwierigkeiten, besonders in den
Stadien 1 und 2 nach BANDI (<u>2</u>, <u>3</u>). Ziel- und Schichtaufnahmen
nach Kontrastmittelfüllung des Kniegelenkes verbessern die Aussagekraft. Trotzdem bleibt die Darstellung zunächst unbefriedi-
gend. Es geschieht z. B. sehr häufig, daß bei Arthrotomien wegen röntgenologisch nachgewiesener Meniscusschäden zusätzliche
Chondropathien gefunden werden, die dem röntgenologischen Nachweis entgingen.

Speziell lassen sich direkte und indirekte Zeichen der Chondropathie an der Patella und dem Patellagleitlager wie folgt nachweisen: Auf Übersichtsaufnahmen können Fehlbildungen der Patella
und des Gleitlagers, die zur Ausbildung einer Chondropathie prä-
disponieren, erkannt werden (<u>2</u>, <u>3</u>, <u>4</u>, <u>5</u>, <u>6</u>, <u>10</u>, <u>16</u>) (Abb. 4 u.
5). Außerdem erkennt man unregelmäßige Knochenstrukturen mit und
ohne reaktiven Knochenanbauten. Im Arthrogramm gelingt der direk-

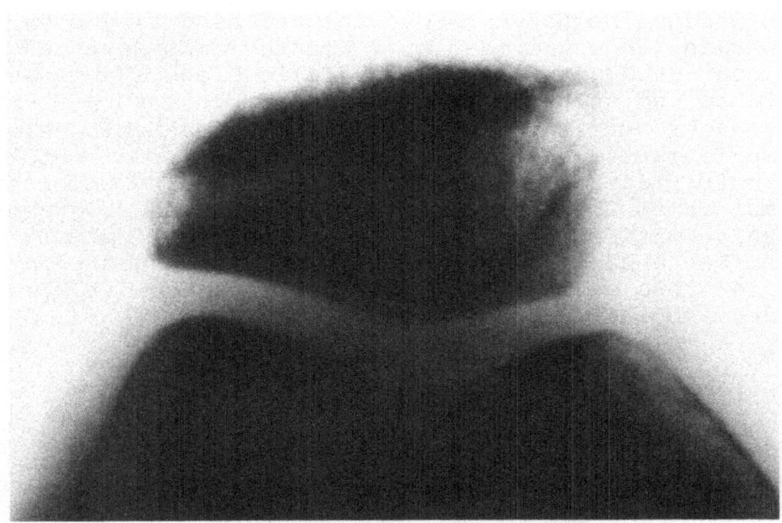

*Abb. 4. Hypoplasie des Patellagleitlagers. Bei der Operation gro-
ßer Knorpeldefekt an der medialen Patellafacette*

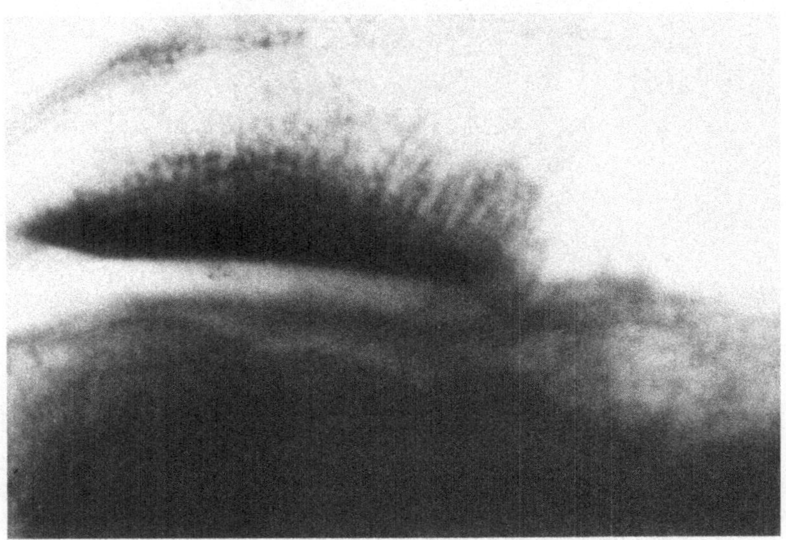

*Abb. 5. Jägerhutpatella, Subluxationsstellung. Destruktion des
Knorpels vorwiegend am fibularen Condylus*

te Nachweis von Knorpeldefekten, wobei eine Schichtuntersuchung
Details hervorzuheben vermag. Die exakte Ausdehnung der Prozes-
se kann damit jedoch nicht dargestellt werden und diagnostische
Irrtümer sind offenbar nicht zu vermeiden.

Um die unbefriedigenden Ergebnisse bei der Darstellung der Chondropathia patellae zu untersuchen und festzustellen, ob die an-

gewandten Methoden per se unzureichend sind oder noch verbessert
werden können, wurden an 3 Amputationspräparaten folgender Versuch durchgeführt: An der Patellagelenkfläche wurden Knorpeldefekte und Knorpel- und Knochendefekte gesetzt. Vor und nach Setzen der Defekte wurden Übersichtsaufnahmen, Zielaufnahmen sowie
Schichtuntersuchungen angefertigt. Außerdem erfolgte die Doppel-
kontrastdarstellung des Kniegelenkes mit Übersichtsbildern, Zielaufnahmen und Schichtuntersuchungen. Das Programm wurde einerseits mit Feinfocus (0,3 mm Kantenlänge) und mit Mikrofocus (0,1
mm Kantenlänge) durchgeführt. An den entnommenen Patellen kann
die Größe des Knorpel- und Knorpelknochendefektes erkannt werden (Abb. 6).

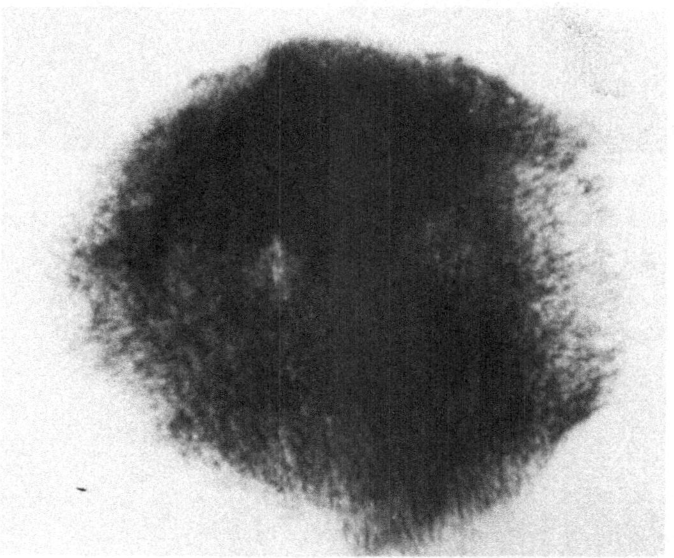

*Abb. 6. Aus dem Amputationspräparat entnommene Patella. An der
lateralen Facette (links) Knorpel-Knochendefekt. An der medialen Facette Knorpeldefekt*

Auf den Übersichtsaufnahmen der Patella seitlich und axial nach
Setzen des Defektes ist der Knochendefekt deutlich zu erkennen,
während der Knorpeldefekt nicht nachweisbar ist. Mit Kontrastmittel läßt sich der Knochendefekt im seitlichen und axialen
Strahlengang noch besser darstellen (Abb. 7) und kann mit der
Schichtuntersuchung bei seitlicher und senkrechter Lage der Patella noch deutlicher herausgearbeitet werden (Abb. 8 u. 9). Die
Abb. 8 zeigt auch einen artefiziellen Defekt an der vorderen Begrenzung des vorderen Kreuzbandes.

Die Knorpeldefekte ohne Knochenzerstörung waren mit keinem der
oben angeführten Vorgehen nachweisbar. Wenn auch auf den Über-
sichts- und Zielaufnahmen, die mit dem Feinstfocus angefertigt
wurden, die Knochenstrukturen zarter gezeichnet sind, so ist die
diagnostische Aussagefähigkeit der mit dem Feinfocus angefertig-
ten Bilder keineswegs geringer, so daß die mit technischen Nach-
teilen behaftete Anwendung der Feinstfocusröhre nicht notwendig
erscheint.

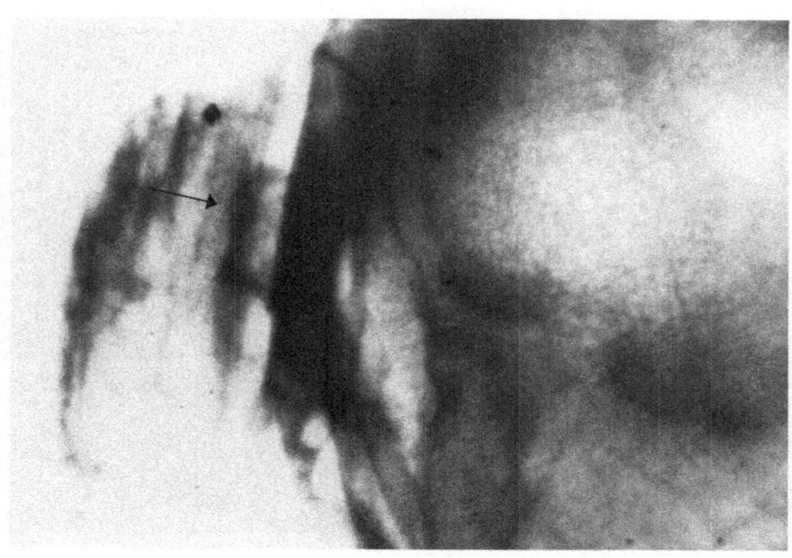

Abb. 7. Zielaufnahme nach Kontrastfüllung des Kniegelenkes. Der große Defekt ist deutlich zu erkennen (Pfeil)

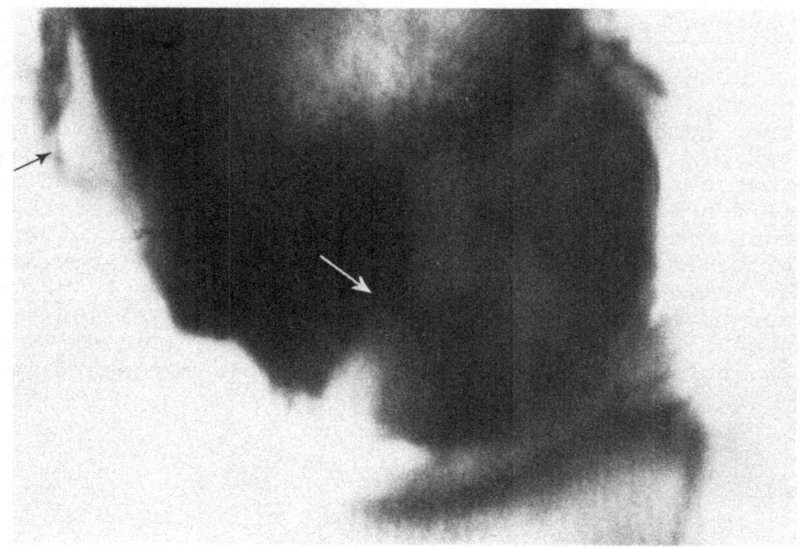

Abb. 8. Seitliche Schichtaufnahme nach Kontrastfüllung des Knie-gelenkes. Gute Darstellung des Defektes an der Patella und der Incision am vorderen Kreuzband (Pfeile)

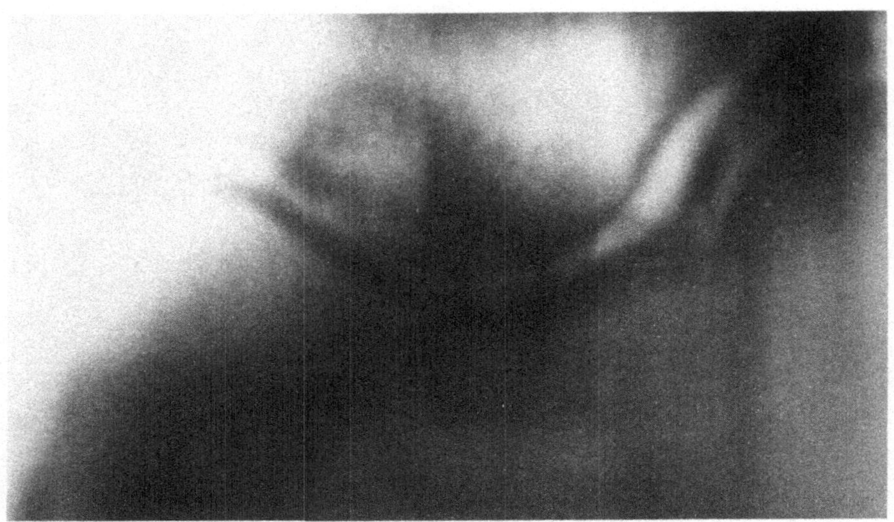

Abb. 9. Axiale Schichtaufnahme der Patella nach Kontrastfüllung des Kniegelenkes. Der tiefe Defekt an der lateralen Facette kommt deutlich heraus

Zusammenfassung

Mit dem Spektrum der röntgenologischen Methoden (Übersichtsaufnahmen, Zielaufnahmen, Arthrographie, Schichtuntersuchung) und ihrer Kombination läßt sich ein Großteil der Knorpelläsionen über direkte oder indirekte Zeichen erkennen. Schwierigkeiten ergeben sich bei der akuten Knorpelabscherung und insbesondere bei den Stadien 1 und 2 der Chondropathia patellae, wobei es weder mit genügender Treffsicherheit beim Patienten noch an artefiziell gesetzten Knorpelveränderungen am Amputationspräparat gelingt, die Defekte nachzuweisen, wenn keine zusätzlichen Knochenveränderungen vorliegen. In diesen Fällen muß die Diagnose allein auf der recht verläßlichen klinischen Untersuchung bzw. auf der zusätzlichen Arthroskopie aufgebaut werden.

Literatur

1. ANDERSON, PH. W., MASLIN, PH: Tomography applied to knee arthrography Radiology 110, 271 (1974).
2. BANDI, W.: Chondromalacia patellae und femoro-patellare Arthrose Helv. chir. Acta, Supp. 11, 1972.
3. BANDI, W.: Zur Frage der traumatischen Auslösung der Chondromalacia patellae, Orthopädie 3, 201 (1974).
4. FICAT, P., BIZOU, H.: Luxations récidivantes de la rotule Rev. Orthop. 53, 721 (1967).
5. FICAT, P.: Pathologie fémoro-patellaire, Paris: Masson 1970.
6. FICAT, P.: Degeneration of the patellofemoral joint in The Knee Joint, S. 73, Exerpta Medica, Amsterdem 1974, International Congress Series No 324.

7. HORNS, J. W.: Single contrast knee arthrography in abnormalities of the articular cartilage. Radiology 105, 537 (1972).
8. KUNITSCH, G., MUHR, H., OESTERN, H. J.: Die Bedeutung der Arthrographie für die Diagnostik von Meniscusschäden. Arch. orthop. Unfall-Chir. 79, 335 (1974).
9. MÜLLER, W.: Das Kniegelenk des Fußballers. Orthopäde 3, 193 (1974).
10. OUTERBRIDGE, R. E.: The etiology of chondromalacia patellae J. Bone Jt Surg. 46 B, 179 (1964).
11. RICKLIN, P., RÜTTIMANN, A., DELBUONO, M. S.: Die Meniscusläsion. Stuttgart: Thieme 1964.
12. RÜTTIMANN, A., KIESER, CH.: Die Bedeutung der Arthrographie nach Traumen des Kniegelenkes. Orthopäde 3, 166 (1974).
13. STAPLE, T. W.: Extrameniscal lesions demonstrated by double-contrast arthrography of the knee. Radiology 103, 311 (1972).
14. VAN DE BERG, F., CREVECOEUR, M.: Lameniscographie en série du genou (après 1000 examens) J. Radiol. Electrol. 36, 389 (1955).
15. VAN DE BERG, F.: Encyclopédie Méd.-Chir. (Paris) 1 (1972).
16. WIBERG, G.: Roentgenographic and anatomic studies on the femoro-patellar joint with special reference to chondromalacia patellae. Acta orthop. scand. 12, 319 (1941).

Arthroskopie beim Knorpelschaden des Kniegelenkes

W. Glinz

Das Erkennen reiner Knorpelläsionen ist zweifellos eines der schwierigsten diagnostischen Probleme bei Kniegelenksverletzungen. Unfallereignis und klinische Untersuchung lassen die Vermutung dieser Diagnose zu, erlauben aber keine Rückschlüsse auf Art und Ausmaß des Knorpelschadens. Die normale Röntgenaufnahme ergibt keinen pathologischen Befund. Die Arthrographie gibt nur in den Händen eines sehr geübten Untersuchers brauchbare Hinweise, dies meist auch nur dann, wenn ein Knorpelschaden vermutet wird.

Die Kniegelenks-Arthroskopie, die schon 1918 von TAKAGI in Tokio (7) und 1921 von BIRCHER (1) durchgeführt wurde, erlaubt die direkte Betrachtung aller Knorpelflächen des Kniegelenkes. Ausmaß und Art der Knorpelläsion können eindeutig festgestellt werden, und die Behandlung kann aufgrund dieser exakten Diagnostik geplant werden.

Mit Hilfe des Arthroskopes können überdies endoskopische Operationen wie die Entfernung von freien Gelenkskörpern und die arthroskopische Abtragung umschriebener geschädigter Knorpelbezirke erfolgen.

In letzter Zeit hat sich die Kniegelenksarthroskopie in breiterem Maße durchgesetzt (2, 3, 5, 6, 8, 9). Es muß aber darauf hingewiesen werden, daß es sich bei dieser Technik um eine recht aufwendige Untersuchungsmethode handelt. Überdies werden die Vorteile dieser Methode nur in der Hand des Geübten voll erfaßt. Wir sind deshalb eindeutig der Meinung, daß die Arthroskopie nur dort als diagnostisches Hilfsmittel eingesetzt werden sollte, wo andere Untersuchungsmethoden nicht genügend Information ergeben.

I. Untersuchungstechnik

1. Wir verwenden für unsere Untersuchungen ein Kaltlichtarthroskop mit Fiberglaskabel (Fa. Storz, Tuttlingen, BRD). Die Vorausblickoptik mit einem Blickwinkel von 30 Grad wird durch den Schaft eines Troikart von 4,5 mm Durchmesser ins Gelenk eingeführt. (Abb. 1). Durch denselben Schaft kann auch eine Biopsiezange mit Geradeausblickoptik verwendet werden. Es stehen auch Troikarts von geringerem Durchmesser mit der entsprechen-

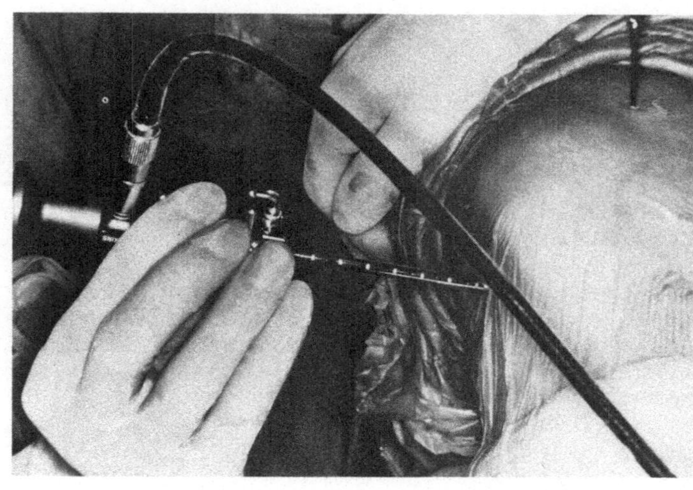

Abb. 1. Die 30 Grad Vorausblickoptik mit Kaltlichtzufuhr durch ein Fiberglaskabel ist ins Kniegelenk eingeführt

den Optik zur Verfügung, doch verwenden wir diese in jüngster Zeit kaum mehr, da sie keine Vorteile bieten.

2. Wir arthroskopieren ausschließlich in <u>Narkose.</u> So kann das Gelenk während der Untersuchung uneingeschränkt bewegt und zur Beurteilung der Meniscen auch seitlich aufgeklappt werden. Die Entnahme von gezielten Biopsien bietet keine Schwierigkeiten. Vor allem aber besteht keine Gefahr, bei unerwarteten Bewegungen des Patienten den Gelenkknorpel durch das starre Arthroskop zu verletzen.

3. Fast alle Untersuchungen werden <u>ambulant</u> durchgeführt. Am Abend des Untersuchungstages kann der Patient wieder nach Hause zurückkehren. Nur in Ausnahmefällen schließen wir an die Untersuchung gleich eine Arthrotomie an.

4. Die Untersuchung erfordert strikte <u>Asepsis</u> und wird im <u>Operationssaal</u> vorgenommen. Pneumatische Blutleere am Oberschenkel. Abdecken des Kniegelenkes wie zur Arthrotomie. Durch eine Nadel im oberen Recessus wird physiologische Kochsalzlösung infundiert. Der Troikart wird nun durch eine Stichincision unmittelbar vor dem medialen oder lateralen Gelenkspalt ins Gelenk eingeführt. Der mediale Gelenkabschnitt wird normalerweise durch einen lateralen Zugang inspiziert, während zur Beurteilung des lateralen Gelenkkompartisementes das Arthroskop medial eingebracht wird. Die Rückseite der Patella kann sowohl vom lateralen Gelenkspalt aus wie durch einen zusätzlichen Zugang durch den Recessus superior lateral am Kniegelenk untersucht werden.

II. Morbidität und Komplikationen

Der Hauptvorteil der Arthroskopie gegenüber der explorativen
Arthrotomie liegt in der viel geringeren Morbidität. Die Untersuchung bewirkt praktisch keine Quadricepshemmung. Die meisten
Patienten können einen oder zwei Tage nach der Untersuchung ihre Arbeit wieder aufnehmen, sofern sie von ihrem Grundleiden aus
arbeitsfähig waren.

Wohl die gefürchtetste Komplikation wäre die Infektion. In unserer Serie von 208 Arthroskopien haben wir aber keine klinisch
signifikante Komplikation erlebt. Auch nach den Angaben in der
Literatur (6, 8) ist das Infektrisiko als sehr gering zu betrachten.

III. Patientengut

In den letzten 3 Jahren haben wir 208 Arthroskopien bei einem
fast ausschließlich traumatologischen Krankengut durchgeführt.
Dabei wurden bei 75 Patienten Knorpelschäden festgestellt. Nur
bei 25 Patienten, also nur in einem Drittel der Fälle, war ein
Knorpelschaden klinisch überhaupt vermutet worden.

Der Knorpelschaden am Kniegelenk ist in unserem Krankengut der
zweithäufigste arthroskopische Befund. Er wird in der Häufigkeit nur noch durch die festgestellten Meniscusverletzungen
übertroffen.

IV. Knorpelschäden im Femoro-Tibial-Gelenk

Im Gegensatz zu WRUHS sind wir der Meinung, daß die Arthroskopie beim ganz frischen Trauma recht selten indiziert ist (3).
Es werden sonst sicher viele unnötige und vermeidbare arthroskopische Untersuchungen durchgeführt. Bei den Knorpelverletzungen sehen wir die Indikation unmittelbar nach dem Trauma nur bei
Verdacht auf eine Knorpelabsprengung mit freiem Gelenkkörper.

Einige Wochen nach der Verletzung, wenn die akuten Traumafolgen
abgeklungen sind, erachten wir als günstigeren Zeitpunkt für die
Arthroskopie. Viel häufiger aber wird die Untersuchung noch viel
später vorgenommen, dann nämlich, wenn unklare posttraumatische
Restbeschwerden bestehen. Dies aber auch bei anderen unklaren
Kniebeschwerden, bei Blockierungserscheinungen oder Gelenkergüssen, wenn die übrigen Untersuchungsmethoden keine Diagnose zulassen. Die Gelenkflächen beider Femurcondylen und des Tibia-
plateaus können bei der Arthroskopie mit Hilfe der verwendeten
30 Grad-Vorausblickoptik fast vollständig überblickt und beurteilt werden. Das Bild des Knorpelschadens ist außerordentlich
vielfältig: Einfache Einrisse im Gelenkknorpel, Absprengung von
Knorpelanteilen, kraterförmige Knorpelläsionen, scholliger Knor-
pelzerfall und Auffaserung des Gelenkknorpels.

Nach dem arthrotischen Aspekt unterscheiden wir 2 Haupttypen der posttraumatischen Präarthrose (4):

Typ I: Lokalisierter Knorpelschaden, wie er zumeist nach Knorpelverletzung auftritt (Abb. 2).

Typ II: Generalisierte, körnige Veränderung an allen Knorpelflächen; dieser Typ schließt z. B. die Knorpelveränderungen, wie sie nach langdauerndem Hämarthros auftreten, ein.

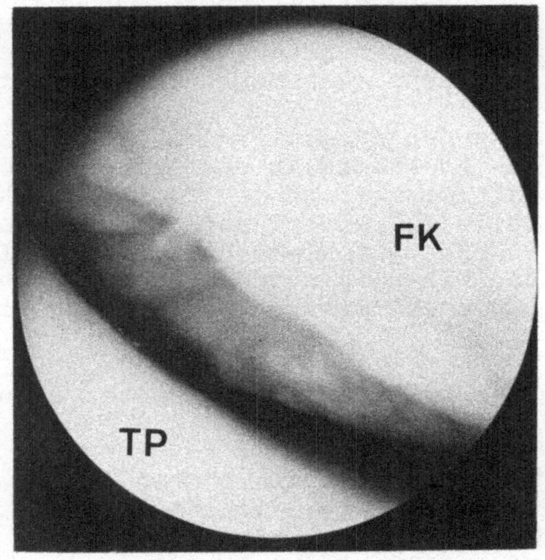

Abb. 2. Kraterförmige Knorpelläsion am medialen Femurkondylus (FK=Femurkondylus, TP=Tibiaplateau)

Bei der großen Mehrzahl unserer Patienten liegt die Knorpelschädigung im Femoro-Tiabial-Gelenk. Bei dieser Lokalisation wurde die Diagnose eines Knorpelschadens vor der Untersuchung nur ausnahmsweise gestellt. In den meisten Fällen haben wir aufgrund des arthroskopischen Befundes keine Indikation für eine Arthrotomie gestellt. Bei Patienten mit relativ frischen Knorpelläsionen im gewichtstragenden Anteil haben wir die Mobilisation unter Bewegung des Kniegelenkes, aber ohne Belastung empfohlen. Bei einigen Patienten haben wir eine endoskopische Operation durchgeführt. Nur in 5 Fällen mußte wegen der Knorpelläsion in diesem Bereich eine Arthrotomie vorgenommen werden.

Mit einer einzigen Ausnahme finden sich in unserem Krankengut keine Patienten mit Knorpelschäden nach intraarticulären Frakturen. Bei diesen stellen sich kaum diagnostische Probleme, da die Arthrose schon röntgenologisch zur Darstellung kommt oder mit großer Sicherheit aufgrund des klinischen Bildes angenommen werden kann. Die Arthroskopie könnte wohl die Diagnose bestätigen, erscheint uns aber in diesen Fällen nicht indiziert und für die weitere Behandlung kaum hilfreich.

Bei der erwähnten Ausnahme handelt es sich um einen Patienten,
bei dem nach einer konservativ behandelten lateralen Tiabiakopffraktur eine laterale Meniscusläsion vermutet wurde. Bei
der Arthroskopie war keine Meniscusverletzung feststellbar. Zu
unserer Überraschung waren die Knorpelflächen des Tiabiaplateaus
völlig intakt und geheilt, es fanden sich aber an beiden Femurcondylen ausgedehnte Knorpelschäden.

23 Patienten kamen <u>nach</u> einer <u>Meniscektomie</u>, die meist ca. 1 Jahr
zurücklag, zur Arthroskopie. Bei 21 von ihnen stellten wir ausgeprägte Knorpelveränderungen fest. Es handelt sich dabei um präarthrotische Veränderungen, wobei das Röntgenbild noch keine Ar-
throsezeichen zeigte. Die Knorpelbefunde in diesem Frühstadium
sind denn auch meist <u>lokalisiert</u>.

Erwartungsgemäß finden sich diese frühen Knorpelschäden nach
Meniscektomie am häufigsten an den Gelenksflächen jenes Kompartimentes, in dem die Meniscektomie vorgenommen wurde (Tabelle 1). Recht häufig sind jedoch auch die Knorpelflächen des
anderen Gelenkabschnittes betroffen; bei einzelnen Patienten haben wir allein oder in vermehrtem Ausmaß Schäden auf der nicht
meniscektomierten Seite festgestellt.

Tabelle 1. Präarthrotische Veränderungen nach Meniscektomie
(21 Patienten)

Femurcondylus gleiche Seite	16
Tibiaplateau gleiche Seite	15
Femurcondylus andere Seite	5
Tibiaplateau andere Seite	8

Diese noch recht häufigen und frühen Schäden nach Menicektomie
haben uns in unserer Auffassung bestärkt, daß diese Operation
kein harmloser Eingriff ist. Sicher führt der Verlust der Puf-
fersubstanz zwischen den beiden Knorpelflächen von Femur und
Tibia zu einer mechanisch bedingten Knorpelschädigung. In einzelnen Fällen kann nach dem arthroskopischen Bild aber eindeutig auch auf eine iatrogene Schädigung des Gelenkknorpels bei
der Operation geschlossen werden.

V. Knorpelschäden der Patellarückfläche

Traumatische Knorpelschäden der Patellarückfläche sowie das Krankheitsbild der Chondropathia patellae sind keineswegs selten. In
unserem Krankengut fanden sich solche Veränderungen bei 38 Patienten.

Die Diagnose dieses Knorpelschadens wird häufiger vermutet als
im Femoro-Tibial-Gelenk. Oft ist diese Diagnose aber auch falsch.
Oft mußten wir bei der klinischen Verdachtsdiagnose einer Chondropathia patellae arthroskopisch feststellen, daß der Knorpel
der Patellarückfläche völlig intakt war. Die Diagnose des Patel-

larknorpelschadens ist nicht einfach. Bei ungeklärten Kniebeschwerden wird oft als "Ausfluchtdiagnose" eine Chondromalazie
der Patella angenommen, wenn keine andere Diagnose mehr in Frage kommt.

Die Patellarückfläche kann mit dem Arthroskop ohne Schwierigkeiten vollständig überblickt werden. Die Untersuchung erfolgt durch
die gleiche Hautinzision im lateralen Gelenkspalt wie für die Untersuchung des medialen Kompartimentes; wird ein pathologischer
Befund festgestellt oder ist die Übersicht von diesem Zugang aus
ungenügend, dann wählen wir einen weiteren zusätzlichen Zugang
lateral durch den Recessus superior.

Beim Knorpelschaden der Patellarückseite hilft die Arthroskopie
ganz wesentlich nicht nur zur Diagnosestellung, sondern auch zur
Indikationsstellung der operativen Behandlung und zur Wahl der
Operationsmethode. Recht häufig haben wir allerdings geringe Knorpelveränderungen festgestellt, die keine Indikation für einen operativen Eingriff ergeben haben.

Auch diese Knorpelveränderungen sind im Aspekt sehr unterschiedlich: Neben geschädigtem, aufgequollenem oder schholligem Knorpel
finden sich hier auch sehr häufig Auffaserungen des Gelenkknorpels (Abb. 3, 4 u. 5).

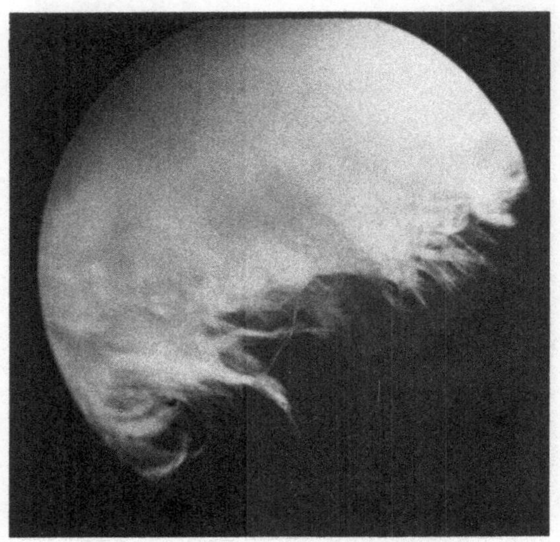

*Abb. 3. Knorpelschaden an der Patellarückfläche mit aufgefaser-
tem Gelenkknorpel*

VI. Meniscusschäden bei Knorpelveränderungen

Ein geschädigter Gelenkknorpel im Sinne einer Präarthrose oder
Arthrose wird durch mechanische Beanspruchung oftmals eine we-

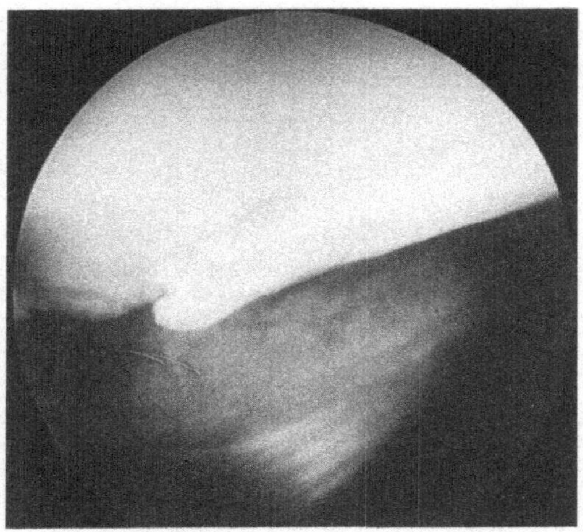

Abb. 4. Traumatischer, furchenförmiger Einriß des Gelenkknorpels der Patellarückfläche

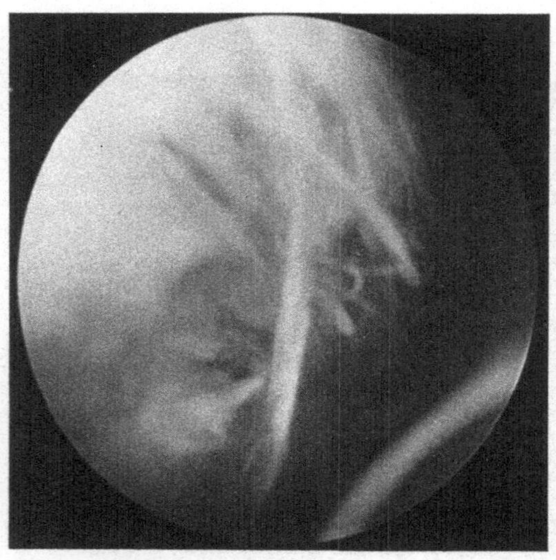

Abb. 5. Aufgefaserter Gelenkknorpel im Bereich eines "Mausbettes" bei Osteochondritis dissecans

sentliche Schädigung des Meniscus verursachen. Wir haben solche Meniscusveränderungen bei 20 Patienten festgestellt. Zumeist kommt es zur Auffaserung der Meniscussubstanz, vor allem am freien Rand. In der Regel sind solche Meniscusveränderungen keine Indikation zur Meniscektomie. Die Situation würde durch die Entfernung des Puffers zwischen den geschädigten Knorpelanteilen nur noch verschlimmert. Auch kleinere Einrisse am freien Rand (Abb. 6).

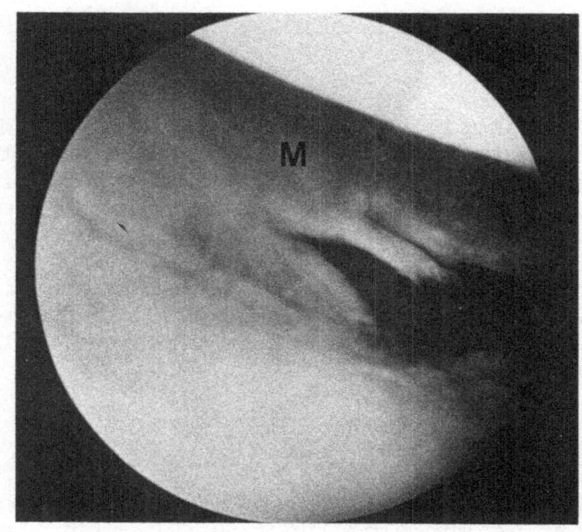

Abb. 6. Schädigung des lateralen Meniscus (M) mit kleinen Einrissen am freien Rand bei schwerer Gonarthrose des Kniegelenkes

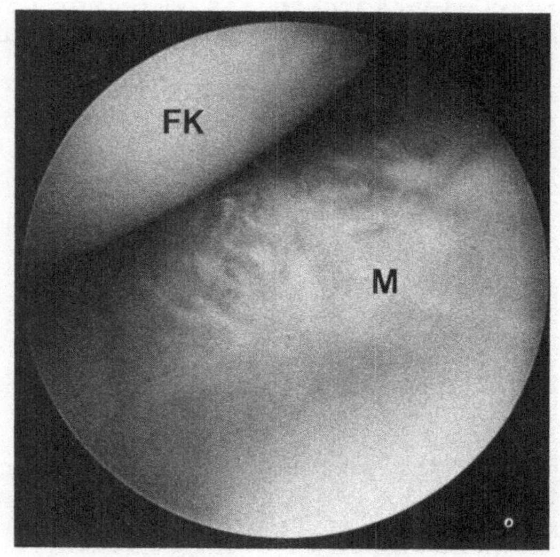

Abb. 7. Schädigung der Oberfläche des medialen Meniscus durch kleine, traumatisch abgesprengte Knorpelfragmente, die arthroskopisch entfernt wurden (M=Meniscus, FK=Femurkondylus)

sind noch keine Operationsindikation. Die Meniscektomie bleibt eindeutig solchen Fällen vorbehalten, in denen ein eigentlicher Riß des Meniscus vorliegt.

Bei 2 Patienten konnten wir auch beobachten, daß kleine abgesprengte Knorpelfragmente eine wesentliche Meniscusschädigung verursacht haben (Abb. 7).

VII. Therapeutische Eingriffe beim Knorpelschaden mit Hilfe des Arthroskopes

Endoskopische Operationen mit Hilfe des Arthroskopes weisen die-
selben Vorteile der geringen Morbidität auf wie die rein diagnostische Untersuchung. Es muß aber darauf hingewiesen werden, daß
solche Eingriffe technisch nicht leicht durchzuführen sind und
nur durch den Geübten vorgenommen werden sollten.

Beim Knorpelschaden liegen die operativen Möglichkeiten in der
Entfernung von freien Gelenkkörpern einerseits und in der arthroskopischen Abtragung von geschädigten Knorpelanteilen andererseits.

Entfernung von freien Gelenkkörpern

Obwohl durch den Schaft des Arthroskopes eine Biopsiezange in
das Gelenk eingeführt werden kann, ist die Entfernung von Gelenkkörpern mit dieser Zange technisch kaum durchführbar, da
die Körper im Gelenk ja frei beweglich sind und durch das Ein-
führen der Zange nur weggeschoben werden. Nach früheren Versuchen haben wir diese Methode gänzlich verlassen.

Bei Gelenkkörpern bis zu einer Größe, die noch eine Passage durch
den Schaft des Arthroskopes erlaubt (also bis knapp 4,5 mm), verfahren wir heute so, daß wir den Gelenkkörper nach geringem Zu-
rückziehen der Optik im entfernten Schaftende einfangen. Dies
läßt sich mit der Optik leicht kontrollieren. Dann entfernen wir
die Optik und lassen die sich im Gelenk befindliche Spülflüssig-
keit den Gelenkkörper durch den Schaft hinausspülen (Abb. 8).

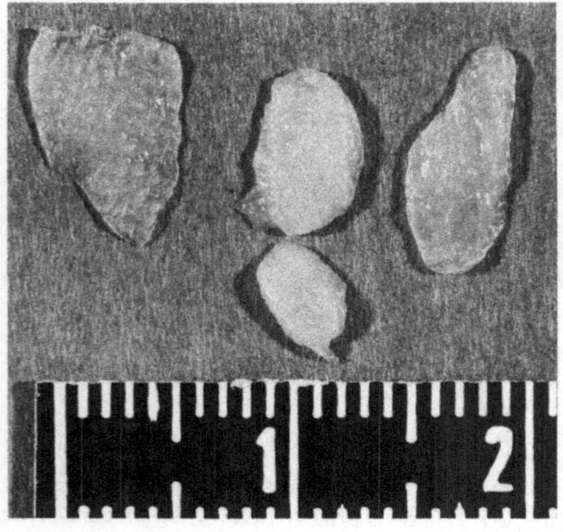

*Abb. 8. Solche kleine freie Knorpelfragmente können durch den
Schaft des Arthroskopes entfernt werden*

Zur Entfernung größerer Gelenkkörper verwenden wir eine spezielle Zange (Abb. 9 u. 10). Diese wird durch eine separate kleine Inzision ins Gelenk eingeführt. Unter arthroskopischer Sicht wird
der freie Körper mit ihr gefaßt. Die Zange wird geschlossen, der
Gelenkkörper mit ihr bis zur Gelenkkapsel gezogen und die Inzision nur soweit vergrößert, daß der freie Körper durch die Gelenkkapsel und die Haut entfernt werden kann. Damit lassen sich Körper von fast beliebiger Größe entfernen. Normalerweise ist als
Verschluß dieser zusätzlichen Inzision wie bei den Arthroskopie-
inzisionen nur eine Hautnaht notwendig.

Das Anspicken von Gelenkkörpern mit Nadeln ist viel schwieriger,
da diese Körper ja äußerst beweglich sind und ausweichen.

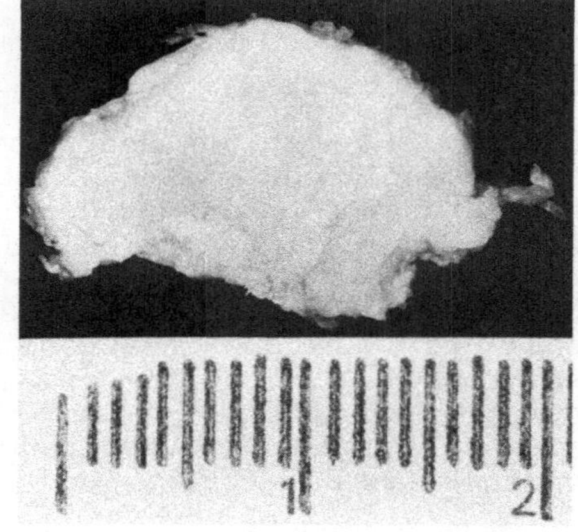

*Abb. 9. Größere Knorpelfragmente werden unter Sicht mit einer
Zange gefaßt und durch eine kleine separate Inzision entfernt*

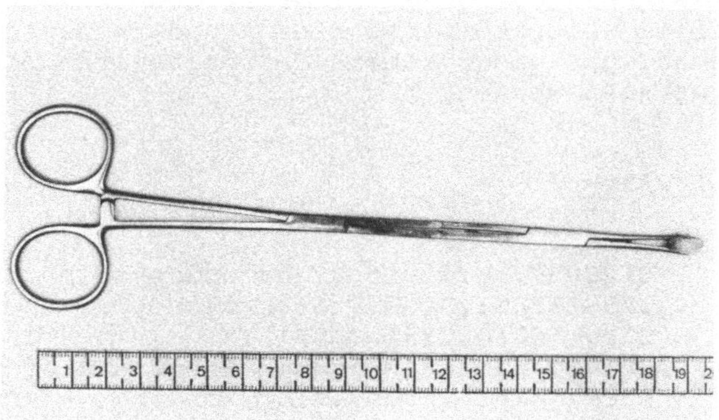

*Abb. 10. Verwendete Spezialzange zur Entfernung von freien Ge-
lenkkörpern die größer als 4,5 mm sind*

Abtragung von geschädigten Knorpelanteilen

Umschriebene, geschädigte Knorpelanteile mit aufgeworfenem, scholligem Gelenkknorpel, die eine "Knorpeltoilette" erfordern, können mit Hilfe der Biopsiezange unter ständiger Sichtkontrolle abgetragen werden. Diese Operation läßt sich für kleinere Knorpelbezirke gut durchführen, braucht aber viel Geduld. Es muß darauf hingewiesen werden, daß diese Technik nur begrenzt anwendbar ist: Größere Knorpelbezirke, die debridiert werden müssen, oder Flächen, bei denen das Ausmaß des Knorpelschadens schlecht beurteilbar ist, werden mit Vorteil durch eine kleine Arthrotomie abgetragen. Die Arthroskopie erlaubt aber auch dann den kleinst möglichen operativen Eingriff, da bei bekannter Lokalisation und Ausdehnung der Zugang für die Knorpelabtragung sehr gezielt durch einen kleinen Schnitt erfolgen kann.

Zusammenfassung

Bei der Diagnose von Knorpelveränderungen am Kniegelenk ist die Arthroskopie heute eine wichtige, manchmal unentbehrliche Untersuchungsmethode geworden. Sie erlaubt die Beurteilung sämtlicher Knorpelflächen des Kniegelenkes.

Die Untersuchung wird unter sterilen Bedingungen im Operationssaal und in Allgemeinnarkose vorgenommen. Es wird ein Kaltlichtarthroskop mit 30 Grad-Vorausblickoptik verwendet, das mit einem Troikart von 4,5 mm Durchmesser eingeführt wird. In den meisten Fällen wird die Untersuchung ambulant durchgeführt. Die Morbidität ist äußerst gering.

Unter 208 Arthroskopien bei einem vorwiegend traumatologischen Krankengut wurden in 75 Fällen Knorpelschäden festgestellt. Nur bei einem Drittel der Patienten wurde klinisch ein Knorpelschaden vermutet.

Als therapeutischer Eingriff können mit Hilfe der Arthroskopie freie Gelenkkörper entfernt und in begrenztem Ausmaße auch geschädigte umschriebene Knorpelbezirke mit der Biopsiezange abgetragen werden.

Literatur

1. BIRCHER, E.: Die Arthroendoskopie. Zbl. Chir. $\underline{48}$, 1460 (1921).
2. CASSCELLS, S. W.: Arthroscopy of the knee joint. J. Bone Jt Surg. $\underline{53\ A}$, 287 (1971).
3. GLINZ, W.: Arthroscopy in trauma of the knee joint. In: The knee joint. Proceedings of the international congress. Rotterdam 1973, $\underline{113}$, Excerpta Medica, Amsterdam 1974.
4. GLINZ, W.: Diagnostische Bedeutung der Arthroskopie bei Präarthrosen des Kniegelenkes. Z. Unfallmed. Berufskr. $\underline{67}$, 260 (1974).
5. HENCHE, H. R.: Indikation, Technik und Resultate der Arthroskopie nach Traumatisierung des Kniegelenkes. Orthopädie $\underline{3}$, 178 (1974).

6. JACKSON, R. W., ABE, I.: The role of arthroscopy in the management of disoeders of the knee. J. Bone Jt Surg. <u>54 B</u>, 310 (1972).
7. TAKAGI, K.: Practical experiences using Takagis arthroscope. J. Jap. Orthop. Ass. <u>22</u>, 59 (1949).
8. WATANABE, M., TAKEDA, S., IKEUCHI, H.: Atlas of arthroscopy Second edition. Tokyo: Igaku Shoin 1969.
9. WRUHS, O.: Die Arthroskopie und Endphotographie zur Diagnostik und Dokumentation von Kniegelenksverletzungen. Wien med. W. <u>120</u>, 126 (1970).
10. WRUHS, O.: Endoskopisch faßbare Veränderungen des Femur-Patellargelenkes. Z. Orthop. <u>111</u>, 525 (1973).

Der frische Knorpelschaden

G. Muhr

Einleitung

Funktionsumfang und Laufzeit eines Gelenkes sind entscheidend
von seinem Knorpel abhängig. Nur der intakte cartilaginäre Überzug der artikulierenden Flächen, bei Fehlen anderer biomechanischer Störmechanismen, garantiert Leistungsfähigkeit auf Dauer.
Dies ist in der Diagnostik und Therapie degenerativer Gelenks-
veränderungen hinreichend bekannt, die Vielzahl der Methoden
zur Protektion und Regeneration der gelenkbildenden Flächen
spricht dafür.

Scheinbar völlig gegensätzlich ist die Bedeutung des frischen
traumatischen Knorpelschadens eingeschätzt, nimmt man den Umfang der vorhandenen Literatur als Maß. Die Ursache hierfür ist
vielschichtig, teils durch fehlende Präsenz im Untersuchungs-
schema des Behandlers, teils durch die Schwierigkeit des Nach-
weises zu erklären. Damit aber wird die Diagnose unvollständig,
die Therapie inadäquat und die Prognose ungünstig.

Entstehung

Auslösendes Moment für frische Knorpelverletzungen können sowohl direkte wie indirekte Gewalteinwirkungen sein. Die typischen Beispiele direkter Mechanismen sind der Knieanprall beim
Verkehrsunfall, der Sturz auf das Kniegelenk oder der Tritt dagegen im Rahmen sportlicher Betätigung. Auch scharfe Gegenstän-
de oder Kanten können das Gelenk eröffnen und Knorpelschäden bewirken.

Ebenso mannigfaltig sind die Verletzungsmöglichkeiten durch indirekte Gewaltmechanismen. Klassisches Beispiel ist die Kniescheibenverrenkung, wo entweder Ausrisse vom medialen Patella-
rande oder Abscherungen der lateralen Femurkante entstehen.

Des weiteren führen bestimmte Bewegungsabläufe zu ligamentären
Desinsertionen mit Ausrissen großer Knorpelknochenfragmente.
Prädisponiert hierfür sind Knie- und Hüftgelenk. Eine seltene
Form indirekter Knorpelschädigung entsteht durch den Überstrek-
kungsmechanismus im Kniegelenk. Die Schienbeinvorderkante, bzw.
der Meniscusrand werden in die korrespondierende Stelle der Femurrolle imprimiert. Durch immer wiederholtes Hängenbleiben entwickelt sich hier eine chronische Gelenksirration.

Letztlich ist mit dem kombinierten Rotations- Kompressionstrauma
ein besonderes pathogenetisches Moment zur Auslösung indirekter
Knorpelknochenverletzungen aufzuzählen. (Abb. 1). KENNEDY (2) und
andere haben diese Möglichkeiten eindrucksvoll beschrieben. Zudem überprüften sie den Mechanismus experimentell. Dazu wurden
Leichenkniegelenke in einer Maschine verklemmt und in Streck-
bzw. Beugestellung bei axialer Kompression von ca. 200 kg zusätzlichen Rotationskräften ausgesetzt. Es zeigte sich bei Strek-
kung des Gelenkes und 45 Grad Tibia-Außenrotation die ausschließ-
liche Entstehung von Knorpeldefekten am medialen Femurcondylus.
Bei 45 Grad Innenrotation dagegen, kam es zu medialen Schienbeinkopfbrüchen. 35 Grad Beugung im Knie und Tibia-Außenrotation führten zu lateralen Schienbeinkopfbrüchen, währenddessen die Beugung
und Innenrotation des Kniegelenkes Knorpelfrakturen, bzw. osteochondrale Frakturen des medialen Femurcondylus hervorriefen (Tabelle 1). Für das Kniegelenk, global skizziert, resultieren traumatische Knorpelschäden der medialen Femurrolle aus direkten Gewalteinwirkungen und Rotations- Kompressionskräften, an der lateralen Femurrolle rufen direkte Mechanismen und neben Rotations-
Kompressionskräften speziell die Kniescheibenverrenkung chondrale, bzw. osteochondrale Schäden hervor (2).

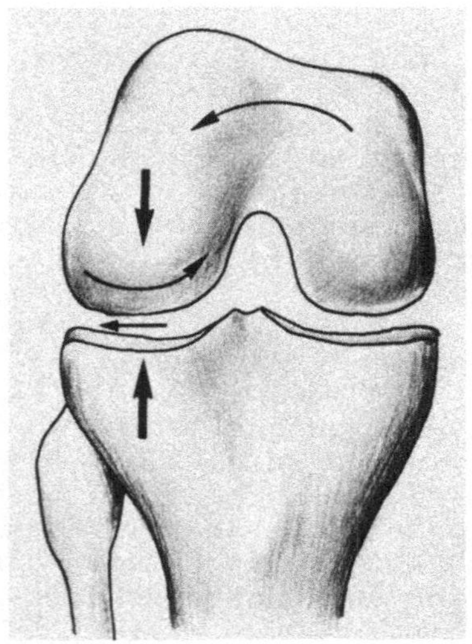

*Abb. 1. Rotations- Kompressionsmechanismus zur Entstehung isolier-
ter Knorpelfrakturen (nach GANZ)*

Tabelle 1

Kniebeugung	Tibia-Rotation	Axiale Kompression	Ergebnis
O	45O Lat.	200 kg	Knorpeldefekt Med. Cond.
O	45O Med.	200 kg	Med. Tibiakopfbruch
35O	45O Lat.	200 kg	Lat. Tibiakopfbruch
35O	45O Med.	200 kg	Knorpel- u. Osteoch. Frakt. med. Cond.

Einteilung

Das morphologische Erscheinungsbild läßt folgende Verletzungs-
formen abgrenzen (Tabelle 2):

Tabelle 2. Frische Knorpelläsionen

1. Kontusionen
   1. 1. Subchondr. Hämatom
   1. 2. Fissuren

2. Impressionen
   2. 1. Impr.-Fraktur
   2. 2. Federnde Impr.
   2. 3. Gelenkkantenimpr.

3. Frakturen
   3. 1. Isolierte Fraktur
   3. 2. Osteochond. Fraktur
   (Abscherung, Ausriß)

1. Cartilaginäre Contusionen, die ausschließlich durch direkte
   Gewalt entstehen:

   Die leichteste Form ist das subchondrale Hämatom, bei dem die
   Knorpelstruktur makroskopisch intakt erscheint. Die Grundsubstanz ist blutig tingiert, die Konsistenz des Gewebes ist beim
   Belasten normal. Häufig zeigt sich dieses Erscheinungsbild am
   korrespondierenden Widerlager einer Impressionsfraktur oder
   bei schweren Gelenkverletzungen an den Bruchrändern.

   Größere Gewalteinwirkungen führen zu Zerreißungen des Knorpelgewebes. Die hier auftretenden Fissuren verlaufen meist
   parallel, können aber auch durch einzelne Sprünge miteinander
   verbunden sein. Selten treten sternförmige Verästelungen auf,
   meist nehmen diese von Impressionsstellen oder Defekten ihren
   Ausgang.

2. Knorpelimpressionen resultieren aus ähnlichen Mechanismen,
   wie Knorpelkontusionen. Während bei der schweren Kontusion
   mehr oder weniger ausgedehnte Gefügestörungen vorliegen, kommt
   es bei der Impression vor allem zur Zerstörung der darunter-
   liegenden Knochenstruktur. WAGNER (4) unterscheidet drei Formen:

   Die Impressionsfraktur, deren klinisch oft intakt erscheinen-
   der Knorpel mit dem subchondralen Knochenfragment verlagert
   wurde. Die Oberfläche der Impression erscheint mehr oder weniger unverletzt, die Fragmentränder sind scharf abgegrenzt.
   Die Höhe der Stufe ist vom Ausmaß der Impression abhängig
   (Abb. 2).

   Die federnde Knorpelknochenimpression entsteht durch direkte
   Gewalt. Hier kommt es zum Einbruch der Gelenkfläche mit Kompression der subchondralen Spongiosa. Während die Knorpeloberfläche ihre ursprüngliche Wölbung restauriert, verbleibt
   der Spongiosadefekt, der als Hohlraum nun bei entsprechend
   geringen Belastungen immer wieder eingedellt wird (Abb. 3).

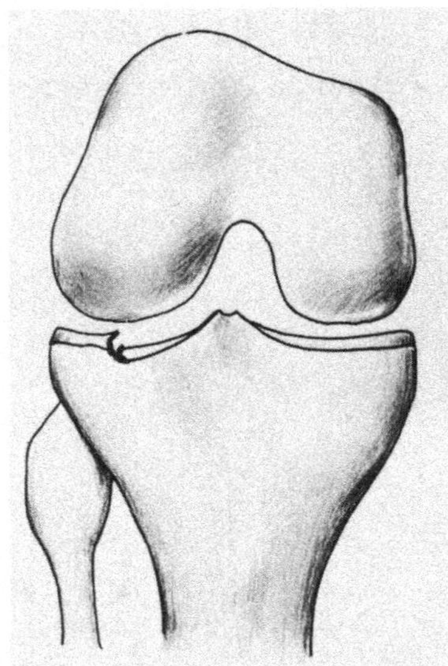

Abb. 2. Minimale Knorpelimpression mit möglicher konservativer Therapie

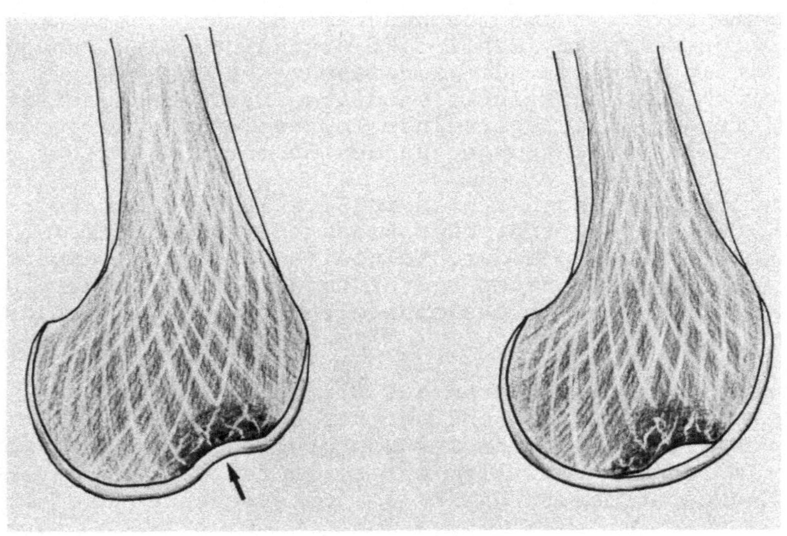

Abb. 3. Federnde Knorpel-Knochenimpression am Femurcondylus

Zur Verdeutlichung dieses Phänomens haben wir das Experiment von J. BÖHLER wiederholt. Eine ca. 1 cm dicke Scheibe aus einem Schenkelkopf wurde im Schraubstock um ca. 3 bis 4 mm imprimiert. Nach Ausschalten der deformierenden Kraft stellt sich durch die Elastizität die ursprüngliche Oberflächenform wieder her. Die eingedrückte Spongiosa hinterläßt jedoch einen kleinen Hohlraum. Nun ist ein wiederholtes Eindellen jederzeit durch geringe Gewaltanwendungen, hier durch Fingerdruck, möglich.

Als spezielle Form der Impression ist die Gelenkkantenimpression am Femurcondylus zu erwähnen. Diese Läsion entsteht durch
forcierte Überstreckung des Kniegelenkes mit Impression der
Schienbeinvorderkante, bzw. des Meniscusrandes in die Femurrolle (Abb. 4). Über diesen nußknackerähnlichen Bewegungsablauf wird an anderer Stelle berichtet.

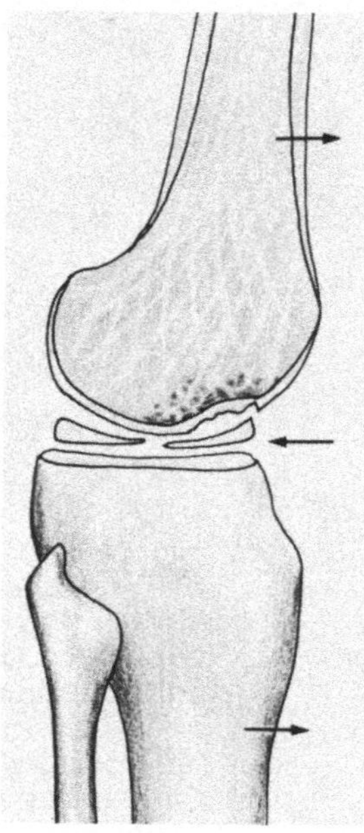

Abb. 4. Gelenkkantenimpression durch maximale Hyperextension

3. Erst die Knorpelfraktur führt zur vollständigen Dislokation.
   Neben der direkten, offenen Verletzung, bei der Knorpel oder
   auch Knorpelknochenanteile abgetrennt werden, haben vor allem die indirekten Mechanismen vorherrschende pathogenetische
   Bedeutung. Im Einzelnen sind zu unterscheiden:

   Isolierte Knorpelfrakturen, die selten durch direkte Gewalt,
   vor allem aber durch den schon mehrfach erwähnten Kompressions-
   Rotationsmechanismus entstehen. Über deren Symptomatik, Diagnostik und Therapie wird gesondert berichtet werden.

   Durch Mitbeteiligung des knöchernen Untergrundes kommt es zur
   osteochondralen Fraktur. Nur selten führen hier massive direkte Kräfte zur Abtrennung von großen Knorpelknochenfragmenten.
   Es sind vor allem 2 Mechanismen, die die typischen Erscheinungs-
   formen dieses Verletzungsbildes ergeben:

   An erster Stelle verdient die Abscherung erwähnt zu werden. Der klassische Verletzungsablauf ist die Patellaluxation, bei der die Kniescheibe aus dem rillenförmigen Femurgleitlager trotz Kapselspannung und Quadricep-
   stonus herausgerissen wird. In diesem Augenblick bricht
   entweder die mediale Kniescheibenkante, oder von der lateralen Femurrolle werden Knorpelknochenfragmente abge-
   schert (Abb. 5).

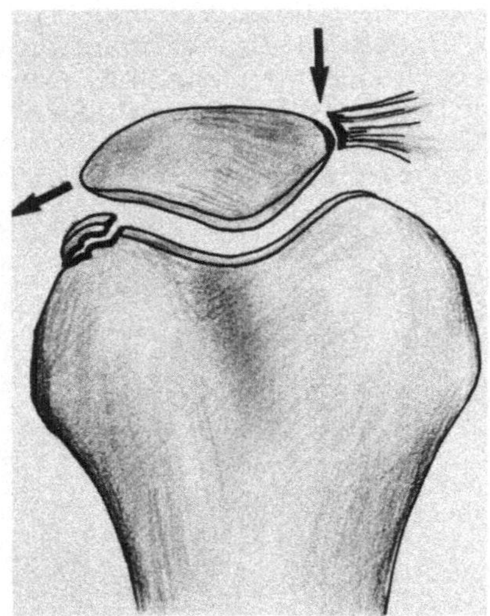

Abb. 5. Ausriß am medialen Patellarand und Abscherung an der lateralen Femurrolle durch Patellaluxation

Aber auch bei anderen Verrenkungen oder Verrenkungsbrüchen, z. B. an Hüft- oder Sprunggelenk, kann dieser Abschermechanismus auftreten.

Osteochondrale Frakturen entstehen auch durch Ausrisse. Am adoleszenten Kniegelenk führt ein entsprechender Verletzungsablauf nicht zum Kreuzbandriß, sondern der tibiale Ansatz wird mit der ganzen Eminentia und anhängenden Knorpelteilen der Gelenkfläche aus dem Schienbeinkopfplateau ausgerissen.

Ebenso ist auf die Hüftgelenksverrenkungen mit den typischen Knorpelausrissen am Ligamentum teres capitis hinzuweisen (Abb. 6). Nach der Reposition im Gelenk interponiert, verursachen sie hartnäckige chronische Beschwerden und posttraumatische Arthrosen.

Symptomatik und Diagnostik

Das klinische Bild hängt ab vom Schweregrad und Ausdehnung der cartilaginären Läsion und bietet somit erhebliche Differzierungsgrade. Durch die mitentstandenen Verletzungen, z. B. beim Knieanprall, werden häufig die Beschwerden überdeckt. Immer muß der Unfallhergang in die diagnostischen Erwägungen mit einbezogen werden.

Gemeinsames Substrat aller Knorpelverletzungen ist der mehr oder weniger ausgeprägte Gelenkserguß. Zeigen sich auf der Punktatoberfläche Fettaugen, so weist dies auf eine schwerwiegende Verletzung der Kniegelenksbinnenstruktur hin (Abb. 7).

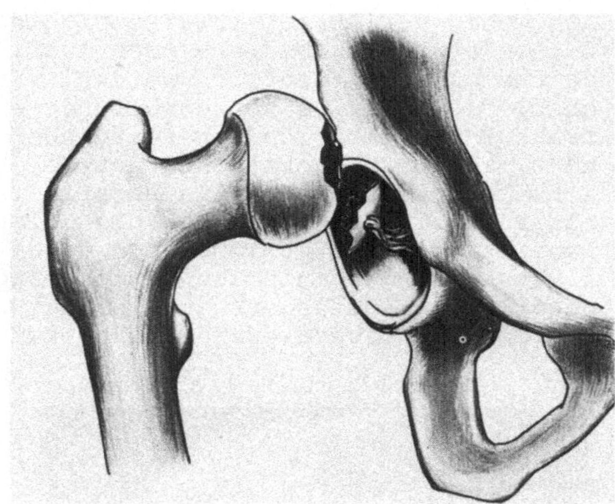

Abb. 6. Hüftgelenksverrenkung mit knorpeligem Ausriß des Ligamentum teres capitis

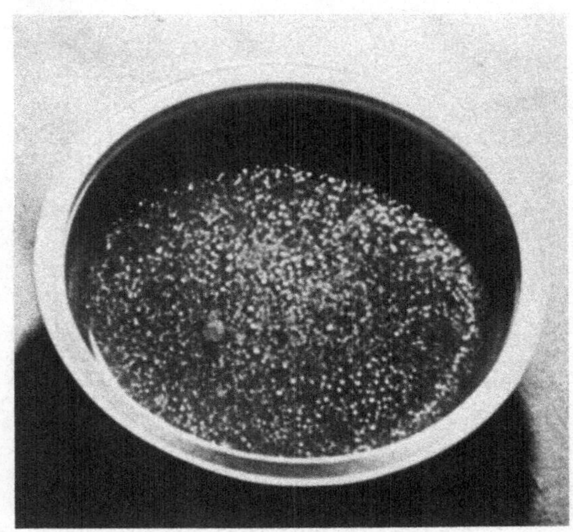

Abb. 7. Fettaugen auf dem hämorrhagischen Kniepunktat bei osteochondraler Abscherung (siehe Abb. 8)

Die klinische Untersuchung wird zwar durch die Gelenkkapselschwellung erheblich beeinträchtigt, sollte jedoch möglichst exakt durchgeführt werden. Neben den üblichen Stabilitätsprüfungen sind die Knorpel- Knochengrenzen digital zu überprüfen, um isolierte Druckpunkte zu erkennen. Ist primär keine exakte Diagnose möglich, so sollte diese Untersuchung nach wenigen Tagen wiederholt werden, um Knorpelschäden frühzeitig zu verifizieren. Ein möglicher Ausweg aus diesem diagnostischen Dilemma wäre eventuell die Arthroskopie.

Als wenig verläßlich erweist sich die Röntgenuntersuchung. Neben
osteochondralen Abscher- oder Ausrißfrakturen, deren Knochenher-
de radiologisch deutlich werden, sind es vor allem die Impressionen, die positive Röntgenbefunde ergeben. Bei der Impressionsfraktur verhält sich der Röntgenbefund proportional der Stufen-
höhe, kleine Dislokationen entziehen sich meist dem radiologischen Nachweis. Ebenfalls negativ ist der Röntgenbefund bei der
federnden Impression, auch die Gelenkkantenimpression ist radiologisch unergiebig. Immer muß neben den normalen Röntgenüber-
sichtsaufnahmen in 2 Ebenen ein tangentiales Bild des femoro-
patellaren Gleitlagers angefertigt werden. Gelegentlich sind
Läsionen nur aus dieser Perspektive ersichtlich (Abb. 8).

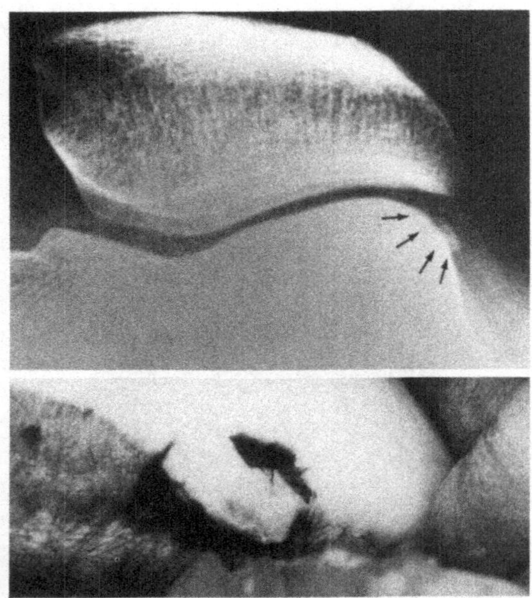

*Abb. 8. Laterale Femurrollenabscherung im Röntgenbild und Opera-
tionssitus*

Die Diagnostik traumatischer Knorpelschäden des Kniegelenkes muß
aufgrund ihrer unspezifischen Symptomatik als schwierig bezeichnet werden. Nur die Summation der Faktoren aus Unfallhergang,
klinischem Befund und Radiologie und die Wertung dieser Kompo-
nenten durch die Erfahrung des Untersuchers ergeben schließlich
den mehr oder weniger begründeten Verdacht einer Knorpelschädigung und die daraus abzuleitenden therapeutischen Konsequenzen.

Therapie

Die Behandlung frischer traumatischer Knorpelschäden wird von
folgenden Faktoren bestimmt: Das Knorpelgewebe besitzt so gut
wie keine Heilungsneigung. Mechanisch geschädigte Bezirke fallen primär einer Dystrophie und sekundär der Malazie, bzw. Dis-

sektion anheim. Entstandene Defekte führen zur Verkleinerung der artikulierenden Fläche, die Druckbelastung steigt bei konsekutivem Gelenkverschleiß. Abgeschilferte oder sich dissezierende Fragmente können schließlich zu Einklemmungserscheinungen führen. Umrahmt wird dieses Geschehen vom Reizzustand der Gelenkkapsel, der primär durch den Hämarthros und sekundär durch die reaktive Synovitis zu einer globalen enzymatischen Schädigung führt (WAGNER) (3). Die begleitende schmerzhafte Bewegungsstörung bedingt eine Schonung, weiters eine Muskelathrophie und damit die Beschleunigung in Richtung Arthrosis deformans.

Daraus läßt sich prinzipiell ableiten, daß die therapeutischen Bemühungen darauf abzielen müssen, mechanische Störfaktoren zu beseitigen, die cartilaginäre Trophik zu normalisieren und letztlich die Inaktivität des Gelenkes zu verhindern.

Die Indikationsdifferenzierung zwischen konservativer und operativer Therapie ist primär nicht immer einfach. Abgesehen von Gelenkimpressionen, tangentialen Abscherungen oder Ausrissen mit entsprechender Röntgendiagnostik, fällt die Entscheidung zur operativen Behandlung nicht leicht.

Es empfiehlt sich deshalb, bei dringendem Verdacht auf eine stumpfe Knorpelverletzung primär konservativ vorzugehen. Dies bedeutet im einzelnen: Eine Punktion, die nicht nur diagnostischen Zwecken dient, sondern das Gelenk dekomprimiert. Gleichzeitig erzielt man dadurch eine gewisse Schmerzminderung und verringert die Gefahr der leucocytären Knorpelschädigung. Nach Anlegen eines Kompressionsverbandes sollte zur Entlastung des Gelenkes Bettruhe angeordnet werden. Eine absolute Ruhigstellung der Extremität, ausgenommen die Lagerung in einer Schaumstoffschiene, ist zu vermeiden. Nach Abklingen des akuten Schmerzzustandes soll mit isometrischen Spannungsübungen begonnen werden, die kontinuierlich in aktive krankengymnastische Bewegungen übergehen. Endgradig schmerzbedingte Beugungs- bzw. Streckhemmungen sind durch stundenweises Umlagern zu behandeln.

Unterstützend empfiehlt sich eine antiphlogistische Medikation zur Beeinflussung von Weichteilschwellung und Ergußbildung. Gleichzeitig ist eine medikamentöse Knorpelprotektion zu erwägen. Durch die Gabe von Salicylaten, bzw. Chloroquin kann möglicherweise der enzymatische Abbau der Grundsubstanz blockiert werden.

Mit zunehmender Schmerzfreiheit und Besserung des Bewegungsumfanges wird unter Teilbelastung mit Gehübungen begonnen. Bei Weiterführen der Medikation und bei sukzessivem Rückgang der Beschwerden ist die zunehmende Vollbelastung nach 6 bis 8 Wochen erlaubt.

Diese konservativen Maßnahmen eignen sich in erster Linie für leichte Knorpelkontusionen, Impressionsfrakturen mit minimaler Stufenbildung und federnde Knorpelknochenimpressionen.

Stellt sich nach vorübergehender Besserung bei konservativer Behandlung nach einem freien Intervall von 2 bis 3 Monaten erneute Schmerzhaftigkeit ein, flankiert von rezidivierenden Gelenkergüssen, lokaler Hyperthermie und progredienter Muskelathrophie, so sollte mit der operativen Revision nicht gezögert werden. Aber

auch jene frischen Schäden, die mit einer erheblichen struktu-
rellen Gefügestörung des Knorpelgewebes, wie sie bei schweren
Contusionen und Knorpelfissuren, größeren Impressionsstufen,
isolierten Knorpelfrakturen oder Knorpel- Knochenfragmenten
vorkommen, bedürfen der operativen Behandlung.

Welche therapeutischen Möglichkeiten stehen zur Verfügung: Bei
schweren Knorpelcontusionen mit Fissuren, aber auch bei Kantenimpressionen, muß durch scharfe, tangentiale Abtragung die Gelenkfläche geglättet werden. Reicht die Abtragung bis auf die
subchondrale Schicht, muß diese mit einem dünnen Bohrer mehrfach perforiert oder ganz abgefräst werden, um eine Revasculari-
sierung aus dem Spongiosaraum und damit die Vernarbung zu erreichen. Die funktionelle Nachbehandlung ist hier besonders wichtig, da nur dadurch glatte, dem Funktionsablauf gerecht werdende Flächen entstehen. Immobilisation begünstigt unregelmäßige
Oberflächen mit den daraus resultierenden Störungen.

Größere Gelenkimpressionen, besonders in statisch bedeutenden
Zonen, bedürfen der Hebung. Der entstehende Spongiosadefekt muß
unterfüttert werden, um ein wiederholtes Absinken zu vermeiden,
entsprechend der Behandlung von Gelenksfrakturen. Die Prognose
wird hier von der Vielzahl der Fragmente limitiert, da auch bei
diffizieler Rekonstruktion Ernährungsstörungen zu erwarten sind.

Isolierte Knorpelfragmente müssen immer reseziert werden. Der
fehlende Anschluß an ein durchblutetes Lagerbett macht die Einheilung unmöglich. Ebenso werden kleine osteochondrale Fragmente entfernt, bei denen eine stabile Refixation nicht möglich ist
(Abb. 9).

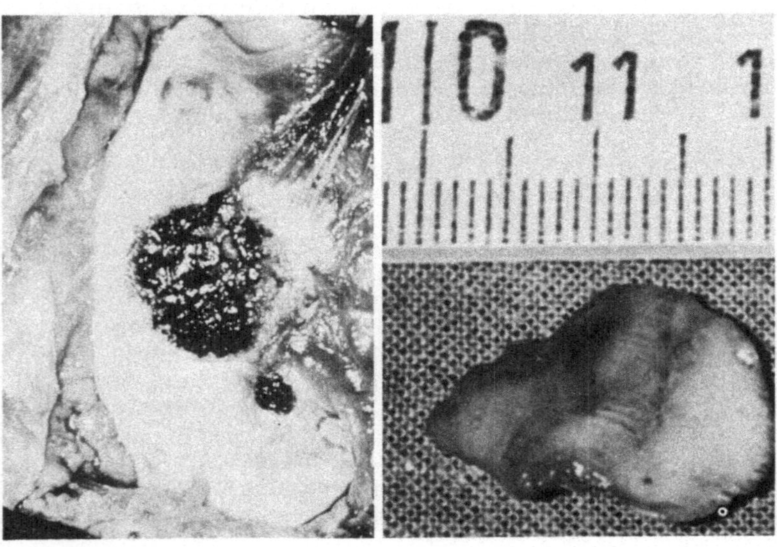

*Abb. 9. Knorpelflake durch offene Kniegelenksverletzung am Arma-
turenbrett*

Die beste Prognose bieten jene größeren osteochondralen Fragmente, die eine stabile, formschlüssige Refixation zulassen. Die Arthrotomie sollte sehr frühzeitig, möglichst primär erfolgen, um
das Fragment rasch an die durchblutete Unterlage anzuschließen.
Nach Ausspülen und genauem Einpassen wird das Dissekat mit Kirschnerdrähten fixiert, die später extraarticulär entfernt werden können. In gewissen Fällen kann die Osteosynthese auch mit
Kleinfragmentschrauben, die in die Knorpeloberfläche versenkt
werden, geschehen (Abb. 10). Über die gelegentlich empfohlene
Fixation mit Knochenstiften oder mit punktförmigem Auftragen von
Gewebeklebern haben wir keine eigene Erfahrung.

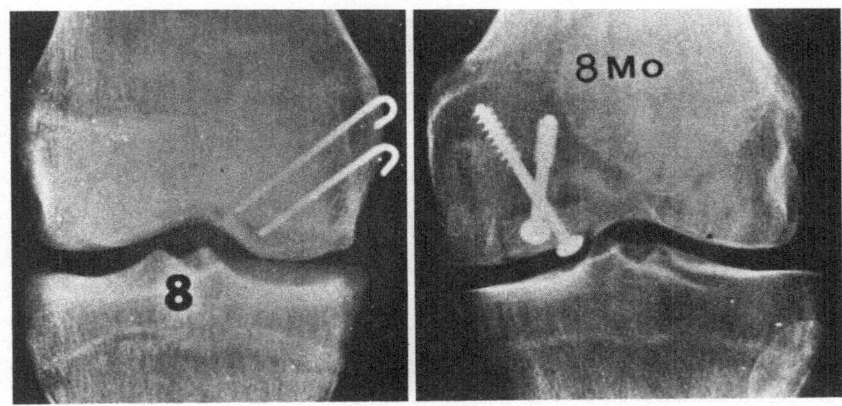

*Abb. 10. Fixationsmöglichkeiten osteochondraler Fragmente durch
Drähte, bzw. Schrauben*

Ebenfalls refixiert werden knöcherne Bandausrisse, an der Eminentia intercondylica, die entweder durch transossäre Draht-
schlingen oder mittels Zugschraubenosteosynthese zur Einheilung
gebracht werden können.

Letztlich steht noch die Frage der Transplantation zur Debatte.
Diese Lösung ist bei Zerstörung statisch wichtiger Gelenkab-
schnitte zu erwägen. Hier besteht jedoch die Auffassung, diesen
Eingriff möglichst nie primär, sondern erst einige Wochen nach
dem Unfall durchzuführen, um das Ausmaß der cartilaginären Zer-
störungen abzusehen. Zudem ist eine exakte präoperative Planung
notwendig.

Unbedingt muß nochmals betont werden, daß bei allen operativen
Eingriffen, die gezielte krankengymnastische Nachbehandlung un-
ter Entlastung des Gelenkes in ihrer Bedeutung dem operativem
Eingriff gleichkommt.

Der scheinbare Aufwand in der Therapie frischer Knorpelläsionen erfährt seine Bestätigung, wird die große Dunkelziffer je-
ner Schäden bedacht, die unerkannt als Reizknie oder Meniscusschaden polypragmatisch und erfolglos multiloculär therapiert
werden.

Literatur

1. BÖHLER, J.: Experimentelle Untersuchungen über die Ursache
   der sogenannten Kopfnekrose nach Verrenkungen und Verrenkungsbrüchen des Hüftgelenkes. Chirurg. <u>24</u>, 344 (1953).
2. KENNEDY, J. C., GRAINGER, R. W., MC GRAW, R. W.: Osteochondral Fractures of the Femoral Condyles. J. Bone Jt Surg. <u>48 B</u>,
   436 (1966).
3. MORSCHER, E.: Cartilage-bone lesions of the Knee joint following injury. Reconstr. Surg. Traumat. <u>12</u>, 2 (1971).
4. WAGNER, H.: Traumatische Knorpelschäden und ihre Behandlung.
   H. Unfallheilk. <u>110</u>, 140 (1972).
5. WAGNER, H.: Traumatische Knorpelschäden des Kniegelenkes. Orthopäde <u>3</u>, 208 (1974).

Traumatische Knorpelimpression an den Femurcondylen

E. Morscher

Einleitung

Der posttraumatische Knieschmerz gehört wohl zu den schwierigsten differntialdiagnostischen Aufgaben, denen sich der Trauma-
tologe und Orthopäde gegenübergestellt sieht. Daß nicht nur Frakturen, Meniscus- und Bandläsionen, sondern vor allem auch Verletzungen des knorpeligen Gelenküberzuges der Tibia, respektive
der Femurcondylen einerseits und der Patella andererseits, Ursache oft langwieriger und hartnäckiger Beschwerden sein können,
dürfte wohl allgemein bekannt sein.

Unter den traumatischen Knorpelläsionen sind die Chondromalcia
patellae und die sogen. "Osteo-Chondral-Fractures" die häufigsten. Aber auch der Osteochondritis dissecans, wenn sie am lateralen Femurcondylus lokalisiert ist, kann in gewissen Fällen
die traumatische Genese nicht abgesprochen werden. Neben diesen
drei Arten der Knorpelläsion sind wir in den letzten Jahren immer wieder auf eine pathologische Knorpelveränderung gestoßen,
die allgemein wenig bekannt, der unserer Ansicht nach aber un-
zweifelhaft nosologische Bedeutung zukommt und in manchen Fällen Ursache der geklagten Knieschmerzen war. Es handelt sich um
Impressionen, meist am medialen Femurcondylus.

Bei den durch eine direkte oder indirekte Contusion entstandenen
Verletzungen einer Gelenkoberfläche können wir mit WAGNER (7)
folgende Arten unterscheiden:

1. Flächenhafte Impressionen oder Impressionsfrakturen. Es handelt
   sich hier um echte Frakturen bei denen ein Fragment in die darunterliegende Spongiosa eingestaucht wird und für die eine
   Stufenbildung am Rande des Fragmentes charakteristisch ist.

2. Die federnde Knorpel- Knochenimpression. Diese wird nur bei
   osteoporotischen Femurcondylen beobachtet. Durch die Contusion
   kommt es zu einer Eindellung, wonach die subchondrale Spongiosa zusammensintert, während der Knorpel selbst sich in seiner ursprüchlichen Form von dieser abhebt.

3. Die Gelenkkantenimpression am Femurcondylus. Diese Art der
   Läsion (6) erwähnt SMILLIE in seiner klassisch gewordenen
   Monographie ("Injuries of the Knee Joint", 4. Auflage, 1970),
   lediglich am Rande. Nach ihm soll es vor allem bei Frauen mit
   einem Genu recurvatum vorkommen, daß das Vorderhorn nicht nur

zwischen den Condylen von Femur und Tibia zusammengepreßt und verletzt wird, sondern, daß es dadurch auch zu einer Einstauchung ("depression") des Gelenkknorpels des Femurcondylus kommen kann.

Nach einer Reihe klinischer Beobachtungen, bei denen eine Impression vor allem am medialen Femurcondylus allein oder in Kombination mit anderen Verletzungen als Ursache von Knieschmerzen eruiert worden war, erschien es uns angezeigt, auf diese Läsion hinzuweisen (MÖRSCHER, 3, 4, 5).

WAGNER (7) berichtete in seinem Artikel über "Traumatische Knorpelschäden des Kniegelenkes" in der Nummer des "Orthopäden" über das "Traumatisierte Kniegelenk" über 13 Beobachtungen solcher Kantenimpressionen.

Eigene Kasuistik

In unserem eigenen Krankengut überblicken wir 43 Impressionen an den Femurcondylen, die wir - sei es als einzigen Befund, als Haupt- oder Nebenbefund bei anderweitigen pathologischen Veränderungen des Kniebinnenraumes - als krankhaft, bzw. unfallbedingt angesehen haben. Von diesen Patienten waren 20 Männer und 23 Frauen. Das Durchschnittsalter dieser - in allen Fällen operierten - Patienten betrug bei den Männern 36 2/12 (min. 12, max. 62 5/12) Jahre, bei den weiblichen Patienten 30 7/12 (9 1/2 - 46 9/12 Jahre).

In 37 Fällen war der mediale, in nur 6 Fällen der laterale Femurcondylus betroffen.

Die Impression fand sich in 24 Fällen am rechten, in 19 Fällen am linken Kniegelenk.

Der an sich klarste und einleuchtendste Mechanismus der Entstehung einer Femurcondylenimpression, nämlich die forcierte Überstreckung des Kniegelenkes, fand sich anamnestisch nur in knapp 1/10 der Fälle. In zwei Dritteln wurden aber entweder direkte Contusionen oder Distorsionen des betroffenen Kniegelenkes angegeben. Nur 7 (16%) Patienten verneinten einen Unfall (Tabelle 1).

Tabelle 1. Kasuistik der Impressionen an den Femurcondylen

Anamnese - Unfallmechanismus	Einziger Befund	Haupt-befund	Neben-befund	%
Kein Trauma	2	5	-	16,0%
Fragliches Trauma	-	2	-	4,6%
Forcierte Hyperextension	-	3	1	9,3%
Direkte Contusion	3	7	3	27,9%
Distorsionsmechanismus	2	7	6	34,8%
Unklare - andere Angaben	-	2	-	7,4%
	7	26	10	43
	16%	60,5%	23,5%	100%

Operationsbefund

Die Kantenimpressionen am Femurcondylus wurden von uns - mindestens anfänglich - lediglich anläßlich von Arthrotomien diagnostiziert. In manchen Fällen, war diese Impression der einzige pathologische Befund und damit auch die einzige Erklärung für
die vom Patienten geklagten Beschwerden. In anderen Fällen war
die Impression ein Nebenbefund, wobei aber - mindestens teilwei-
se- pathogenetische Zusammenhänge zwischen der Impression und
den anderen Läsionen bestanden, worauf zurückzukommen sein wird.

Die Kantenimpressionen weisen eine Ausdehnung von einem bis mehreren Zentimetern im Durchmesser auf. Zum Teil waren eindeutige
Kanten sicht- und fühlbar. In anderen Fällen handelte es sich
mehr um eine seichte Eindellung. Bei gestrecktem Kniegelenk lag
die Impression in der Regel der dem Vorderhorn des medialen Meniscus ensprechenden "Kontaktstelle" gegenüber. Der über der Impression liegende Gelenkknorpel zeigt eindeutige pathologische
Veränderungen in Form einer Erweichung, Gelbverfärbung und eines
matten Aussehens. Bisweilen fanden sich echte Erosionen. Als eindeutig pathologisch zu betrachten ist eine regelmäßig zu beobach-
tende Pannusbildung (Abb. 1). Ein synovialer Gefäßpannus dehnt
sich von der Knorpel-Synovialgrenze gegen die Impression zu aus.
Unter dem Pannus ist der Knorpel degeneriert.

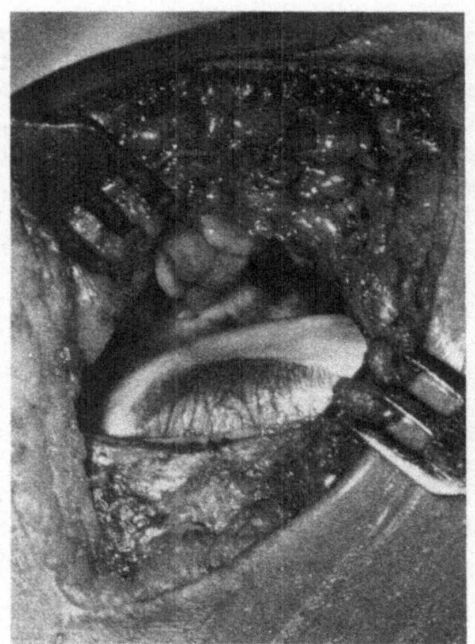

*Abb. 1. Typischer Befund einer Knorpelimpression am medialen
Femurcondylus mit degenerativen Veränderungen des Gelenkknorpels im Bereich der Impression und Gefäßpannus*

In manchen Fällen wurde neben der Impression am medialen oder
lateralen Femurcondylus eine Chondromalazie der Patella gefunden. Das gleichzeitige Vorkommen der Chondromalacia patellae
mit anderen pathologischen Veränderungen am Kniegelenk, z. B.
einer Meniscusläsion, ist bekannt. Andererseits ist die Ätiologie der Chondromalazie längst nicht in allen Fällen geklärt

und bei einigen Patienten entsprach die Lokalisation der Knorpelerweichung an der Kniescheibe bei flektiertem Kniegelenk exakt der der Impression gegenüberliegenden Knorpelstelle, in der Regel der medialen Facette. Es war in diesen Fällen anzunehmen, daß die durch die Impression hervorgerufene Inkongruenz des Patellofemoralgelenkes zur Chondromalazie geführt hat.

Sehr oft finden sich auch Veränderungen am Meniscus-Vorderhorn, welches ja regelmäßig in die Impression hineinpaßt. Das Meniscusvorderhorn zeigt manchmal Degenerationen und in anderen Fällen erstreckt sich auch in dieses als Zeichen der Irration ein Gefäßpannus.

Diagnose

Die Diagnose der traumatischen Knorpelimpressionen wurde - wie bereits früher erwähnt - auch von uns in den wenigsten Fällen primär, sondern in der Regel anläßlich einer Arthroskopie oder Arthrotomie gestellt und erst bei dieser Gelegenheit als Ursache der geklagten Beschwerden erkannt. Erst nachdem auch uns diese Verletzung als mögliche Ursache unklarer posttraumatischer Knieschmerzen ins Bewußtsein gerückt war, tauchte sie mehr und mehr als Primärdiagnose auf.

An diese Läsion ist vorallem zu denken, wenn der Unfallmechanismus einem Hyperextensionstrauma, einer direkten Contusion oder auch einer Distorsion des Kniegelenkes (Tabelle 1) entspricht und die Schmerzen ohne spezifischen Befund wie Schwellung, Blokkierung des Gelenkes usw. etwas diffus auf die Medial- oder - weniger häufig - Lateralseite des Kniegelenkes lokalisiert werden. Sehr verdächtig ist eine lokalisierte Druckdolenz am Femurcondylus bei fast rechtwinklig gebeugtem Kniegelenk.

Das Röntgenbild läßt einen in der Regel im Stich. Schon physiologischerweise findet sich an den Condylen eine Impression distal der sog. Linea condylopatellaris. Nur bei stärkeren Einsenkungen ist der Verdacht auf eine pathologische Impression mit allen ihren Folgen berechtigt. KOEHLER u. ZIMMER (2) unterschieden verschiedene Typen von Konturen im seitlichen Röntgenbild der Femurcondylen (Abb. 2). Bei Durchsicht unserer Röntgenbilder von Patienten mit und solchen ohne Impressionen fanden wir immerhin den Typus a gehäuft.

Pathogenese und Unfallmechanismus

Die Oberschenkelrollen sind - von der Seite betrachtet - spiralig gekrümmt. Die Oberfläche dieser Rollen ist aber nicht regelmäßig wie eine geometrische Figur, sondern zeigt physiologischerweise deutliche Unebenheiten. Deren markanteste ist die sogenannte Linea condylopatellaris, welche als mehr oder weniger markanter, querverlaufender Kamm die darüber und darunter liegenden Partien der Condylenrolle als Impressionen oder besser gesagt Depressionen erscheinen läßt. Sehr deutlich zeigt sich auch, daß in Streckstellung die Vorderhörner der Menisci in die distalen Depressionen hineinpassen (Abb. 3). Es stellt sich dabei die

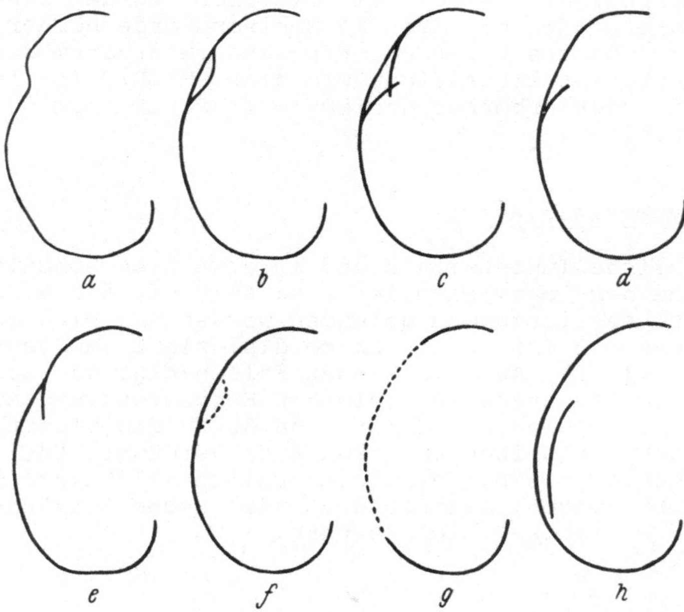

Abb. 2 a-h. Konturvarianten des medialen Femurcondylus im seit-
lichen Röntgenbild (aus KOEHLER & ZIMMER, 1967)

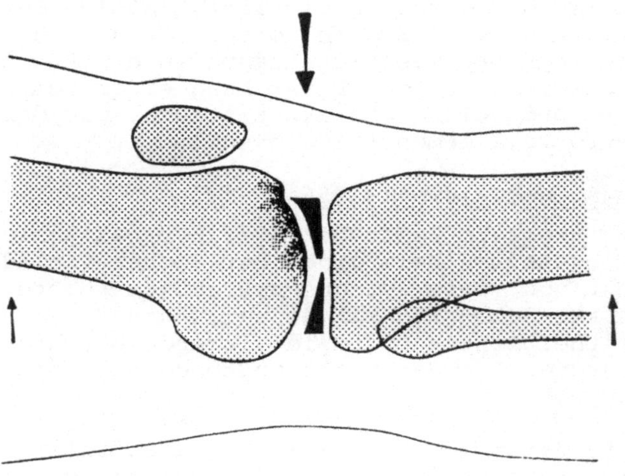

Abb. 3. Traumatische Impressionen an den Femurcondylen, entstan-
den durch forcierte Extension des Kniegelenkes. Das Meniscusvor-
derhorn paßt exakt in die Impression hinein

Frage, ob diese Depressionen schon bei der physiologischen Entwicklung des Kniegelenkes dadurch entstehen, daß die Meniscusvorderhörner bei der vollen Streckung in die Femurcondylen eingepreßt werden. Die hier beschriebene pathologische, d. h. traumatisch entstandene Kantenimpression entspräche damit lediglich
der Übersteigerung eines an sich physiologischen Geschehens.

Je stärker ein Kniegelenk rekurviert werden kann, desto größer
ist die Kraft, mit der die Meniscusvorderhörner zwischen die Condylen eingepreßt werden. Ein Genu recurvatum disponiert somit -
mindestens theroretisch, wie dies SMILLIE (6) für die Läsion der
Meniscusvorderhörner annimmt - zu einer Impression der Femurcon-
dylenrollen.

Differentialdiagnose

Erhebliche Impressionen und anderweitige Schädigungen der Oberfläche der Condylenrollen sind sehr oft als Begleitläsionen von
Meniscusverletzungen gefunden worden und sind dann durch abgerissene und ins Gelenkinnere dislozierte Meniscusteile verursacht (1, 6). Auch in diesen Fällen paßt das abgerissene Menis-
cusstück meistens in maximaler Extension in den Defekt der Condylenrolle hinein und ist dann durch die wiederholten Zerquet-
schungen an seinem vorderen Ende verdünnt. Häufiger als einfache
Impressionen sind in solchen Fällen allerdings "osteochondrale"
Aussprengungen, also osteochondritische Zustände mit der Entwicklung von freien Gelenkkörpern.

Diskussion

Die Tatsache, daß die Impression der Femurcondylen in der Regel
dem bei gestrecktem Kniegelenk gegenüberliegenden Vorderhorn des
medialen Meniscus entspricht, läßt an der Pathogenese dieser Läsion wohl kaum Zweifel offen. Wenn auch nur in knapp 10% der Fälle ein Hyperextensionstrauma in der Anamnese eruierbar war, so
ist dieses für die Entstehung einer Femurcondylenimpression doch
außerordentlich charakteristisch, wie der im folgenden geschil-
derte Fall demonstrieren soll:

W. S. geb. 16. 4. 1956

Anamnese: Im September 1973 Hyperextensionstrauma des rechten
Kniegelenkes beim Judo. Der Gegner fiel dabei der Patientin direkt von vorne auf das gestreckte rechte Kniegelenk. Es traten
starke Schmerzen mit Schwellung auf.
Seither bestanden rezidivierende Beschwerden, vor allem bei Belastung. Die Patientin mußte deshalb die sportliche Betätigung
aufgeben.

Befund: am 17. 6. 1975: Gang unauffällig. Flexions- und Exten-
sionsbewegungen frei im Kniegelenk, ohne Krepitieren. Es fand
sich eine symmetrische Stabilität und eine Druckdolenz an der
medialen Kante des medialen Femurcondylus.

Arthroskopie am 23. 6. 1975: Patellarückfläche o. B. An der medialen Femurcondylenrolle, im Bereich der präoperativ angegebenen druckdolenten Stelle, deutliche, relativ flache Impression.
Ausdehnung 2 cm im Durchmesser. Der Knorpel ist im Bereich der
Impression gelblich verfärbt, malazisch. Seine Oberfläche ist
teilweise abgeschilfert. Vereinzelt ragen auch kleinere Knor-
pelzotten ins Gelenk. Ferner entdeckt man ein kleineres abge-
heiltes Knorpelulcus. Von medial her sieht man eine Pannusbildung, die sich auf den malazischen Knorpel zu erstreckt. Menisci o. B.

<u>Operation am 5. 8. 1975:</u> Im Gelenk kein Erguß, reizlose Verhält-
nisse. Die Patellarückfläche ergibt eine Chondromalazie mit kleinem, fast stichartigem Defekt, der bis auf den subchondralen Knochen geht. Flache Impression am medialen Femurcondylus. Der Knorpel zeigt hier deutliche degenerative Veränderungen. Die Pannusbildung ist deutlich, wenn auch nicht sehr ausgeprägt. Partial-
resektion des HOFFA'schen Fettkörpers. Reposition und Spongiosa-
unterfütterung der Impression. Anschließend Abrasia und Forage
des malazischen Knorpels an der Patella.

Dafür, daß es sich bei der beschriebenen Veränderung nicht einfach um eine der schon von den Anatomen beschriebenen Formvariante des Femurcondylus handelt, sprechen die Degeneration des
Knorpelüberzuges im Bereich der Impression und die Existenz eines Gefäßpannus, der seinerseits auf enzymatischem Wege die Knorpeldegeneration unterhält.

Therapie

Die anläßlich einer Arthrotomie gefundene Impression an den Femurcondylen war bisweilen lediglich ein Nebenbefund und derart
geringfügig, daß wir uns auf die Resektion des Gefäßpannus, der
ja wie bei einer primär chronischen Polyarthritis immer als pathologisch und knorpelzerstörend angesehen werden muß, beschränk-
ten. Um den wiederholten Druck des medialen Meniscusvorderhornes
zu vermindern, wurde dieses in einigen Fällen reseziert.

Massive Impressionen und solche, die den einzigen pathologischen
Befund an einem schmerzhaften Kniegelenk darstellen, sollen "reponiert" werden. Zu diesem Zwecke meißeln wir auf Höhe der Impression ein nach proximal gestieltes Corticalisfenster aus der
Außenfläche des betreffenden Femurcondylus. Mit einem kleinen
scharfen Löffel wird ein "Gang" bis unter die Impression geschaffen und von diesem aus mit einem Elevatorium oder einem
Stößel die Impression von der Spongiosaseite aus reponiert. Der
entstandene Spongiosadefekt wird mit autologer Spongiosa aufgefüllt. Bis 6 Wochen nach der Operation soll das Kniegelenk nicht
voll gestreckt und entlastet bleiben.

Schlußfolgerungen

Bei der beschriebenen Impression am medialen oder lateralen Femurcondylus handelt es sich in all den Fällen, in denen sich degenerative Knorpelveränderungen und Pannusbildung finden, um einen eindeutigen pathologischen Befund, der sich am zwanglosesten
durch einen Hyperextensionsmechanismus oder eine direkte Contusion des Kniegelenkes verursacht erklären läßt. Die meisten von
uns diagnostizierten Fälle sind zufällig, sei es als einziger
pathologischer Befund oder als Nebenbefund, entdeckt worden. In
manchen Fällen dürfte die Impression auch für eine vorallem an
der medialen Facette der Patella lokalisierte Chondromalazie ursächlich in Frage kommen. Die Diagnose der Impression des medialen Femurcondylus ist nicht leicht, da Unregelmäßigkeiten, d. h.
Entrundungen der subchondralen Knochenschicht am medialen Femurcondylus schon physiologischerweise vorkommen. Leicht zu sehen
ist die Läsion im Arthroskop. Spätestens daran zu denken ist anläßlich jeder Arthrotomie.

78

Literatur

1. BONNIN, J. G.: Osteochondritis dissecans and torn lateral meniscus, J. Bone Jt Surg. <u>33</u>, 380 (1946).
2. KOEHLER, A., ZIMMER, E. A.: Grenzen des Normalen und Anfänge des Pathologischen im Röntgenbild des Skeletts, Stuttgart: Thieme 1967.
3. MORSCHER, E.: Traumatische Knorpel-Knochenläsionen am Kniegelenk. Orthop. Praxis <u>6</u>, 31 (1970).
4. MORSCHER, E. PFEIFFER, K. M.: Spätschäden nach Knorpel- und Knochenimpressionen am Kniegelenk. Z. Unfallmed. Berufskr. <u>1</u>, 47 (1970).
5. MORSCHER, E.: Cartilage-Bone Lesions of the Knee Joint. Reconstr. Surg. Traumat. <u>12</u>, 2 (1971).
6. SMILLIE, I. S.: Injuries of the Knee Joint, 4 th ed. Edinburgh, London: Livingstone 1970.
7. WAGNER, H.: Traumatische Knorpelschäden des Kniegelenkes. Orthopäde <u>3</u>, 208 (1974).

Isolierte Knorpelabscherungen am Kniegelenk

R. Ganz

Reine Verletzungen des Gelenkknorpels ohne Beteiligung des subchondralen Knochens sind bei Subluxation und Luxation, z. B. an Talus oder Hüftkopf, in Form meist multipler kleinflächiger Abschürfungen eine häufige Beobachtung. Impressionen des Knorpels allein sind vor allem nach Contusionen der Patellagelenkfläche als sternförmige Marken bekannt. Demgegenüber sind großflächige, reine Knorpelabscherungen ohne anhaftenden subchondralen Knochen sehr seltene Befunde. Ausnahmslos sind sie am Kniegelenk beschrieben (4, 7, 10).

Bei der innigen Verbindung, wie sie zwischen Knorpelschicht und subchondralem Knochen besteht (1, 2), sind osteochondrale Abrisse die Regel (7). Damit es zu einer reinen Knorpelabscherung kommt, müssen bei Bewegung des Gelenkes die korrespondierenden Knorpelflächen so fest aufeinandergepreßt werden, daß jegliche Gleitbewegung ausgeschaltet wird. Am Kniegelenk ist dies mit forcierter Rotation bei leichter Beugestellung und maximaler Belastung vorstellbar. Die so beanspruchte Knorpelfläche muß eine gewisse Größe aufweisen, andernfalls sind osteochondrale Frakturen eher wahrscheinlich.

Ein entsprechender Pathomechanismus ist bei zwei von insgesamt fünf Fällen einer reinen Knorpelabscherung am Kniegelenk zu rekonstruieren und stimmt auch mit anderen Angaben überein (10). Bei zwei Skirennfahrern war der Bewegungsablauf des ursächlichen Sturzes sehr komplex. Am ehesten dürfte die erste Phase, bei welcher der Fahrer mit plötzlicher Wucht aus seiner Bahn gerissen wird, verantwortlich sein. Bei einem weiteren Fall kam es durch traumatische Patellaluxation zu einer großflächigen Knorpelabscherung des lateralen Femurcondylus.

Möglicherwiese spielen Vorschädigungen des Knorpels eine gewisse Rolle. Derartige Schädigungen durch wiederholte Mikrotraumen mit Störung des Knorpelgefüges, insbesondere Rupturen der Tangentialfaserschicht (1) sind bei den im Leistungssport beanspruchten Kniegelenken denkbar, wenn auch in keinem der Fälle bei der Arthrotomie makroskopische Veränderungen des Knorpels nachweisbar waren. Ein solcher Einfluß ist jedoch sicher auszuschließen bei der großflächigen Knorpelabscherung infolge Patellaluxation bei einem 11-jährigen Mädchen (Abb. 2).

Entscheidend für die Prognose der Knorpelläsionen ist die frühzeitige Diagnose (6). Da bei reinen Knorpelläsionen ein negativer Röntgenbefund besteht, kann man sich nur auf klinische Symptome stützen. Bei vergleichbarem Unfallmechanismus und ähnlicher Symptomatik sind Fehldiagnosen wie Meniscusläsion oder Kniedistorsion naheliegend (3, 5, 6, 9). Entsprechend wurde auch bei drei der fünf Fälle zunächst zugewartet, bis rezidivierende Einklemmungserscheinungen zur Arthrotomie zwangen.

Die therapeutischen Maßnahmen bestanden bei diesen drei Fällen in der Entfernung des losgelösten, durch die Gelenkbewegungen im Intervall zwischen Unfall und Arthrotomie mechanisch geschädigten Knorpels. Da die subchondrale Knochenfläche keine frischen Blutungen mehr aufwies, erfolgten Bohrungen, um die Vernarbung des Defektes durch Ersatzknorpel zu begünstigen (Abb. 1) (7, 8, 10). Die Nachbehandlung bestand in intensiver Bewegung des Gelenkes bei vorsichtiger Belastung. Bei einem Fall machte 2 Jahre später der Abriß eines großen Lappens aus dem Ersatzknorpel eine Reoperation notwendig.

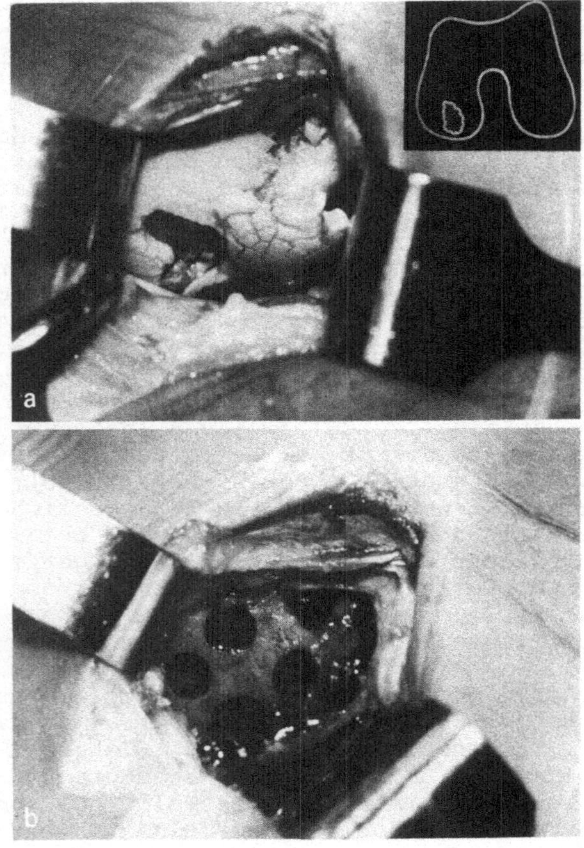

Abb. 1 a u. b. 30-jähriger Skirennfahrer. (a) Isolierte, 10 cm^2 große Knorpelabscherung des medialen Femurcondylus. Lokalisation siehe Skizze (aus R. GANZ (4)). (b) Entfernung des losgelösten Knorpels und Pridiebohrungen 6 Wochen nach dem Unfallereignis

Bei den zwei übrigen Fällen erfolgte die Arthrotomie unmittelbar
nach dem Trauma. Da jeweils eine sehr großflächige Läsion bestand
und das abgerissene Knorpelstück keine zusätzlichen Veränderungen
aufwies, konnte man sich bei dem jugendlichen Alter der Patienten
nicht zu einer Entfernung entschließen, sondern refixierte das
Fragment mit Schrauben. Die Köpfe der Schrauben wurden hierbei
bis zum Oberflächenniveau des Knorpels versenkt. In der Nachbehandlungsphase legte man Wert auf Bewegung ohne Belastung. Anläßlich der Schraubenentfernung 3 Monate später erschien das Knorpelfragment vital und eingeheilt, die Schraubenköpfe von neuge-
bildetem Knorpel subtotal überzogen (Abb. 2). 1 Jahr nach dem Unfallereignis konnte trotz wieder aufgenommener sportlicher Aktivität arthroskopisch kein Unterschied zwischen vormals abgelös-
tem und gesundem Knorpel nachgewiesen werden. Die Frakturlinie
war nur noch als direkte Einbuchtung erkennbar.

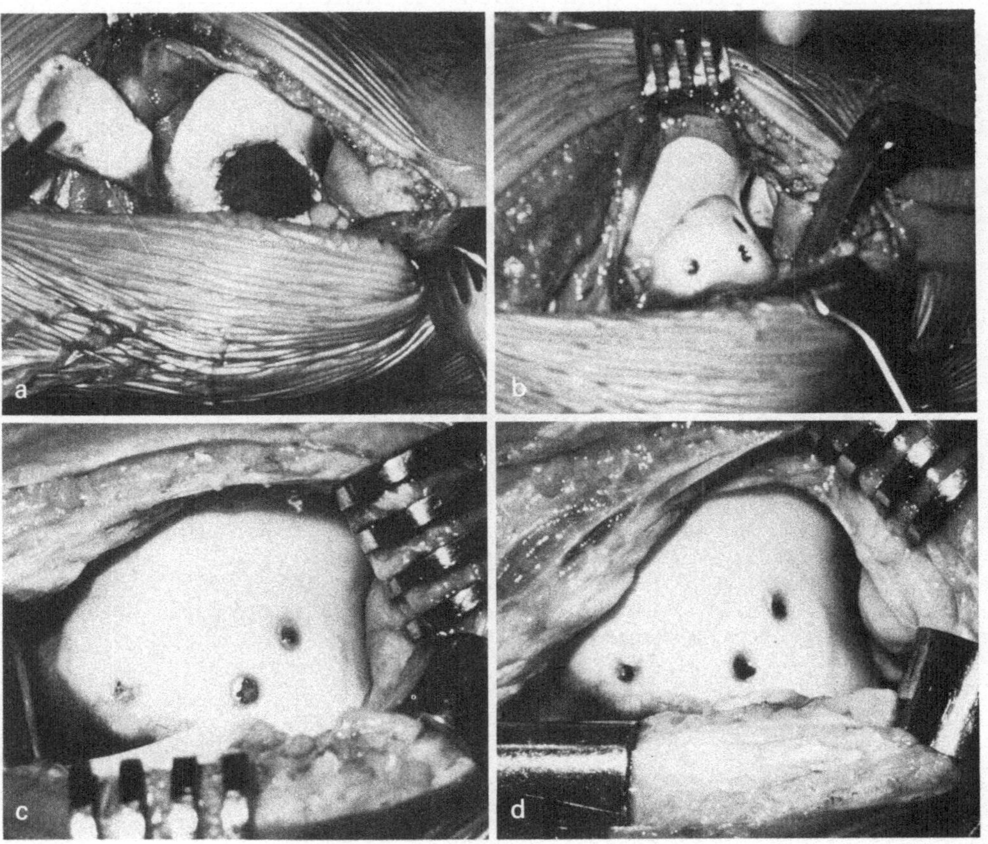

*Abb. 2 a-d. 11—jähriges Mädchen. (a) Reine Knorpelabscherung des
lateralen Femurcondylus bei traumatischer Patellaluxation; (b)
Refixation mit Mini-AO-Schrauben; (c u. d) Befund 3 Monate später. Das Knorpelfragment ist eingeheilt*

Während bisher generell die Meinung vertreten wurde, daß reine
Knorpelfragmente excidiert werden sollen (7), erscheint aufgrund
der bisherigen Erfahrung die Ansicht gerechtfertigt, daß ein an-
sonsten ungeschädigtes Knorpelfragment refixiert werden sollte.
Es muß eine gewisse Größe aufweisen, der subchondrale Knochen
sollte ausreichend bluten. Dieses Vorgehen ist jedoch auf Kin-
der und Jugendliche zu beschränken. Die Probelematik besteht
sicher nicht in der Ernährung des reimplantierten Knorpels, wie
die Befunde in situ, ebenso eine Vergleichshistologie anläßlich der Arthroskopie, gezeigt haben, vielmehr in der Widerstandsfähigkeit der neuen Verbindung zwischen Knorpel und subchondralem Knochen. Diese wird ohne Zweifel nicht so innig sein wie ursprünglich, sie dürfte jedoch der Haftbarkeit eines neugebildeten Ersatzknorpels in einem derartigen Defekt nicht nachstehen.
Daß gerade die Haftbarkeit des Ersatzknorpels in großflächigen
Defekten problematisch ist, zeigt der Verlauf eines geschilderten Falles, bei dem 2 Jahre nach der Erstoperation die Ablösung
eines größeren Lappens aus dem Bereich der neugebildeten Narbe
eine Reoperation notwendig machte. Möglicherweise spielt hier
die Weichheit des Ersatzknorpels eine Rolle, der bei großen Flächen im Gegensatz zu kleinen Defekten kein ausreichendes Widerlager findet und entsprechend leicht herausgerissen werden kann.
Eine solche Weichheit des Gewebes ist hingegen beim reimplantierten Knorpel, sofern er vital bleibt, nicht gegeben.

Literatur

1. BANDI, W.: Orthopäde 3, 201 (1974).
2. BENNINGHOFF, A.: Z. Anat. (Lond.) 76, 43 (1948).
3. COLEMAN, H. M.: J. Bone Jt Surg. 30 B, 1953 (1948)
4. GANZ, R.: H. Unfallheilkunde 110, 146 (1972).
5. KENNEDY, J. C., WAYNE GRANGER, R., MC GRAW, R. W.: J Bone Jt
   Surg. 48 B, 436 (1966).
6. MORSCHER, E., PFEIFFER, K.: Vortrag an der 55. Jahresversamm-
   lung der Schweiz. Ges. Unfallmed. Berufskr. Interlaken (1969).
7. O'DONOGHUE, D. H.: Trauma 6, 469 (1966).
8. PRIDIE, K. H.: J.Bone Jt Surg. 37 B, 350 (1955).
9. TRILLAT, A., DEJOUR, H.: Rev. Chir. orthop. 53, 331 (1967).
10. WAGNER, H.: Orthopäde 3, 208 (1974).

Zur Verschraubung intraarticulärer Knorpel – Knochenfragmente am Kniegelenk

E. H. Kuner und M. Häring

Der Knorpel ist bradytrophes Gewebe und nicht von Capillaren durch-
zogen. Dennoch ist in diesem Gewebe ausreichend Stoffwechsel vorhanden. Dies geschieht durch Diffusion in einer hohen Austausch-
rate von molekularen Bestandteilen. Untersuchungen von COTTA (1)
und anderen weisen auf zwei nebeneinander bestehende Diffusions-
wege hin. Die basalen Knorpelschichten werden von der subbasalen
Knochenschicht her ernährt, während die dem Gelenkcavum zugewand-
ten Knorpelschichten durch molekulare Bestandteile der Synovialflüssigkeit ernährt werden. Daraus wird gefolgert, daß innerhalb
der Knorpelschicht eine Grenzscheide dieser beiden Versorgungs-
wege vorhanden ist, etwa so wie dies in den medianahen Intimaab-
schnitten der Aorta der Fall ist. Die besondere topographische
Lage sowie die Grenzflächensituation zwischen Knochen und Knorpel machen dies notwendig. Diese Grenzscheide ist auf krankhaf-
te Veränderungen der Ernährungsbasis, z. B. bei traumatischen
Aussprengungen, besonders anfällig. Ein mangelernährter Gelenkknorpel kann seiner Aufgabe, nämlich Schutz des Knochens und Verhinderung des Antriebes, nicht mehr gerecht werden. Es kommt zu
einer irreversiblen Schädigung der Knorpelschicht und damit zu
einer erheblichen Funktionseinbuße des betroffenen Gelenkes.
Durch baldige, anatomisch exakte osteosyntetische Fixation aus-
gesprengter, intraarticulärer Knorpel- Knochenfragmente kann die
Restitutio ad integrum erzielt werden. Voraussetzung hierzu ist
u. E., daß das Fragment in sich nicht stärker zerstört sein darf,
die mit dem Knorpel ausgesprengte Knochenschicht nicht zu dick
ist und daß eine übungsstabile Fixation z. B. mit Schrauben möglich ist. Eine vollständige Entlastung für ca. 12 bis 16 Wochen
wird ebenfalls für außerordentlich wichtig angesehen. In diesem
Zusammenhang sei auch an die Untersuchungen von GOERTLER (3) erinnert, der auf den besonderen Wert der Gelenkmechanik für die
Stoffwechselvorgänge hinweist. Er konnte nachweisen, daß verschiedene Gelenkstellungen einen mehr oder minder großen Einfluß auf
die Durchblutungsverhältnisse im Bereich der Gelenkkapsel haben.
Bei gebeugtem Kniegelenk sind die Kapsel-Zottengefäße erweitert
und stark mit Blut gefüllt, so daß bei hohen Filtrationsdrucken
vermehrt niedermolekulare Bestandteile in das Gelenkcavum aus-
treten können, während bei höherem osmotischem Druck in den Ge-
fäßen der venösen Seite die Rückresorption erfolgt. Bei gestrecktem Knie dagegen und bei ungenügender Bewegung sind die Zotten
kollabiert und die Gefäße enggestellt. In dieser Position fließt
ein großer Teil des arteriellen Blutes ungenutzt wieder ab. Die
Ernährung des basalen Knorpelanteiles ist mangelhaft.

Beim autologen Replantat stellt sich die Frage nach immunbiolo-
gischen Gesichtspunkten nicht.

Anhand von drei klinischen Fällen soll unser Vorgehen bei frischen
traumatisch bedingten intraarticulären Knorpel-Knochenaussprengun-
gen erläutert werden.

Kasuistik

Fall 1: Eine damals 33 jährige Patientin stürzte am 4. 3. 1973
vom Pferd und wurde durch einen Hufschlag am rechten Kniegelenk
getroffen. Dabei kam es zu einer Knorpel-Knochenfraktur am lateralen Condylus femoris. Das in der Tragzone gelegene Fragment
war etwa markstückgroß, deutlich disloziert und unblutig nicht
zu reponieren. Deswegen wurde uns die Patientin 15 Tage nach dem
Unfall von außerhalb zugewiesen und am darauffolgenden Tag operiert. Das große Fragment konnte in Beugestellung des Kniegelenkes exakt eingepaßt, praelimär mit zwei Bohrdrähten fixiert und
anschließend mit zwei kleinen Spongiosaschrauben stabil versorgt
werden. Aktive Bewegungstherapie nach dem ersten postoperativen
Tag und Entlastung für 12 Wochen. Die Operationswunde heilte primär. Die Entfernung der Schrauben erfolgte nach 50 Wochen. Dabei wurde eine Biopsie aus dem ehemaligen Fragment entnommen.
Wie schon makroskopisch wurde auch histologisch der Nachweis von
hyalinem Knorpel erbracht. Zwei Jahre und sechs Monate nach der
Operation wurde die Patientin nachuntersucht. Sie war subjektiv
beschwerdefrei und wies objektiv seitengleiche Funktion auf.

Fall 2: Die zweite Patientin war 16 Jahre alt als sie beim Abstei-
gen vom Moped so unglücklich stürzte, daß sie sich eine intraarticuläre Knorpel-Knochenaussprengung am lateralen Femurcondylus
links zuzog. Sie wurde vier Stunden nach dem Unfallereignis operiert. Es wurde in gleicher Weise vorgegangen, wie im ersten Fall.
Die Metallentfernung erfolgte nach 12 Wochen. Dabei ergab die
Biopsie wiederum einwandfrei hyalinen Knorpel. Makroskopisch war
das Fragment exakt eingeheilt und der Gelenkknorpel glänzend. Anläßlich der Nachuntersuchung 1 Jahr und 6 Monate nach der Operation war die Patientin ebenfalls beschwerdefrei und hatte an beiden Kniegelenken gleiche Funktion.

Fall 3: Bei der dritten Patientin handelte es sich um eine ebenfalls 33—jährige Frau, die beim Wandern an einem Hang rückwärts
stürzte, sich dabei drehte und mit dem linken Knie aufschlug. Sie
kam einen Tag später zur Aufnahme. Röntgenologisch konnte am linken lateralen Femurcondylus eine Aussprengung festgestellt werden, die am 2. Tag nach dem Unfall nun in bewährter Weise übungs-
stabil verschraubt wurde. Der Verlauf war ebenfalls glatt. Die
Nachkontrolle ergab vollständige seitengleiche Kniegelenksfunk-
tion und eine subjektiv sehr zufriedene Patientin. Die Metallentfernung und Biopsie erfolgten 17 Wochen post operationem wobei wiederum hyaliner Knorpel im festeingeheilten Fragment histo
logisch nachweisbar war. Die Nachuntersuchung wurde auch nach
1 Jahr und 6 Monaten vorgenommen.

Zusammenfassend kann festgehalten werden, daß eine baldige, übungsstabile Verschraubung intraarticulärer,frischer Knorpel-Knochen-

fragmente aus dem lateralen Femurcondylus bei drei Frauen zu einer Restitutio ad integrum geführt hat, die durch histologische Untersuchung anläßlich der Schraubenentfernung und durch eine klinische und röntgenologische Kontrolle zu beweisen war.

<u>Literatur</u>

1. COTTA, H.: Zur Physiologie der Gelenke. Langenbecks Arch. Chir. <u>316</u>, 391 (1966).
2. DUSTMANN, H. O., W. PUHL: Die Reaktion des Gelenkknorpels nach chondralen und osteochondralen Verletzungen. Langenbecks Arch. Chir. 65-66, Forum 1973.
3. GOERTLER, K.: Cavitäre und angiologische Besonderheiten des Kniegelenkes und deren Bedeutung für die Aussagekraft diagnostischer Kapselausschneidungen. Verh. dtsch. Ges. Path. 43. Tagg. 85 (1959).
4. JONASCH, E.: Das Kniegelenk. Berlin: W. de Gruyter, 1964.
5. OTTE, P.: Biologie des Gelenkknorpels im Hinblick auf die Transplantation. Z. Orthop. <u>110</u>, 677 (1972).

Pathophysiologie und spezielle Untersuchungsverfahren
Der frische Knorpelschaden

Diskussionsbemerkungen und Empfehlungen aller Teilnehmer
(Leitung: H. Cotta)

Zusammengefaßt und redigiert von A. Rüter und C. Burri

I. Pathophysiologie

Der Gelenkknorpel weist nicht überall dieselbe Strukturierung auf.
Verschiedenheiten in seiner Morphologie können unterschiedlichen
mechanischen Situationen zugeordnet werden. In der belasteten Zone
findet sich sehr viel Collagen, mit dem sich die Zellen überschich-
tet haben. Offensichtlich stellt die mechanische Deformierung den
Anreiz für die Zellen zur Collagensynthese dar. Dagegen produzieren
Zellen in unbelasteten Knorpelpartien vorwiegend Proteoglykane.

Ändert sich die mechanische Beanspruchung in einem bestimmten
Areal, benötigt der Knorpel sicher mehrere Monate, um sich der
veränderten Situation anzupassen. Von klinischer Bedeutung ist
hierbei diejenige Veränderung, bei der ein bislang unbelastetes
Gebiet nun unter Belastung kommt. Diese Verhältnisse sind sicher
immer nach Umstellungsosteotomien und autologen Transplantationen gegeben, z. T. treffen sie wohl auch für den Knorpelbelag
des Tibiakopfes nach einer Meniscektomie zu. In Analogie zu tierexperimentellen Befunden wird der zur Anpassung notwendige Zeitraum auf etwa 6 Monate geschätzt. Aufgrund der beruflichen Möglichkeiten des Patienten und den klinischen Erfahrungen ist die
Forderung, ein meniscektomiertes Knie über eine derart lange
Zeitspanne zu entlasten, illusorisch. Dennoch geben diese Überlegungen zu erheblichen Bedenken gegen die oft geübte Praxis
Anlaß, einen Patienten, wie z. B. einen Spitzensportler, 3 Wochen nach Meniscektomie übergangslos wieder maximalen Belastungen auszusetzen.

Die Syntheseleistung der Knorpelzellen wird ohne Zweifel durch
die mechanische Beanspruchung verändert. Von klinischer Bedeutung ist die Frage, inwieweit eine Drosselung dieser Zelleistung
durch reduzierte oder fehlende Beanspruchung bei Wiedereinsetzen
der Anforderung noch reversibel ist. Dies ist bisher im einzelnen
nicht geklärt. Man nimmt jedoch an, daß die Reversibilität gegeben ist, solange die Zelldystrophie nicht bis zum Zelltod geführt hat. Versuche mit konstanter Kompression des Gelenkknorpels
haben gezeigt, daß die Aufnahme von S 35 - als Ausdruck der Synthese von Chondroitin - und von Thymidin - als Ausdruck der Collagensynthese nach 6 Tagen bereits rückläufig ist und bis zum end-
gültigen Zelltod weiter abnimmt. Eine genaue zeitliche Grenze für
die Reversibilität dieses Geschehens ist nicht bekannt.

Änderungen der Knorpelbeschaffenheit können, wie bereits erwähnt, mechanisch, daneben aber auch chemisch induziert werden. Entsprechende Schäden lassen sich nach Knorpelverletzungen bereits so frühzeitig beobachten, daß Auswirkungen der geänderten mechanischen Situation ursächlich noch nicht in Frage kommen, ätiologisch daher vielmehr chemische Vorgänge angeschuldigt werden müssen.

Knorpeldefekte werden zunächst durch ein Ersatzgewebe aufgefüllt, in dem Fibrocyten vorherrschen. Dieses Bild findet sich nach etwa 2 Wochen. Danach wird Collagen eingelagert. In der nächsten Phase kommt es dann anscheinend zur Abnahme des Collagengehaltes. Dies ist aber nur ein optischer Effekt, da das Collagen zu diesem Zeitpunkt der sog. Maskierung unterliegt und nur noch elektronenmikroskopisch nachgewiesen werden kann. In der letzten Phase wandeln sich dann die Fibrocyten unter dem funktionellen Reiz in Knorpelzellen um.

Im Tierversuch, bei dem Gelenke extendiert wurden, dabei aber frei bewegt werden konnten, zeigten sich erste Veränderungen des Knorpels nicht vor 8 Wochen. Diese lagen in der Tangential- und Übergangszone. Es ist nicht untersucht, inwieweit diese Veränderungen reversibel sind. Bei einer weiteren Gruppe von Tieren wurde das Gelenk vollständig immobilisiert. aber nicht extendiert. Nach 4 Wochen wurde die Immobilisation aufgehoben, die Tiere konnten sich weitere 6 Monate frei bewegen. Nach diesem Zeitraum fanden sich an allen diesen Gelenken erhebliche arthrotische Veränderungen. <u>Für die Klinik bedeutet dies, daß die Gefahr für den Knorpel nicht in der Extension, sondern in der Immobilisation liegt.</u> Die Noxe ist nicht die Entlastung, sondern die fehlende Bewegung.

Nach Abschluß des Wachstums wird der Gelenkknorpel offensichtlich nur noch über die Durchsaftung mit Synovialflüssigkeit ernährt, die - ähnlich wie bei einem Schwamm - unter wechselnder Druckbelastung zustandekommt. Dies heißt für die Klinik, daß die vollständige Immobilisation eines Gelenkes beim Erwachsenen über mehrere Wochen unbedingt vermieden werden muß. Ist eine Freigabe des Gelenkes bei Reduzierung der Belastung - am Kniegelenk durch Benützung von Gehstützen - nicht möglich, ist die Extension so anzulegen, daß die Gelenke bewegt werden können. Hierzu stehen entsprechende Extensions-Bewegungsschienen zur Verfügung.

II. Spezielle Diagnoseverfahren

Arthrographie

Die Treffsicherheit dieser Untersuchungsmethode hängt wesentlich von der Erfahrung des Untersuchers ab. Dies gilt entsprechend für ihre Bedeutung im Rahmen der Diagnostik. Die Erfahrungen der Diskussionsteilnehmer zeigen einhellig, daß eine Quote von 90% richtiger Befundungen, wie sie z. T. bei Meniscusläsionen beschrieben sind, nur erreicht werden kann, wenn stets derselbe erfahrene Röntgenologe Untersuchung und Beurteilung vornimmt. Sonst erreicht die Treffsicherheit kaum einmal 60%.

Durch eine eingehende klinische Untersuchung läßt sich aber auch
bei etwa 90% operationsbedürftiger Kniegelenke die richtige Diagnose stellen. Von klinischem Interesse wäre die Frage, inwieweit die Arthrographie bei den restlichen 10% weiterhelfen kann.
Hierüber sind keine vergleichenden klinischen Untersuchungen bekannt. Nachdem wir heute wissen, wie empfindlich der Knorpel-
stoffwechsel auf unterschiedliche Einflüsse reagiert, muß auch
die Wirkung der instillierten Kontrastmittel kritisch überdacht
werden. Bei Gelenkeröffnungen nach kurz vorhergegangenen Arthro-
graphien fanden sich makroskopisch keine Reizzustände der Gelenkinnenhaut. Langzeituntersuchungen zu dieser Problematik fehlen.

Arthroskopie

Diese Untersuchung darf ausschließlich in Narkose durchgeführt
werden. Einerseits läßt sich das Kniegelenk nur dann soweit auf-
klappen und drehen, daß alle Möglichkeiten der arthroskopischen
Beurteilung ausgeschöpft werden können, andererseits besteht
sonst die Gefahr, daß sich der Patient bei unbedachten Bewegungen Knorpelverletzungen durch das Arthroskop zuzieht.

Der zeitliche Aufwand der Untersuchung selbst ist relativ gering.
Bei einiger Erfahrung des Untersuchers liegt dieser um 20 Minuten. Es handelt sich bei diesem Eingriff jedoch um die Eröffnung
eines Gelenkes, deshalb gelten hinsichtlich der Sterilität die-
selben Vorschriften wie für eine große Gelenkoperation. Die dadurch erforderlichen Vorbereitungen vergrößern zusammen mit der
Narkoseeinleitung den Zeitbedarf auf fast eine Stunde pro Untersuchung.

Da die Arthrographie wesentlich weniger aufwendig ist, wird die
Arthroskopie sie nie ganz verdrängen können. Andererseits besitzt
die Arthroskopie aber wesentliche Vorteile gegenüber der Probe-
arthrotomie. Neben der Möglichkeit, diesen Eingriff ambulant
durchzuführen, besteht das Hauptargument darin, daß die Arthroskopie einen wesentlich besseren Überblick über die gesamte Ge-
lenksituation erlaubt, da sie die Beurteilung des ganzen lateralen Meniscus, der vorderen 2/3 des medialen Meniscus, des vorderen Kreuzbandes und der Knorpelbeläge an Femur, Tiabiakopf und
Patella ermöglicht - sofern der Untersucher entsprechend erfahren
ist.

Wenn immer möglich, sollten operative Eingriffe am Kniegelenk,
die sich durch die Arthroskopie als notwendig erweisen, in derselben Narkose angeschlossen werden. Die Patienten sind vorher
entsprechend zu unterrichten. Hierbei ergeben sich Schwierigkeiten in den Fällen, in denen der Patient von einem selbst operativ
tätigen Kollegen nur zur Arthroskopie überwiesen wurde.

Die heutigen Kenntnisse des Gelenkstoffwechsels und seiner Stör-
anfälligkeit veranlassen zunächst auch zu Bedenken gegen die Arthroskopie, da dieser Eingriff auf Durchflutung des Gelenkes mit
einer physiologischen Lösung oder CO_2 angewiesen ist. Auch hier
stehen klinische Untersuchungen über die Auswirkungen dieser Substanzen auf den Knorpel noch aus.

III. Therapie

Die Behandlung des frischen Knorpelschadens richtet sich nach folgenden Prinzipien:

Möglichst exakte Wiederherstellung der Gelenkmechanik.
Normalisierung der Knorpelernährung.
Verhinderung von Inaktivierungsschäden an Knorpel, Gelenkhüllen und Muskulatur.

Die Indikation zu operativem Vorgehen ist bei den Verletzungen eindeutig, bei denen das Röntgenbild Impressionen, Abscherungen oder knöcherne Ausrisse erkennen läßt.

Alle anderen Fälle, bei denen der Verdacht auf eine frische Knorpelverletzung besteht und keine begleitende Bandverletzung zu aktivem Vorgehen zwingt, sollten primär konservativ behandelt werden. Hierbei wird das verletzte Gelenk zunächst auf einer Schiene ruhiggestellt. Ist ein Gelenkerguß nachweisbar, ist dieser unter sterilen Kautelen abzupunktieren. Dies hat nicht nur einen analgetischen Effekt, vielmehr entlastet es die Zirkulation in der Synovia und hat beim Vorliegen eines Hämarthros hauptsächlich dadurch Bedeutung, daß hierdurch der Knorpel vor einer Schädigung durch die Enzyme des Blutes bewahrt wird.

Sobald es die Schmerzen erlauben, muß die Ruhigstellung aufgegeben werden, da nur unter Bewegungen des Gelenkes die Ernährung des Knorpels gewährleistet ist. Selbst wenn zunächst nur kleine Bewegungsausschläge erzielt werden können, reichen diese doch aus, um eine Bridenbildung im Gelenk zu verhindern. Außerdem kann die notwendige Wechselbelastung dadurch gefördert werden, daß der Patient zu isometrischen Muskelübungen angehalten wird.

Mit zunehmender Schmerzfreiheit und Besserung des Bewegungsumfanges kann danach mit Gehübungen unter Teilbelastung des Beines begonnen werden. Freie Belastung ist - bei anhaltender Beschwerdefreiheit - nach 5 bis 6 Wochen erlaubt.

Treten unter der Mobilisation oder nach einem freien Intervall Schmerzen, stärkere Gelenkschwellungen oder Blockierungen ein, muß das Gelenk operativ revidiert werden.

Legt der Röntgenbefund primär ein operatives Vorgehen nahe oder zwingt ein entsprechender Verlauf nach konservativer Therapie zu diesem Entschluß, richtet sich das Vorgehen im einzelnen nach dem aktuellen Befund (Abb. 1a-f).

a) Finden sich Knorpelimpressionen, die zu keinem Einsintern des subchondralen Knochens geführt haben, werden die Ränder der Impression mit dem Skalpell soweit geglättet, daß keine scharfkantigen Niveausprünge zurückbleiben.
b) Besteht eine Impression des subchondralen Knochens, ist diese von einem extrachondralen Zugang aus zu heben. Der entstandene Defekt wird mit autologer Spongiosa unterfüttert.
c) Stößt man auf reine Knorpelfragmente, ist es sinnlos, diese zu reimplantieren, da sie in dem nicht durchbluteten Bett

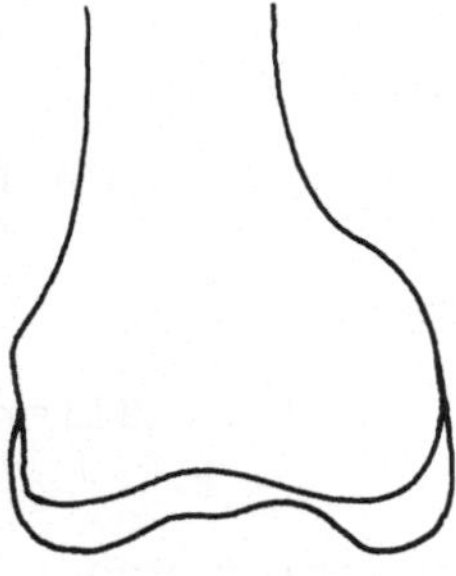

a) Reine Knorpelimpression
Glättung der Ränder

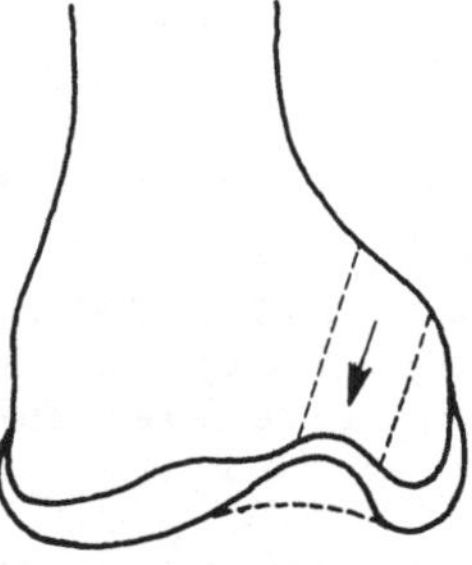

b) Impression des subchondralen
Knochens. Hebung und Spongiosa
von extracartilaginär

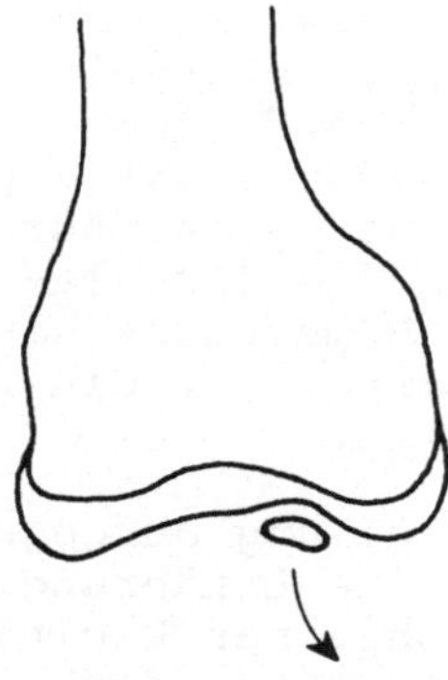

c) Reines Knorpelfragment.
Entfernung, Glättung der
Defektränder

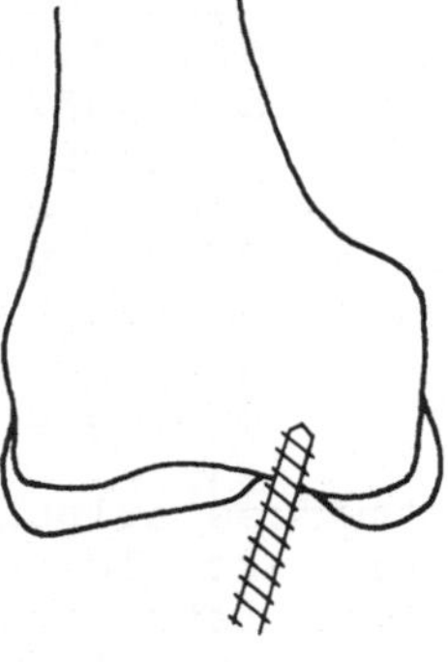

d) Defekt bis zur subchondralen
Schicht. Bohrung nach PRIDIE

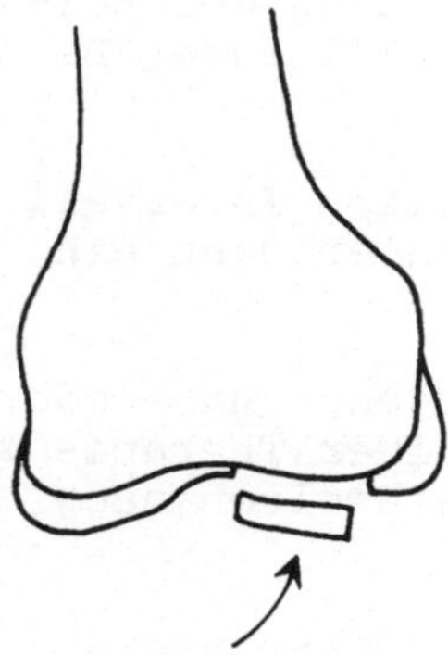

e) Großer Defekt bis zur
subchondralen Schicht.
Evtl. Knorpeltransplantation

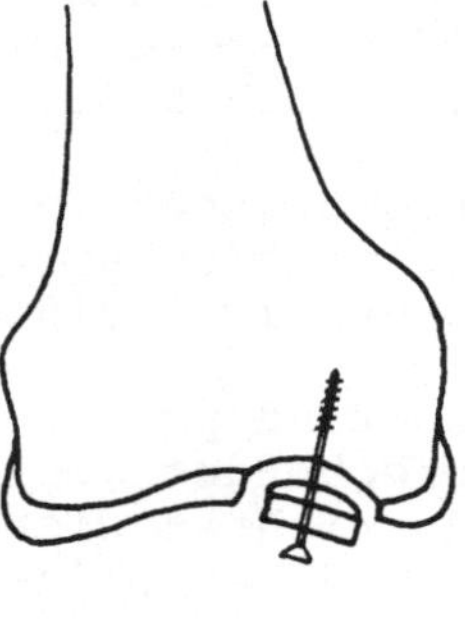

f) Osteochondrale Fragmente.
Reimplantation, Osteosynthese
technische Details s. S.

Abb. 1a–f. Operatives Vorgehen beim frischen Knorpelschaden

nicht einheilen können. Diese reinen Knorpelfragmente müssen
entfernt werden, die Ränder des Defektes werden geglättet.
d) Reicht der Defekt bis zur subchondralen Schicht, wird diese
   mit einem 2 mm Bohrer mehrfach perforiert. Dies ermöglicht
   das Aussprossen eines Ersatzgewebes, das unter funktionellem
   Anreiz in Faserknorpel umgewandelt werden kann.
e) Handelt es sich hierbei um ein großes Areal in einer stark belasteten Zone, hat in Ausnahmefällen auch die Knorpeltransplantation ihre Berechtigung.
f) Das Vorgehen bei osteochondralen Fragmenten richtet sich nach
   ihrer Größe. Sind die Fragmente so klein, daß sie nicht stabil
   gefaßt werden können, müssen sie entfernt werden. Die Ränder
   des Defektes werden danach geglättet.

Wenn irgend möglich, werden diese Fragmente jedoch reimplantiert und stabilisiert. Die Prognose dieser Verletzung ist günstig, da die Ausheilung der Knochenverletzung zur Einheilung
des Fragmentes führt. Zur Fixierung stehen verschiedene Möglichkeiten zur Verfügung:

Kleinere Fragmente können durch Kirschnerdrähte gefaßt werden,
deren gelenknahes Ende durch einige Hammerschläge· nietenartig
verbreitert wurde. Dieser Kopf wird dann im Knorpel versenkt,
das andere Ende des Drahtes extraarticulär an der Corticalis
umgebogen, wodurch eine leichte Kompression in der Fraktur entsteht (Abb. S. 134).

Größere Stücke lassen sich durch Spongiosa-Kleinfragmentschrau-
ben stabilisieren, die von der Gelenkfläche her eingebracht werden. Der Schraubenkopf ist hierbei ebenfalls bis in das Knorpel-
niveau zu versenken. Dieses Vorgehen hat den Nachteil, daß nach
8 bis 10 Wochen eine neuerliche Arthrotomie zur Entfernung des
Metalls notwendig wird.

Ist die anhängende Knochenlamelle etwas stärker, kann diese
durch Kleinfragment-Spongiosaschrauben, deren Gewindeteil durch
Kappen der Spitze entsprechend gekürzt wurde, extraarticulär
gefaßt werden. Dies ist technisch schwierig, verhindert jedoch
eine weitere Störung der Knorpeloberfläche durch die versenkten
Schraubenköpfe und macht eine Wiedereröffnung des Gelenkes bei
der Metallentfernung unnötig.

Alternativ besteht die Möglichkeit, das Knorpel-Knochenfragment
durch Corticalisstifte anzuheften, die aus dem Schienbeinkopf
entnommen wurden. Die hierbei erreichte Stabilität ist nicht
mit derjenigen einer Kompression durch Zugschrauben zu verglei-
chen. Dieses Vorgehen erfordert jedoch keinen Wiedereingriff
zur Metallentfernung.

Die technischen Details der erwähnten Verfahren sind im Kapitel III: "Der alte Knorpelschaden" Diskussionsbemerkungen
und Empfehlungen aller Teilnehmer (Leitung L. Schweiberer)
S. 129 im einzelnen erläutert.

Von größter Bedeutung ist die krankengymnastische Nachbehandlung.
Diese muß möglichst frühzeitig einsetzen, um durch aktive Mobilisation bis zur Schmerzgrenze Immobilisierungsschäden zu verhindern
und eine optimale Ernährung des Knorpels sicherzustellen.

92

Die Entlastungszeiten richten sich nach der durchgeführten Behandlung. Handelte es sich ausschließlich um eine Knorpelimpression oder wurde ein reines Knorpelfragment entfernt, kann die Belastung nach 5-6 Wochen freigegeben werden. Nach allen übrigen Eingriffen ist das Bein für 12 Wochen zu entlasten. Die Therapie ist in Tabelle 1 zusammengefaßt.

Tabelle 1. Therapieschema beim frischen Knorpelschaden

Befund	Vorgehen
Keine röntgenol. Veränderungen. Keine Blockaden.	Kurzfristige Ruhigstellung, Punktion, Mobilisation unter Entlastung.
Reine Knorpelfragmente und Knorpelimpressionen.	Glättung der Defektränder, Entfernung des Fragmentes.
Impressionen der subchondralen Schicht.	Hebung des Imprimates von extracartilaginär, Unterfütterung mit Spongiosa.
Defekte bis auf die subchondrale Schicht.	Bohrungen nach PRIDIE, in Ausnahmefällen Knorpeltransplantation.
Osteochondrale Frakturen.	Reinsertion des Fragmentes, Osteosynthese.

Prognose

Mit einer möglichst anatomischen Rekonstruktion eines verletzten Gelenkes läßt sich einer späteren Inkongruenzarthrose zwar vorbeugen, die wiederherstellenden Maßnahmen machen den Schaden am Knorpel aber nicht ungeschehen. Derzeit ist die klinische Bedeutung der sog. Knorpelschutztherapie noch nicht erwiesen. Die Gefahr wiederholter Gelenkinstillationen erscheint größer als der fragliche Gewinn durch diese Maßnahmen. Die Mehrzahl der Diskussionsteilnehmer lehnt dieses Vorgehen daher bei dem heutigen Kenntnisstand ab.

Erst wenn weitere Einblicke in die Grenze zwischen degenerativen und regenerativen Vorgängen am verletzten Knorpel möglich sind und wir gelernt haben, diese Vorgänge histochemisch zu beeinflussen, wird der nächste Schritt zur Prophylaxe einer posttraumatischen Arthrose getan werden können.

Osteochondrosis dissecans (Diagnose und Therapie)

W. Müller

Obwohl dieses Krankheitsbild gerade am Kniegelenk in einer typischen Weise auftritt und meist auch einen bestimmten Verlauf nimmt, ist letzlich die eigentliche Ätiologie noch immer unklar. Obwohl man kaum je primär entzündliche Veränderungen vorfindet, schreiben die angelsächsischen und französischen Autoren nach wie vor über Osteochondritis dissecans (ostéochondrite dissécante), während sich im deutschen Gebiet der neuere Begriff der Osteochondrosis dissecans durchsetzt. Auch dieses Wort als Begriff hilft uns nicht viel zur Klärung. Es bleibt die Frage nach einer hereditären Prädisposition und andererseits nach traumatischer Schädigung als die zwei im Vordergrund stehenden ätiologischen Faktoren dieses Krankheitsgeschehens offen.

Analog zu den eigentlichen Kopf- und Condylennekrosen, welche wir typischerweise an den mechanisch exponierten Konvexgelenkflächen finden, sehen wir nicht nur am Kniegelenk, sondern beispielsweise auch im Capitulum radiale humeri oder an den Metatarsaliaköpfchen in Form des Morbus Panner und des Morbus Köhler osteochondrotische Veränderungen vorwiegend an den konvexen Gelenkteilen. Es fällt daher nicht schwer anzunehmen, daß an diesen in die Gelenke hineinragenden Knochenenden Zirkulationsprobleme im Vordergrund stehen können. Sei es nun, daß schon primär das Gefäßsystem nicht in der Lage ist, alle epiphysären Anteile genügend mit Blut zu versorgen oder sei es, daß es nach einmaligem oder wiederholtem Trauma zur subchondralen Ischämie mit Osteochondronnekrose kommen kann. Es ist dabei wohl wahrscheinlich, daß Mikrofrakturen der Spongiosafeinarchitektur im Sinne der Ermüdungsfrakturen vorliegen. Diese würde an einem exponierten konvexen Knochen über eine pseudarthrosebedingte Durchblutungsstörung die Dissezierung erklären. Die Knorpelschädigungen wären dann die Folge größerer örtlicher Elastizitätsunterschiede des unstabilen knöchernen Unterbaus des betroffenen Gelenkknorpelabschnittes.

Diagnose der Osteochondritis

Beim jugendlichen Patienten im Pubertäts-Wachstumsschub oder in den Jahren danach ist ein Bild mit unklaren Kniebeschwerden, gelegentlichen Schwellungszuständen mit etwaigem Erguß, vorallem im Anschluß an starke Beanspruchung verdächtig auf das Vorliegen einer Osteochondrosis. Eigentliche Einklemmungs- und Blockierungserscheinungen durch ein freies Dissecat sind in der Regel erst später zu erwarten.

Neben einer <u>guten klinischen Untersuchung des Kniegelenkes</u> wird
man bei der Verdachtsdiagnose die <u>entsprechende Röntgenuntersu-
chung</u> veranlassen (Abb. 1).

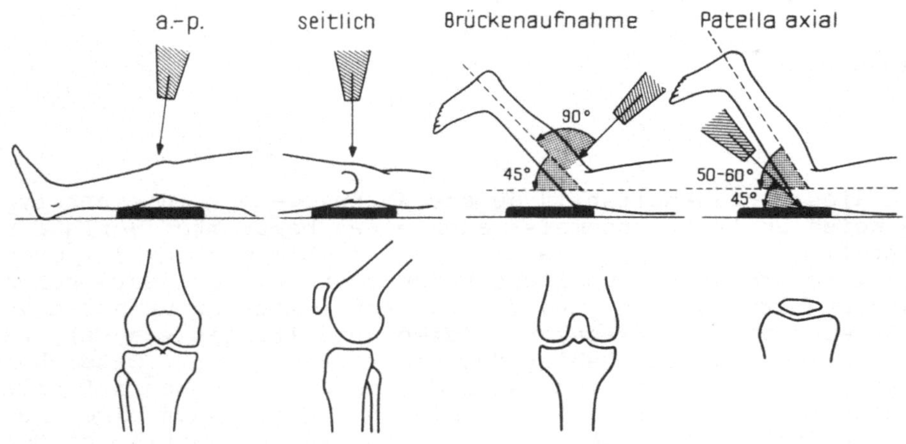

*Abb. 1. Bei Osteochondrosis dissecans wichtige Röntgenstandard-
aufnahmen des Kniegelenkes*

Neben den routinemäßig gewohnten Aufnahmen ap und seitlich werden wir die Brückenaufnahme nach FRICK und axiale Aufnahmen der
Patella veranlassen. Gelegentlich sind Tomographien und für die
Beurteilung der Patellalage auch die sog. Defiléaufnahmen nach
FICAT bei 30°, 60° und 90° Flexionsstellung des Kniegelenkes auf-
zunehmen. In seltenen Fällen kann auch die Arthroskopie oder eine Arthrotomie erst die entscheidende Klärung bringen.

<u>Differentialdiagnose</u>: Differentialdiagnostisch gilt es die <u>fri-
sche Impressionsfraktur</u> der Condylenrolle, die der Osteochondrosis sehr ähnlich sein kann, auszuschließen. Auch ist die <u>fri-
sche traumatische Schädigung der Condylengelenkfläche</u> nach Pa-
<u>tellaluxation</u> in Betracht zu ziehen. Die osteocartilaginären Ab-
scherfragmente weisen dann wie in diesem Beispiel multiple In-
fraktionen auf und sind von einem regelrichtigen Dissecat sui
generis klar zu unterscheiden. Schließlich sei die <u>direkte traumatische Schädigung des Knorpels</u> durch Contusion oder durch Kompression eines verhärteten Meniscus nicht zu vergessen (Abb. 2).
Weiter bildet der Hinterhornlappen des medialen Meniscus mit
chronischer Interposition eine weitere Ursache für die Entstehung großer Knorpelulcera gerade an der medialen Condylenrolle.
Am Schluß muß dann die eigentliche <u>Condylennekrose</u> vorwiegend
beim älteren Menschen differentialdiagnostisch in Betracht gezogen werden. Auf dem Röntgenbild sieht man zu Beginn kaum eine
Veränderung, während das in diesen Fällen differentialdiagnostisch
sehr wichtige Scintigramm einen positiven Befund ergibt. Monate
später zeigt dann oft auch der normale Röntgenstatus den Befund
der Condylennekrose.

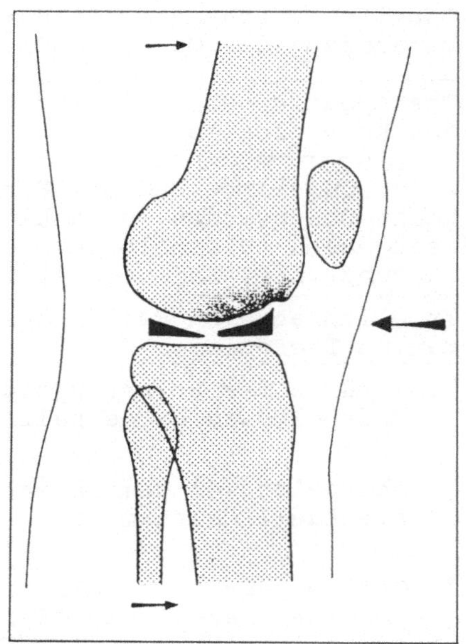

*Abb. 2. Schema einer meniscusbe-
dingten Impression mit Knorpelschaden am Femurcondylus*

Therapie der Osteochondrosis

Obwohl wir in bezug auf die Ätiologie dieser Krankheit noch man-
che Fragezeichen stehen haben, sind unsere therapeutischen Maßnahmen zielgerichtet von gutem Erfolg, wenn wir uns klar an feste
Kriterien halten (Tabelle 1).

Konservative Therapie: Da wir ja den eigentlichen Krankheitspro-
zeß mit unseren Behandlungsprinzipien von der Ursache, also von
der Durchblutungssperre her und über die "Pseudarthrose" ange-
hen wollen, hat die rein konservative Therapie mit Schonung und
Beobachtung des Verlaufs nur eine sehr beschränkte Indikation.
Sie rechnet mit einer Selbstheilungstendenz in Frühfällen und
ist nur dann mit Sicherheit zu vertreten, wenn es sich bei der
festgestellten Osteochondrosis um einen Zufallsbefund bei Kindern handelt. Zusätzlich müssen dazu aber die folgenden Bedingungen erfüllt sein: Es dürfen keine Beschwerden vorliegen. Der
Herd muß klein sein. Er muß weitgehend außerhalb der Belastungszone liegen und die das Dissecatgebiet abgrenzende Sklerosezone
muß schmal sein. Sehr oft ist es schwierig, solche röntgenologischen Veränderungen von eigentlichen epiphysären passageren
Wachstumsstörungen zu unterscheiden.

Operative Therapie: Neben diesen konservativ zu verfolgenden Ein-
zelfällen ist im übrigen in allen anderen Situationen das operative Vorgehen die Therapie der Wahl. Dabei spielt es eine für die
Indikation der Operationstechnik wichtige Rolle, ob der Herd in
einer Belastungszone liegt und ob der Knorpelbelag gut erhalten
ist. In diesem Fall sind Forage und Durchbrechung der Sklerosezone und subchondrale Spongiosaplastik vom Knochen her möglich,
während bei demarkiertem Knorpeldeckel oder vollkommen freier Ge-

Tabelle 1. Schematische Darstellung der Kriterien für die
Behandlung der Osteochondrosis dissecans

Therapeutisches Procedere bei Osteochondrosis Dissecans des Kniegelenkes	
O. d. Zufallsbefund bei Kindern, keine Beschwerden, Herd klein, weitgehend außerhalb der Belastungszone, Sklerose schmal	schonen und beobachten
In allen anderen Fällen operative Therapie:	
1. Herd in der Belastungszone, Knorpelbelag gut erhalten	Forage und Entfernung der Sklerosezone vom Knochen her, subchondrale Spongiosaplastik
2. Knorpeldeckel demarkiert, eventuell Gelenkmaus	Anbohren der subchondralen Sklerosezone von der Oberfläche her, Reimplantation und Fixation
3. Kein eigentliches Dissecat (Knorpel mazeriert) oder multiple Gelenkmäuse, größerer Knorpeldefekt	- Knorpeltransplantation (Auto-, Homoioplastik)
Defekt klein, nicht in Belastungszone, oder ungünstige Ausnahmesituation	- Herdausräumung, Anfrischung der vitalen Spongiosa
4. Großer Herd in der Belastungszone, Genu varum	Zusätzliche Valgisationsosteotomie der Tibia

lenkmaus ein Anbohren der subcondralen Sklerosezone von der Gelenkseite her durchgeführt werden kann und eine Reimplantation des Dissecates mit Fixation desselben angestrebt werden muß. Findet sich hingegen kein Dissecat, ist der Knochen mazeriert, dann kommen wie auch bei multiplen Gelenkmäusen und größerem Knorpeldefekt die osteochondrale Transplantation zur Anwendung. Als letzte Maßnahme bei großem Herd in der Belastungszone und gleichzeitig bestehenden Genu varum muß die valgisierende Tibiakopfosteotomie die nötige Entlastung bringen.

Im einzelnen sieht die Planung des Operationsvorganges für die besprochenen Fälle im Detail wie folgt aus:

1. Herd in der Belastungszone bei gut durchgehend erhaltenem Knorpelbelag.

Bei offenen Epiphysenfugen: Finden sich (wie bei diesem 11 jährigen Knaben) noch offene Epiphysenfugen, dann muß ausnahmsweise im Bereich der Gleitfläche der Condylenrolle, der sog. Condylenwange, nach sorgfältigem Beiseiteschieben des Synovialüberzuges wegen der Gefäßversorgung von der Knorpelgrenze weg gegen den Seitenbandansatz zu ein Fenster geöffnet werden, von wo aus man den osteochondrotischen Herd mit Spongiosa unterfüttern kann (Abb. 3).

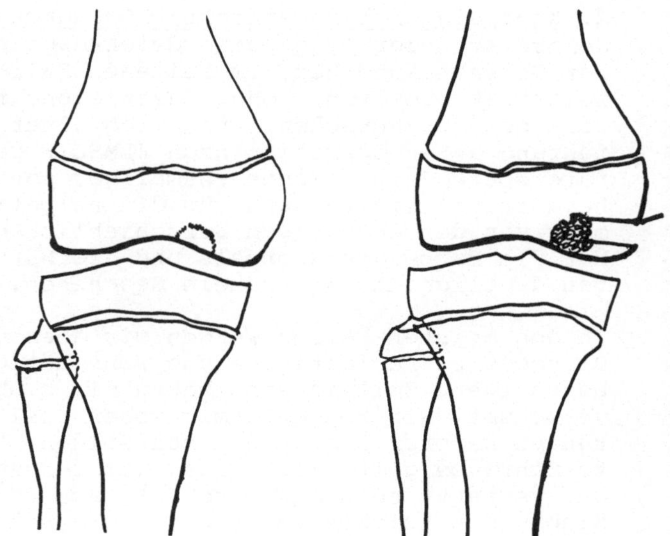

Abb. 3. Technik der Unterfütterung mit Spongiosa bei noch offenen Epiphysenfugen

Bei geschlossenen Epiphysenfugen: An einem Patienten mit geschlossener Epiphysenfuge ist man mit der Wahl der Stelle für die Knocheneröffnung viel weniger stark gebunden und kann diese gezielt außerhalb des Condylengleitlagers und des Ligamentansatzes weiter proximal anlegen (Abb. 4).

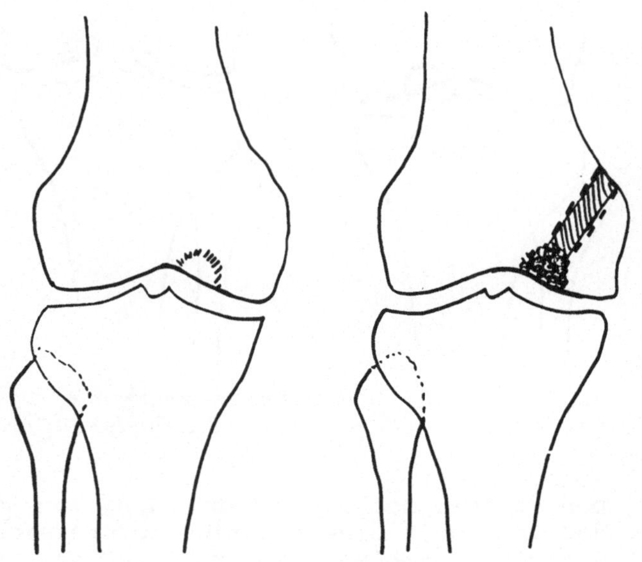

Abb. 4. Technik der Unterfütterung mit Spongiosa bei geschlossenen Epiphysenfugen

2. Knorpeldeckel demarkiert - Gelenkmaus. Ist der Knorpeldeckel
demarkiert oder liegt eine Gelenkmaus vor, dann können wir von
der Gelenkfläche her, im seltenen Fall durch eine allgemein er-
weichte Knorpelzone, ohne Mazerierung foragieren und die Sklerosezone durchbrechen. Anläßlich einer Rearthrotomie zur Durchführung einer Operation nach ELMSLIE zeigte sich dann einige Monate später ein solcher ehemaliger postcontusioneller Erweichungs-
herd stabilisiert. Auch für die Palpation mit dem Finger war nichts
mehr von der ehemaligen Verschieblichkeit im Knorpel zu erfassen.
Nur die Farbe des Knorpels und die Narben der Bohrlöcher erinnerten deutlich an das frühere Geschehen.

In den meisten Fällen werden wir aber versuchen, ein eigentliches
Dissecat zu replantieren und wenn nötig, mit einer Schraube zu
befestigen. Smillie-Pins haben wir bisher in unserer Klinik nicht
verwendet. Wir können somit weder positive noch negative Erfahrungen anderer Operateure bestätigen. Für die bei uns verwendete Schraube gilt allerdings, daß der Schraubenkopf entsprechend
gut versenkt sein muß, und daß nach röntgenologisch gesichertem
Einbau des Reimplantates die Schrauben oft schon nach 6-8 Wochen
entfernt werden, damit nicht bei der Wiederaufnahme der Vollbelastung eine Schädigung durch das Metall entstehen soll (Abb. 5).

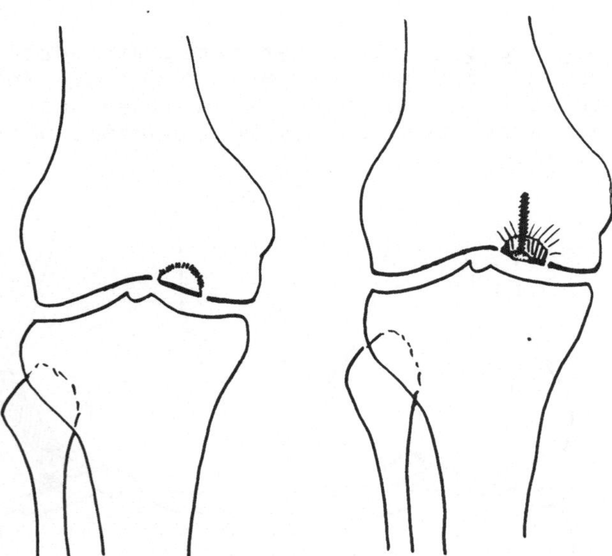

*Abb. 5. Technik der Anfrischung des Dissecatlagers mit Replan-
tation des Dissecates und Schraubenfixation*

Den Vorteil bei einer Verwendung von Schrauben sehen wir darin,
daß man damit eine richtige Kompressionskraft für einen festen
Sitz des Reimplantates erhält. Dieser gute Halt des Knorpelkno-
chenstückes sollte auch den angestrebten Einbau direkt und schnell
in die Wege leiten.

**3. Kein eigentliches Dissecat, Knorpelmazerierung, multiple Ge-
lenkmäuse.** Liegt kein eigentliches Dissecat vor und finden wir
unter Umständen eine diffuse Mazerierung des Knorpels oder multiple Gelenkmäuse oder einen größeren Knorpeldefekt, dann ist
die Indikation für eine Auto- oder homologe Plastik mit Knorpeltransplantation gegeben. Im weiteren wollen wir nicht darauf
eingehen, weil ja WAGNER dieses Kapitel noch in extenso gesondert behandeln wird (Abb. 6).

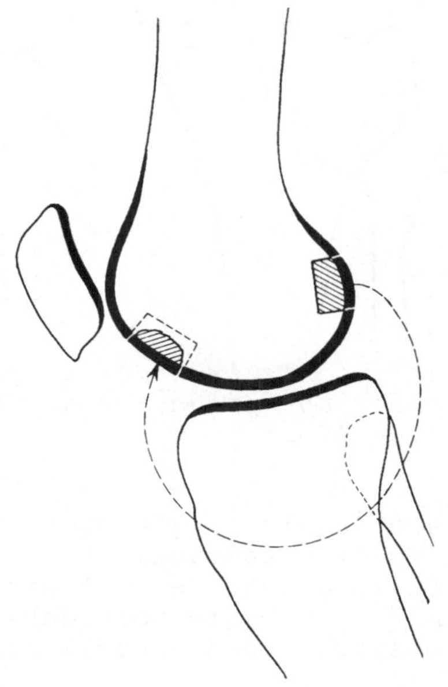

*Abb. 6. Schema einer
Autotransplantatimplatation*

In Ausnahmefällen kann bei kleinem und nicht in einer Hauptbe-
lastungszone liegenden Dissecat eine reine Eröffnung von der Gelenkfläche her bis in gut vitale und schön durchblutete Spongiosa vorgenommen werden, ohne daß die Rekonstruktion an der Knorpelschicht angestrebt wird, wenn in einem solchen Fall kein Knorpel für die Deckung zur Verfügung steht. Im arthroskopischen Bild
kann ein solcher Defekt 12 Wochen nach der Anfrischung mit Spon-
giosafreilegung recht erstaunlich aussehen und einen ordentli-
chen Überzug mit knorpelähnlichem Ersatzgewbe zeigen (Abb. 7).

In einem weiteren Fall haben wir bei einem schon 2 mal auswärts
Operierten mit großem osteochondrotischem Herd an der lateralen
Condylenrolle nur die Entfernung restlicher Dissecatteile und des
Narbengewebes vorgenommen, da eine Umstellungsosteotomie wegen eines schon bestehenden Genu varum nicht in Frage kam. Überall wurde im krankhaften Gebiet der Condylenrolle frisch durchblutete
Spongiosa freigelegt und das Kniegelenk im Anschluß daran funktionell nachbehandelt und während Monaten geschont und beobachtet. Das Kniegelenk, welches vorher während Monaten einen chronischen Hydrops aufgewiesen hatte, erholte sich merklich und
auch im Röntgenbild hat sich im Verlauf von 3 Jahren bei die-

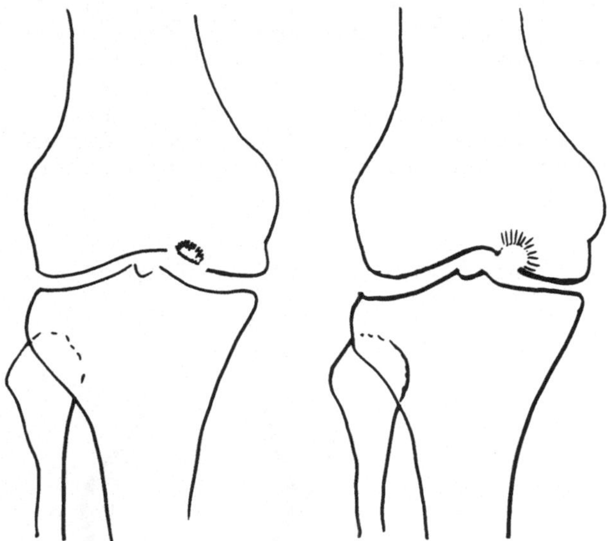

Abb. 7. Technik der einfachen Herdausräumung und Anfrischung vitaler Spongiosa, wenn ein kleiner Herd außerhalb der Belastungszone liegt

sem damals 17 jährigen Jungen die Knochenkontur der Femurcondylenrolle erstaunlich gut wieder aufgebaut. Obwohl diese beiden Fälle unsere derzeit einzigen Erfahrungen mit dieser einfachen Anfrischungsmethode darstellen, scheint sie zumindest in Ausnahmesituationen eine limitierte Berechtigung zu haben.

4. <u>Großer Herd in Belastungszone mit Genu varum</u>. Findet sich ein großer Herd in der Belastungszone bei gleichzeitigem Vorliegen eines Genu varum, dann schaffen wir durch eine Achsenkorrektur mit valgisierender Tibiakopfosteotomie eine Verbesserung der Druckverhältnisse,welche eine Erholung des erkrankten Gelenkabschnittes durch Korrektur der Belastung anstrebt. Die Tatsache, daß ein über mehrere Jahre bei uns kontrollierter Patient immer mit rezidivierenden Ergußschüben wieder ambulant zur Vorstellung kam, bis er nach einer Umstellungsosteotomie mit ergußfreiem, trockenem Knie nun mehr als 3 Jahre voll arbeitsfähig ist, spricht für den tatsächlichen Effekt dieser Umstellungsosteotomie (Abb. 8).

Zuletzt seien noch einige <u>allgemeine Überlegungen zur Operationstechnik und zur Nachbehandlung bei Osteochondrosis</u> des Kniegelenkes angeführt. Wir wissen, daß eine Ruhigstellung sowohl für den gesunden als auch ganz besonders für den geschädigten Knorpel unerwünscht ist und seine Trophik noch zusätzlich verschlechtert. Aus diesem Grunde streben wir im Rahmen des Möglichen eine sofort bis früh funktionelle Nachbehandlung an. Eine Schonung findet höchstens in Form von Entlastung an Amerikaner-Krückstöcken bis zu einer gesicherten Eingliederung des Dissecatherdes statt. In der Regel sind auch gut bewegliche Gelenke mit kleinen Restschäden weit beschwerdefreier,als schadhafte Gelenke mit erheblichen Funktionseinschränkungen. Aus diesem Grunde ist bei den vorgängig beschriebenen Operationen ganz besonders darauf zu

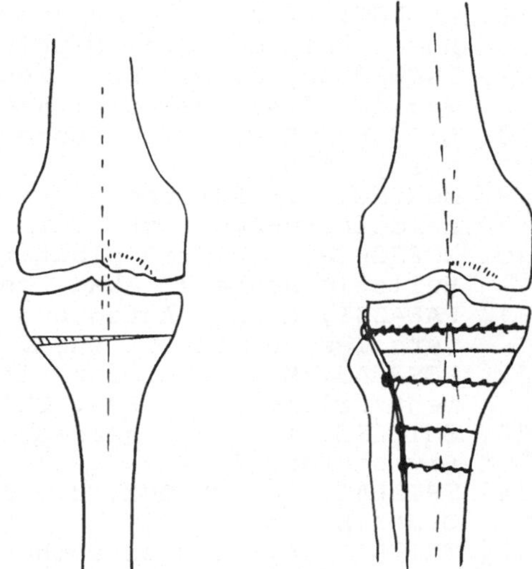

*Abb. 8. Technik der hohen Tibiaosteotomie bei schwerer Osteo-
chondrosis und genu varum*

achten, daß die Gesetze der Kniegelenkschirurgie auch eingehalten
werden. Im Prinzip dienen uns die parapatellaren Zugänge, welche
anerkanntermaßen als funktionell günstig und sehr schonungsvoll
gelten. Zudem achten wir intraoperativ mit allem Nachdruck darauf, daß wir die sog. Condylenwangen mit den synovialen Gleit-
lagern nicht primär verletzen oder durch unvorsichtiges Manipu-
lieren mit Haken traumatisieren. Desgleichen wird auf eine äußerste Schonung des Recessus suprapatellaris, welcher ja gerade bei
der Flexion über 90° sich voll entfalten können muß, äußerste
Sorgfalt gelegt. Nur wenn alle diese operations-technischen Details wirklich vollendet ineinander spielen, dann kann für diese doch z. T. sehr delikaten Operationsverfahren ein optimales
Ergebnis erzielt werden.

<u>Literatur</u>

1. AICHROTH, P. M.: Osteochondritis dissecans of the Knee. J.
   Bone Jt Surg. <u>51 B</u>, 181 (1969).
2. AICHROTH, P. M.: Osteochondritis dissecans of the Knee. J.
   Bone Jt Surg. <u>53 B</u>, 440 (1971).
3. BÜHLER, A.: Die hohe Tibiaosteotomie bei Gonarthrose. Diss.
   Basel 1974.
4. DEBEYRE, J., GONTALLIER, D.: Traitement par vissage de l'
   ostéochondrite disséquante de l'extremité inferieure de Fé-
   mur. Rev. Chir. orthop. <u>51</u>, 709 (1965).
5. DUPARC, J., ALNOT, J. Y.: Ostéonékrose primitive du condyle
   fémoral interne du sujet agé. Rev. Chir. orthop. <u>55</u>, 615
   (1969).

6. HELFET, A. J.: The Management of internal derangement of the
   Knee. Philadelphia: Lippincott 1963.
7. INGWERSON, O. S., ED.: The Knee Joint. Amsterdam: Excerpta
   Medica 1974; New York: American Elsevier Publishing.
8. LICHTENSTEIN, L.: Diseases of bone and joints. St. Louis:
   Mosby 1975.
9. MOHING, W.: Arthrosis deformans des Kniegelenkes. Berlin-
   Heidelberg-New York: Springer 1966.
10. MORSCHER, E.: Transplantation von Knochen und Gelenkknorpel.
    Bulletin schweiz. Akad. med. Wiss. 26, 287 (1970).
11. PALAZZI, A. S.: Autogenus osteocartilaginous graftig for se-
    vere lesions of the Knee. J. Bone Jt Surg. 54 B, 383 (1968).
12. PERREAU, M.: Osteochondrite du cotyle fémoral radiologique-
    ment silencieuse. Rev. Chir. orthop. 56, 792 (1970).
13. SMILLIE, I. S.: Diseases of the Knee Joint. London-Edinburgh:
    Livingstone 1974.
14. TRILLAT, A., DEJOUR, H., BONSQUET, G.: Chirurgie du genou.
    Lyon: Simep 1971.
15. TRILLAT, A.: Les ostéochondrites des condyles fémoraux. Rev.
    Chir. orthop. 57, 319 (1971).
16. WAGNER, H.: Traitement operatoire de l'osteochondrite disse-
    quante cause de l'arthrite déformante du genou. Rev. Chir.
    orthop. 50, 335 (1964).
17. WAGNER, H.: Z. Orthop. 98, 33 (1964).
18. WAGNER, H.: Hefte Unfallheilk. 110, 140 (1972).
19. WAGNER, H.: Traumatische Knorpelschädigungen des Kniegelen-
    kes. Orthopäde 3, 208 (1974).

Experimentelle Grundlagen der Knorpeltransplantation

W. Hesse und I. Hesse

<u>Problematik</u>

Seit Beginn des 20. Jahrhunderts gewinnt die Transplantation von
Gelenkknorpel zunehmend wissenschaftliches und klinisches Interesse. LEXER berichtet 1908 über die homologe Verpflanzung ganzer
Kniegelenke beim Menschen. Während dabei zunächst gute funktionelle Resultate erreicht wurden, war jedoch das weitere Schicksal der Transplantate von einer fortschreitenden Deformierung der
Gelenkkörper mit Zerstörung des hyalinen Gelenkknorpels charak-
terisiert. Die Problematik der Verpflanzung großer Ganz- und Halb-
gelenke wird auch in den von HERNDON und CHASE (<u>1</u>) durchgeführten
Experimenten sichtbar, bei denen an Hunden autologe sowie frische
und kältekonservierte homologe Knochen-Knorpel-Transplantate eingesetzt wurden. Beide Arten von Transplantaten fielen nach unterschiedlichen Zeitabständen der Nekrose anheim.

Auch zahlreiche andere Autoren haben über experimentelle und kli-
nische Knorpeltransplantation berichtet. Zu ihnen gehören CAMP-
BELL (<u>1</u>), CECH (<u>2</u>), DE PALMA <u>et al.</u> (<u>3</u>), FIALA und HEROUT (<u>8</u>),
PAP und KROMPECHER (<u>16</u>), RAHMANZADEH (<u>17</u>), HELLINGER <u>et al.</u> (<u>10</u>),
HJERTOUIST und LEMPERG (<u>12</u>), SENGPUTA (<u>19</u>), STÖRIG (<u>20</u>) und WAG-
NER (<u>21</u>). Trotz teilweise guter Ergebnisse gelang der Transplan-
tation nicht der Durchbruch zur Standardmethode bei der Behand-
lung von Knorpelschäden.

Hierfür gibt es verschiedene Gründe. Sie alle gruppieren sich um
ein zentrales Problem, der Erhaltung der Vitalität des transplantierten hyalinen Gelenkknropels. So wird von einer erfolgreichen
Transplantation verlangt, daß ein Weiterleben des hyalinen Knorpels garantiert ist, und dieses Gewebe den funktionellen Ansprü-
chen gerecht wird.

Von der autologen Knorpeltransplantation wird allgemein behauptet,
daß sie diese Bedingungen uneingeschränkt erfüllt. Da für die autologe Transplantation jedoch nur sehr wenig Gewebe zur Verfügung
steht, sind die Grenzen ihrer Anwendung eng gesteckt. Den frischen
homologen Transplantaten wird eine skeptische Haltung entgegenge-
bracht, da die immunologische Frage nicht genügend geklärt sei.
Ferner gibt es organisatorische und finanzielle Schwierigkeiten,
die bei konservierten homologen Transplantaten in Form einer Ge-
webebank auf ein Minimum beschränkt werden können. Eine Konservierung aber bedeutet einen Verlust an Vitalität. Bisher ist kein
Konservierungsverfahren bekannt, das die Knorpelzellen größten-

teils lebensfähig erhält. So ist es verständlich, daß in der Literatur vorwiegend über einen nekrotischen Zerfall der konservierten homologen Transplantate berichtet wird.

Den autologen und homologen Transplantaten ist gemeinsam, daß sie mit zunehmender Größe eine abnehmende Erfolgschance haben, die von der Ernährung abhängig zu sein scheint.

Damit sind die entscheidenden Begriffe im Hinblick auf die Knorpeltransplantation bereits genannt: Vitalität, Art der Transplantate, Konservierung, Immunologie und Ernährung. Eine Grundlagenforschung hat dazu Stellung zu nehmen. Um die Eigenschaften und das Verhalten des transplantierten Gelenkknorpels beurteilen zu können, sollten möglichst aussagekräftige Untersuchungsmethoden, wie Autoradiographie, Biochemie, Transmissions- und Rasterelektronenmikroskopie angewandt werden. Die Wertigkeit der Transplantate ist aus dem Vergleich mit gesundem und pathologisch verändertem Knorpel und aus den Ergebnissen anderer operativer Verfahren zu bemessen.

Versuchsmodell

Unsere experimentellen Untersuchungen wurden an 150 Kaninchen durchgeführt. Als Methode wählten wir ein bewußt einfaches Modell. Am medialen Femurcondylus des rechten Kniegelenkes wurden Knochen-Knorpel-Defekte mit einem Durchmesser von 3,4 mm und einer Tiefe von 3,5 mm gesetzt. Die Defekte wurden mit autologen und unterschiedlich konservierten homologen Knochen-Knorpel-Transplantaten sowie mit autologer Spongiosa gedeckt. Die Konservierung dauerte 10 Tage und erfolgte in physiologischer Kochsalzlösung bei plus 4° Celsius, in Cialitlösung und in flüssigem Stickstoff nach der Methode von WAGNER. Nach 2, 4, 6, 12, 18 und 24 Monaten wurden jeweils 25 Tiere, d. h. 5 Kaninchen von jeder Gruppe, getötet.

Das entnommene Gewebe wurde lichtmikroskopisch, raster- und transmissionselektronenmikroskopisch sowie autoradiographisch untersucht.

Röntgenbefunde

Innerhalb des gesamten Untersuchungszeitraumes von 2 Jahren ergeben die Röntgenaufnahmen von den autologen und in flüssigem Stickstoff konservierten homologen Transplantaten keinen Hinweis für arthrotische Veränderungen. Der Gelenkspalt ist nicht verschmälert und weist keine Konturunregelmäßigkeiten auf. Das Transplantat ist knöchern eingeheilt und vom Transplantatlager nicht zu unterscheiden. Weder osteolytische Aufhellungen noch Verdichtungen im Sinne einer Sklerosierung sind zu erkennen.

Makroskopische Befunde

Makroskopisch gute Ergebnisse fanden wir bei den autologen und in flüssigem Stickstoff konservierten homologen Transplantaten. Nach einem Untersuchungszeitraum von 12 bis 24 Monaten ist das Transplantat von seinem Lager kaum noch zu unterscheiden. Der ehemalige Spalt ist nur noch angedeutet teilweise sichtbar. Schlechte Ergebnisse mit zunehmender Arthrosebildung sahen wir nach Konservierung in physiologischer Kochsalzlösung, in Cialitlösung, nach autologer Spongiosatransplantation sowie bei unbehandeltem Knochen-Knorpel-Defekt.

Kurzzeitergebnisse

Unsere Transplantate, und zwar die autologen wie die in flüssigem Stickstoff konservierten homologen, haben 2-4 Monate nach Transplantation die gleiche Schichthöhe und die gleiche Dreischichtung wie das umgebende Transplantatlager. Die basale Verkalkungszone ist nicht unterbrochen. Die Transplantatzellen und ihre Umgebung lassen keine eindeutigen Veränderungen gegenüber normalen Knorpelzellen erkennen (Abb. 1).

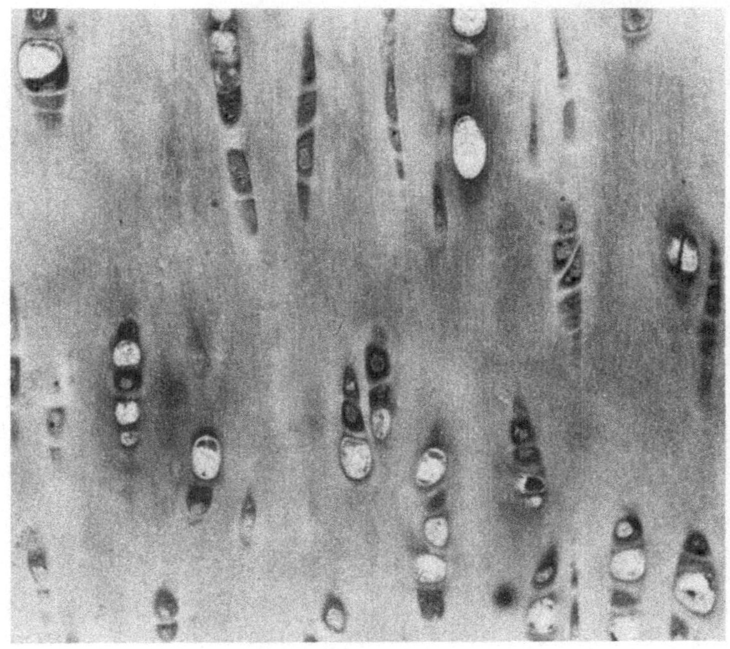

Abb. 1. Intermediär- und Radiärzone eines autologen Transplantatknorpels 2 Monate nach Transplantation. (Epon. Toluidinblau, 390x)

Im Elektronenmikroskop jedoch sieht man neben normalen Chondrocyten sehr viele untergehende und untergegangene Zellen. Sie stellen sich als Bezirke dar, die mit unterschiedlich elektronendichten Massen ohne jede Zellstruktur angefüllt sind. Interessanterweise schließt sich an diese Bezirke wie bei der normalen Knorpelzelle zunächst ein Saum aus feinen Fibrillen an, der in gröbere Fibrillen übergeht (Abb. 2).

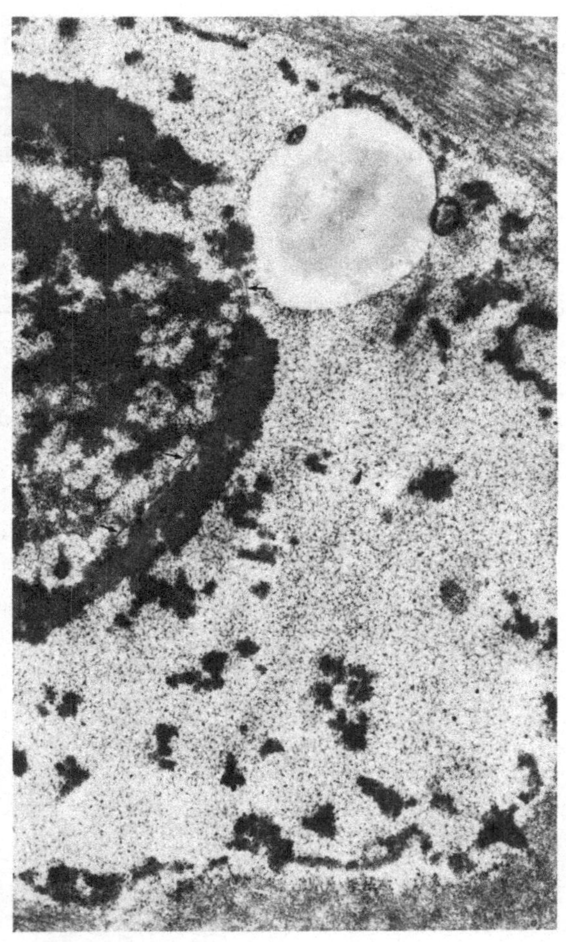

Abb. 2. Ausschnitt einer verdämmernden Knorpelzelle 2 Monate nach autologer Transplantation. Relikte der inneren und äußeren Kernmembran (Pfeile) sowie Fragmente der Plasmamembran sind noch zu erkennen. Vergrößerung 18 5000 x

Knöchern ist der Spalt zu diesem Zeitpunkt überbrückt. Im Knorpelanteil hingegen befindet sich zwischen Lager und Transplantat unspezifisches Granulationsgewebe. Spezifische Rundzellinfiltrate sind weder bei den autologen noch den homologen Transplantaten zu beobachten. Auffallend am spaltnahen Transplantatlager sind die zahlreichen sogeannten Clusters, d. h. Anhäufungen von Knorpelzellen. Die Anzahl der hier in einem Haufen zusammenliegenden Zellen ist bei weitem nicht so groß wie bei den Clusters, die bei einer Arthrose vorkommen.

Lichtmikroskopisch entsprechen autologe und in flüssigem Stickstoff konservierte homologe Transplantate 2 Monate nach Transplantation lebensfähigen Knorpelzellen. Die Schichthöhe des Transplantates, die Anordnung der Zellen sowie das Aussehen der Inter-

cellularsubstanz gleichen normalem Gelenkknorpel. Die basale Verkalkungszone ist unverändert erhalten. Ein Einbrechen von Blutge-
fäßen oder von Rundzellinfiltration ist nicht zu beobachten. Das
elektronenmikroskopische Bild hingegen zeigt sehr viele untergehende und untergegangene Zellen.

Wir sind daher der Meinung, daß sowohl autologe als auch homologe Transplantate zu diesem Zeitpunkt nicht mehr uneingeschränkt
vital sind. Sie zeigen vielmehr Veränderungen, die als regressiv
zu bezeichnen sind. Damit widersprechen unsere Ergebnisse denen
zahlreicher Autoren wie CAMPBELL (1), DE PALMA (3), FIALA und
HEROUT (8), PAP und KROMPECHER (16) sowie STÖRIG (20) die nach
ähnlichen Experimenten von einem völligen Überleben der autologen Knorpeltransplantate berichten. Es ist aber zu berücksichtigen, daß diese Aussagen nur auf Grund lichtmikroskopischer Beobachtungen getroffen wurden.

Bei zusätzlicher autoradiographischer Untersuchung nämlich fand
DE PALMA et al. (4) bei mehreren Transplantaten trotz lichtmikroskopisch vital erscheinendem Knorpel autoradiographisch eine
stark verminderte Einlagerung von S 35. HERNDON und CHASE (11)
berichten nach der Verpflanzung großer autologer und homologer
Ganzgelenke von erheblichen degenerativen und nekrotischen Veränderungen, die schon lichtmikroskopisch zu erkennen waren. Daraus ist zu sehen, daß eine rein lichtmikroskopische Beurteilung
des Knorpels nicht ausreichend ist und diese nur ganz massive
Veränderungen des Knorpels aufzeigt. Die regressiven Veränderungen erreichen in unserem Experiment ihren Gipfel nach 2 bis
4 Monaten. Bei den autologen Transplantaten überleben weniger
als die Hälfte aller Zellen, bei den in flüssigem Stickstoff
konservierten homologen Transplantaten nur wenige Chondrocyten.
Bei den übrigen Konservierungsarten sind alle Knorpelzellen
nekrotisch.

Welche Gründe sind für diese regressiven Veränderungen in Betracht zu ziehen? Immunologische Faktoren dürften es nicht sein,
da auch bei der autologen Verpflanzung die Nekroserate sehr groß
ist und bei den homologen Transplantaten keine Plasmazellen,
Lymphocyten und Makrophagen festzustellen sind. Wir sind der
Meinung, daß eine temporäre unzureichende Ernährung für die regressive Phase verantwortlich ist. Das Transplantat ist im Gegensatz zum Transplantatlager vorübergehend vom subchondralen
Knochen getrennt. Dies kann die Ernährung des Transplantates so
entscheidend verschlechtern, daß zahlreiche Zellen zugrunde gehen. Nach OTTE (15) erfolgt die Zufuhr der Nährstoffe wegen der
Undurchdringlichkeit der basalen Verkalkungszone nur von der Sy-
novialseite, d. h. vom Gelenkspalt her. Auch FASSBENDER (7)
schreibt, daß das Überleben der Chondrocyten abhängig von einer
Diffusion der Proteine und Elektrolyte ausschließlich vom Gelenkspalt her sei. Diese Auffassungen stehen im Widerspruch zu unseren Ergebnissen, da bei unseren Versuchsbedingungen die Ernäh-
rungssituation für Transplantat und übrigen Gelenkknorpel von
der Spongiosaseite her gesehen gleich ist. Trotzdem bleibt der
Knorpel des Transplantatlagers vital erhalten, während das Transplantat zahlreiche Nekrosen aufweist. Somit spielt auch die knöcherne Seite eine wesentliche Rolle für die Ernährung des Gelenkknorpels. Aus morphologischer Sicht gibt es keinen Hinweis dafür,

daß die basale Verkalkungszone eine undurchdringliche Schranke
für den Stoffaustausch darstellt. Die unterschiedliche Nekroserate der autologen im Vergleich zu den konservierten homologen
Transplantaten läßt sich durch den Vitalitätsverlust auf Grund
der Konservierung erklären. Bemerkenswert ist, daß die Konservierung in flüssigem Stickstoff offensichtlich die einzige Methode
ist, die wenigstens einige Knorpelzellen überleben läßt.

Mittelzeitergebnisse

Nach 6 bis 12 Monaten zeigt sich bei allen autologen und den meisten in flüssigem Stickstoff konservierten homologen Transplantaten morphologisch ein neues Bild: Die Zellzahl nimmt zu, obwohl
die Schichtdicke vermindert ist. Die oberen Zonen des Transplantates werden von schmalen spindelförmigen Zellen eingenommen,
die von einer lichtmikroskopisch faserigen Zwischenzellsubstanz
umgeben sind. In den unteren Zonen kommen größere Zellen mit einem homogen gefärbten Hof vor. Die basale Verkalkungszone ist
stets ununterbrochen vorhanden. Sie ist breiter und zellreicher
als normal.

Im Transmissionselektronenmikroskop sind die Zellen der oberen
Transplantatzone als Fibrocyten zu erkennen. Sie liegen oft sehr
dicht beieinander, haben große unverzweigte Zellfortsätze und wenige Mikropinocytosevesikel. Unmittelbar an die Fibrocyten schließen sich stets grobe Fibrillen mit der typischen Periode an (Abb.
3). Die in der unteren Schicht des Transplantatknorpels gelegenen
Zellen haben ein stark ausgeprägtes rauhes endoplasmatisches Retikulum und zahlreiche Vesikel und Sacculi des Golgi-Apparates.
Weiterhin sind viele Mitchondrien, lysosomenähnliche Körper sowie intracytoplasmatische Filamente und Glykogenpartikel zu finden (Abb. 4). Die Mikropinocytosevesikel kommen vermehrt vor und
treten in zwei verschiedenen Formen auf. Einmal zeigen sie sich
als Vesikel mit glatter Wand. Die zweite Form ist größer. Ihre
Membran zeigt kleine Stacheln. Das Aussehen dieser Mikropinocytosevesikel entspricht den sogenannten coated vesicles.

Die Phase 6-12 Monate nach Transplantation ist also bei den autologen und den meisten in flüssigem Stickstoff konservierten homologen Tieren durch reparative Vorgänge gekennzeichnet. Vorwiegend
sind zwei Zellformen zu erkennen. In den oberen Schichten sieht
man Fibrocyten, in der unteren Zone Knorpelzellen, die auf Grund
ihrer Morphologie als besonders aktiv bezeichnet werden können.
Nach autoradiographischen Untersuchungen an Knorpelzellen von
REVEL und HEY (18) geht nämlich die Synthese des Collagens und
der Proteoglykane zunächst im rauhen endoplastischen Retikulum,
danach im Golgi-Apparat vor sich.

Die Mitchondrien liefern die Energie für diese Prozesse. So können bei der Knorpelzelle ein vermehrtes rauhes endoplasmatisches
Reticulum, ein ausgedehnter Golgi-Apparat sowie zahlreiche Mitchondrien im Sinn einer gesteigerten Proteoglykan- und Collagensynthese aufgefaßt werden. Mikropinocytosevesikel spielen bei der
Resorption eine Rolle. Die mit kleinen Stacheln besetzten Mikro-
pinocyteosevesikel, die sog. coated vesicles, werden speziell mit
der Proteinresorption in Zusammenhang gebracht. Ob diese aktiven

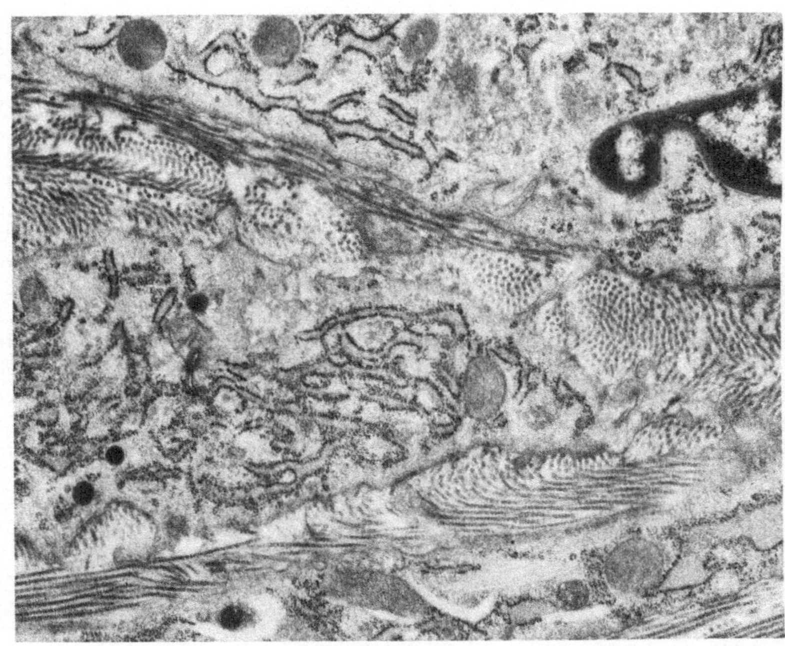

Abb. 3. Mehrere, dicht beieinanderliegende Fibrocyten eines 6 Monate alten, in flüssigem Stickstoff konservierten homologen Transplantates. Vergrößerung 18 000 x

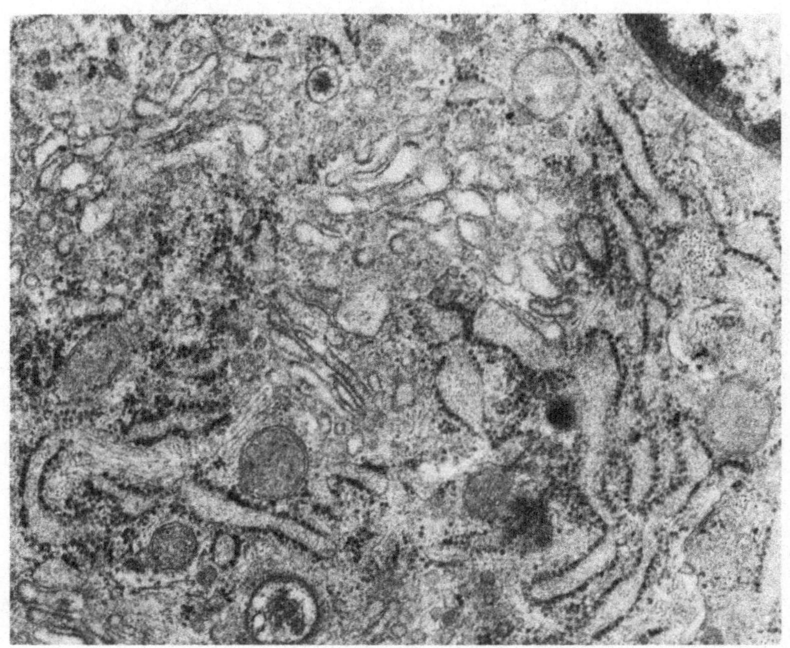

Abb. 4. Ausschnitt einer Zelle der unteren Zone eines autologen Transplantates, 6 Monate postoperativ. Auffallend sind das ausgeprägte rauhe endoplasmatische Reticulum und der ausgedehnte Golgikomplex sowie viele Mitochondrien. Vergrößerung 41 000 x

Knorpelzellen eine besonders aktive Zustandsform überlebender
Chondrocyten oder von der basalen Verkalkungszone neu gebildete
Chondrocyten umgewandelte Fibrocyten sind, läßt sich aus den
vorliegenden Untersuchungsergebnissen nicht beweisen.

<u>Langzeitergebnisse:</u> Im Zeitraum von <u>12 bis 24 Monaten</u> nach Trans-
plantation wird das Aussehen der autologen und der in flüssigem
Stickstoff konservierten homologen Transplantate zunehmend ein-
heitlicher. Zwar ist auch jetzt noch die Schichtdecke der Transplantate etwas vermindert. Es fehlt eine normalerweise vorkom-
mende Dreischichtung. Dennoch gleicht das Aussehen der Transplantate immer mehr hyalinem Gelenkknorpel. Weite Bezirke des
Transplantates werden von kleinen, ovalen bis runden Zellen eingenommen, die gewöhnlich gruppenförmig zusammenliegen. In den unteren Zonen kommen größere, runde meist einzeln liegende Zellen
vor, die normalen Knorpelzellen gleichen (Abb. 5). Autoradiographisch zeigen die Transplantatzellen in allen Zonen einen normalen
Einbau von S 35.

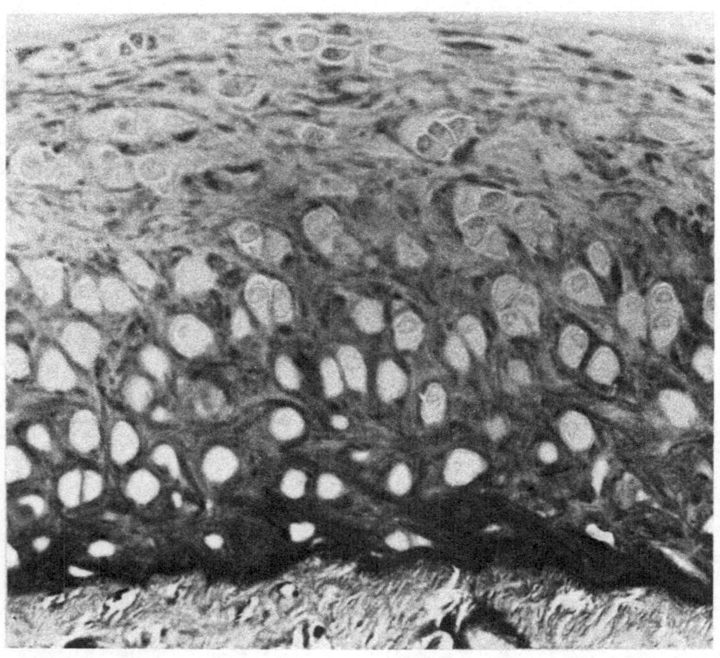

*Abb. 5. Aussehen eines homologen, in flüssigem Stickstoff konser-
vierten Transplantates 18 Monate nach Transplantation. (Epon, PAS-
Färbung, 390 x)*

Im Elektronenmikroskop haben die ovalen Zellen unregelmäßige,
stark verzweigte, lange Zellfortsätze. Sehr viele Mikropinocytosevesikel, ein gut ausgebildetes, dicht mit Ribosomen besetz-
tes endoplasmatische Reticulum, sowie lysosomenähnliche Körper
sind typisch für diese stoffwechselaktiven Zellen. Sie sind von
collagenen Fibrillen unterschiedlicher Dicke umgeben. Neben teils

gröberen, teils feineren collagenen Fibrillen kommen Areale vor,
die aus feinsten filamentösen Massen zusammengesetzt sind (Abb.
6). Das verschiedenartige Aussehen der Interzellularsubstanz deu-
tet auf eine unterschiedliche Syntheseleistung der Zellen hin.
Die zweite Form der Zellen ist größer und von rundlicher Gestalt.
Sie haben gleichmäßig über die Zelloberfläche verteilte kurze
Zellfortsätze. Mikropinocytosevesikel sind seltener. Auch das
rauhe endoplasmatische Reticulum nimmt weniger Raum ein. Regelmäßig kommen intracytoplasmatische Filamente und Anhäufungen von
Glykogenpartikeln vor. Diese Zellen sind von einem aus feinen
collagenen Fibrillen bestehendem Saum umgeben. Sie gleichen normalen hyalinen Knorpelzellen.

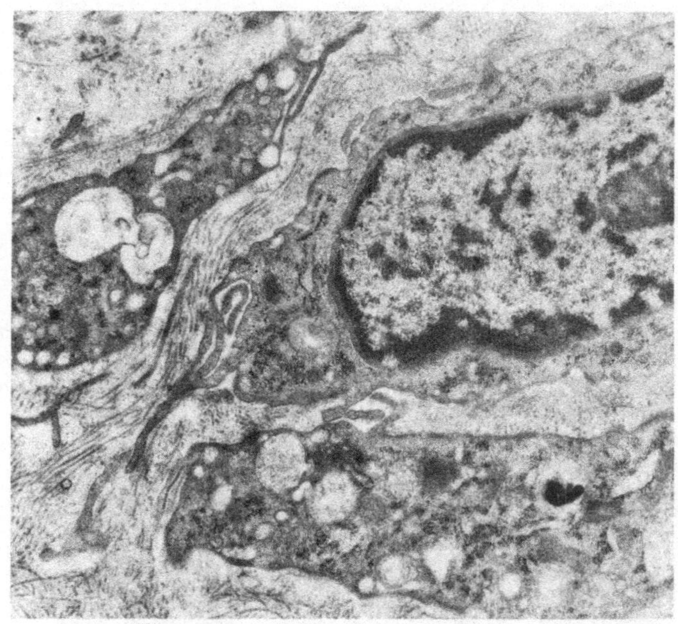

*Abb. 6. Gruppenförmig zusammenliegende Zellen der oberen Zone ei-
nes 12 Monate alten autologen Transplantates. Das Aussehen der umgebenden Interzellularsubstanz ist unterschiedlich. Vergrößerung:
16 800 x*

Rasterelektronenmikroskopisch zeigen die autologen und in flüssigem Stickstoff konservierten homologen Transplantate nach 12-24
Monaten ein fast gleichartiges charkateristisches Aussehen. Strang-
artige Vorwölbungen, die jeweils von rillenförmigen Vertiefungen
begrenzt sind, erweisen sich als typische Strukturen. Sie verlaufen teils parallel, teils konvergierend und konfluierend zueinander. Sie liegen nicht immer in einer Ebene, sondern über- und
unterkreuzen sich. Ihre Oberfläche besitzt eine feinfaserige Tex-
tur, die sie netzartig umgibt. An zahlreichen Stellen ist eine
Nivellierung der rillenförmigen Vertiefungen erreicht. Die strangartigen Faserzüge treten nicht mehr so deutlich in Erscheinung.
Der Charakter der Oberfläche wird homogener (Abb. 7). Bei einigen
Präparaten ist vorwiegend im Zentrum der Transplantate eine weit-
gehende Ähnlichkeit mit dem ursprünglichen Gelenkknorpel festzustellen.

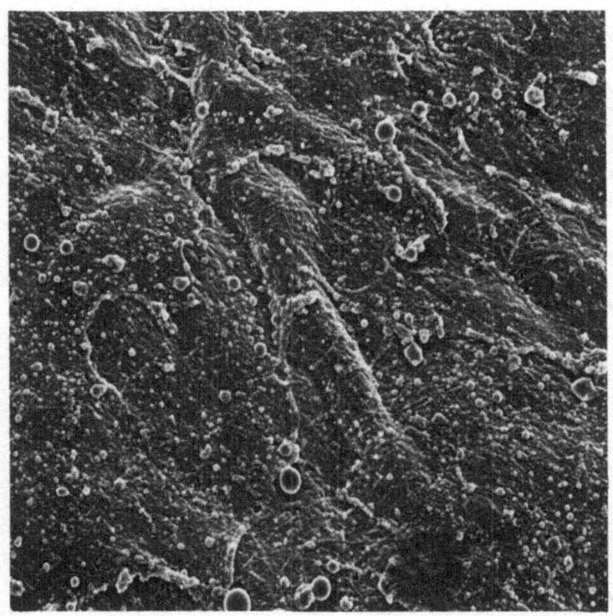

Abb. 7. Oberfläche eines autologen Transplantates 18 Monate nach Transplantation. Auf der homogen erscheinenden Oberfläche treten die strangartigen Faserzüge nur noch vereinzelt in Erscheinung. Vergrößerung 3 000 x

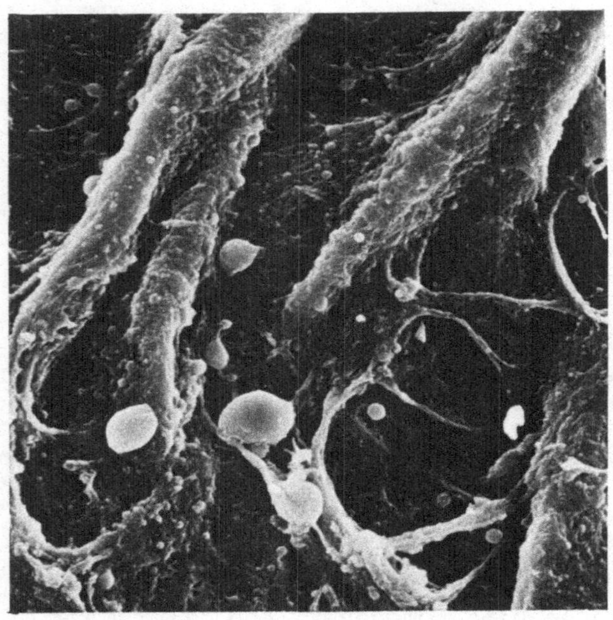

Abb. 8. Oberfläche eines in physiologischer Kochsalzlösung konservierten homologen Transplantates. Freigelegte Fasern und ausgedehnte Höhlenbildungen sind charakteristisch. Vergrößerung 6 000 x

Die Oberflächenstruktur der autologen und in flüssigem Stickstoff
konservierten homologen Transplantate ist im Vergleich zum normalen
Gelenkknorpel verändert. Das morphologische Bild vermittelt jedoch
nicht den Eindruck von einer Destruktion.

Vielmehr geben die rasterelektronenmikroskopischen Befunde die
Berechtigung, von einer Reparatur der Knorpeloberfläche zu sprechen. Durch eine vergleichende Betrachtungsweise läßt sich dies
veranschaulichen. Eine eindeutige Abgrenzung besteht gegenüber
Arthroseknorpel, der sich durch eine schwerste Zerstörung der
Oberfläche auszeichnet. Risse, Höhlen, Defekte, Fetzen von Fasern mit scholligem Zerfall sind typisch für den arthrotischen
Gelenkknorpel. Bei den in physiologischer Kochsalzlösung bei plus
4° Celsius und den in Cialitlösung konservierten homologen Transplantaten sind destruktive Prozesse vorherrschend. Mit zunehmendem Matrixverlust werden die Fasern unterminiert und freigelegt.
Sie brechen ab und es entstehen ausgedehnte Höhlenbildungen (Abb.
8).

Was aber passiert, wenn ein Knochen-Knorpel-Defekt von der Größe
unserer Transplantate den Selbstheilungsvorgängen überlassen
bleibt und nicht mit einem Transplantat gedeckt wird? Scholliger und fetziger Zerfall der neu gebildeten Fasermassen und der
sogenannten flow formations sind Ausdruck eines mißlungenen Ver-
suchs einer Reparatur der Knorpeloberfläche. Große leere Räume
werden oft nur von wenigen Fasern überbrückt. Vielfach sind die
Fasern abgerissen und zeigen stachelartige Fortsätze.

Der Spalt zwischen Transplantat und seinem Lager ist als Mikro-
defekt aufzufassen. Hier ist es zu einer Unterbrechung in der
basalen Verkalkungszone gekommen. Es stellt sich die Frage, ob
eine Überbrückung durch Knorpelgewebe grundsätzlich möglich ist.
OTTE (15) schreibt, daß es zwar zu einer Fusion der subchondralen
Knochenschicht mit dem analogen Wirtsgewebe kommen kann, nicht
aber zu einer Fusion des Knorpels.

Der ehemalige Spaltbereich zeigt bei unseren Ergebnissen ein
polymorphes Aussehen. An zahlreichen Stellen ist er von dicht
gepackten seil- und fadenartigen Strukturen ausgefüllt. Gleichzeitig schieben sich breite, blattartige Gebilde, sog. flow formations, über den Spalt. Oft sind diese sog. flow formations terassenartig übereinandergelagert. Ihre Enden sind teils dünn ge-
walzt, teils zipfelartig auseinandergezogen (Abb. 9). Über mehrere Zwischenstufen entwickelt sich an zahlreichen Stellen eine
vollständige Überbrückung des Spaltes (Abb. 10).

Nach den Untersuchungen von GHADIALLLY et al. (9) über Knorpeldefekte ist der sogenannte Knorpelfluß nicht nur eine triviale
Erscheinung, die zur Abrundung der Defekträder führt, sondern
spielt eine wesentliche Rolle bei der Defektaufflüllung. Unter
bestimmten Voraussetzungen sind die sog. flow formations in der
Lage, eine Fusion des Knorpels herbeizuführen. Dies widerspricht
der Behauptung von OTTE (15), daß eine Fusion des Knorpels grundsätzlich nicht möglich sei. Zu den erwähnten Voraussetzungen gehört möglicherweise, daß sich in der Tiefe des Spaltes ein Granulationsgewebe bildet, das sich metaplastisch in Knorpelgewbe
umwandelt.

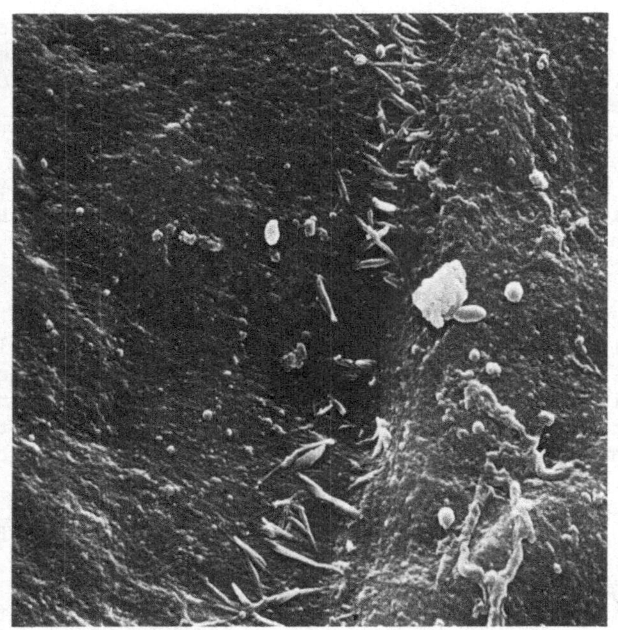

Abb. 9. Spaltbereich, der durch terassenartig übereinandergela-gerte, breite blattartige Gebilde, sog. flow formations, über-brückt ist. Vergrößerung 120 x

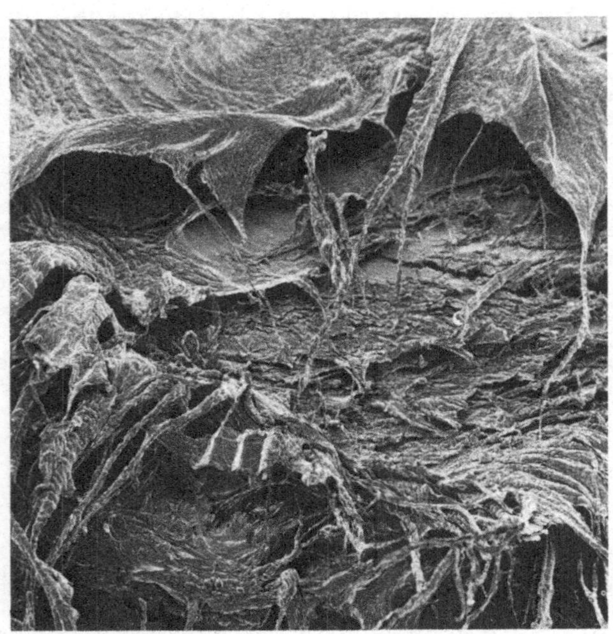

Abb. 10. Stelle, wo der ehemalige Spaltbereich völlig überbrückt ist. Vergrößerung 6 000 x

Alle autologen und homologen Knochen-Knorpel-Transplantate durch-
laufen zunächst eine regressive Phase unterschiedlichen Ausmaßes.
Diese Tatsache dürfte im Rahmen einer postoperativen Nachbehandlung eine entscheidende Bedeutung haben.Daraus leitet sich z. B.
die Notwendigkeit einer temporären Entlastung des Gelenkes ab.

Es folgt dann eine Phase der Regeneration der autologen und in
flüssigem Stickstoff konservierten homologen Transplantate. Zwar
wird auch nach 2 Jahren morphologisch kein normaler Gelenkknorpel
mit der ursprünglichen Schichthöhe und der typischen Dreischichtung aufgebaut, doch entsteht ein Gewebe, das weitgehend aus hyalinen Knorpelzellen besteht und rasterelektronenmikroskopisch eine geordnete und regelmäßige Oberflächenstruktur aufweist. Dies
gibt die Berechtigung, von einer Reparatur des Gelenkknorpels zu
sprechen. Damit sind unsere Langzeitergebnisse nicht mit denen
von HERNDON und CHASE (11) gleichzusetzen, die von einer Zerstörung der Knorpeltransplantate berichten. Vielmehr gleichen unsere
guten Spätergebnisse denen von PAP und KROMPECHER (16). Aber die
von ihnen vertretene Auffassung, daß autologe Transplantate ohne
jeden Hinweis für Nekrosen überleben, können wir aufgrund unserer
elektronenmikroskopischen Untersuchungen nicht teilen.

Immunologie

Übereinstimmend mit den Angaben in der Literatur erbringen unsere homologen Knorpeltransplantationen keinen Hinweis für eine
immunologische Reaktion. Es stellt sich die Frage, ob der Gelenkknorpel immunologisch eine Sonderstellung einnimmt. LANGER
und GROSS sowie ELVES haben diesbezüglich 1974 berichtet. Sie
konnten nachweisen, daß lediglich isolierte Chondrocyten anti-
gene Eigenschaften besitzen. Intakter Gelenkknorpel und Chondrocyten, die noch von Matrix umgeben sind, entwickeln keine
immunologischen Eigenschaften. Aufgrund dieser Ergebnisse können immunologische Probleme bei der homologen Knorpeltransplantation nur von untergeordneter Bedeutung sein. Dies muß zwangsläufig zu einer Gleichstellung der autologen und frischen homologen Knorpeltransplantate im Hinblick auf die Transplantations-
fähigkeit führen.

Operative Alternativen

Die Reimplantation traumatisch ausgebrochener Knochen-Knorpel-
Fragmente oder der Dissekate bei einer Osteochondrosis dissecans
wird in der Klinik routinemäßig durchgeführt.

Man muß sich jedoch darüber im klaren sein, daß dieses Knorpelgewebe transmissionselektronenmikroskopisch immer zahlreiche
Zellnekrosen und rasterelektronenmikroskopisch Veränderungen
des Oberflächenreliefs aufweist. Selbst bei makroskopisch gut
aussehenden Knochen-Knorpel-Fragmenten konnten wir fast immer
fetzige und lappenartige Strukturen beobachten.

Zusammenfassung

Insgesamt gesehen bietet die autologe Knorpeltransplantation immer noch die besten Aussichten auf eine Reparatur des Knorpeldefektes. Unter bestimmten Voraussetzungen haben auch die in flüssigem Stickstoff konservierten homologen Knorpeltransplantate gute Erfolgschancen. Damit stellt die Knorpeltranaplantation grundsätzlich eine therapeutische Möglichkeit dar, zumindest eine zeitlich begrenzte Reparatur von Knorpelschäden unter Erhaltung der Gelenkfunktion zu bewerkstelligen.

Literatur

1. CAMPBELL, C. J.: Homotransplantation of a half or whole joint Clin. Orthop. Rel. Res. 87, 146 (1972).
2. CECH, O.:Rekonstruktion des Hüftgelenkes mit autologer Knorpelkappe Z. Orthop. 110, 714 (1972).
3. DE PALMA, A. F., SAWYER, B., HOFFMANN, J. D.: Fate of osteochondral grafts. Clin. Orthop. 22, 217 (1962).
4. DE PALMA, A. F., TSALTAS, T. T., MAURER, G. G.: Viability of osteochondral grafts as determinded by uptake of S 35. J. Bone Jt Surg. 45 A, 1565 (1963).
5. EHALT, W.: Gelenkknorpelplastik. Langenbecks Arch. Chir. 299, 768 (1962).
6. ELVES, M.: A study of the transplantation antigens on chondrocytes from articular cartilage. J. Bone Jt Surg. 56 B, 178 (1974).
7. FASSBENDER, H. G.: Pathologie rheumatischer Erkrankungen. Berlin-Heidelberg-New York: Springer 1975
8. FIALA, O., HEROUT, V.: Experimentelle homologe Transplantation von Gelenkteilen und ganzer Gelenke. Z. Orthop. 110, 691 (1972).
9. GHADIALLY, F. N., AILSBY, R. L., ORYSCHAK, A. F.: Scanning electron microscopy of superficial defects in articular cartilage. Ann rheum. Dis. 33, 327 (1974).
10. HELLINGER, J., SIEGLING, C. W., BRAUCKHOFF, K. F., SCHRAMM,G.: Vitale autologe und homologe Halbgelenkstransplantation im Tierexperiment. Beitr. Orthop. 21, 617 (1974).
11. HERNDON, C. H., CHASE, S. W.: Eyperimental studies in transplantation of whole joints. J. Bone Jt Surg. 34 A, 564 (1952).
12. HJERTQUIST, S. O., LEMPERG, R.: Long term observations in the articular cartilage and autologous costal cartilage transplanted to osteochondral defects on the femoral head. Calcif. Tiss. Res. 9, 226 (1972).
13. LANGER, F., GROSS, A. E.: Immunogenicity of allograft articular cartilage. J. Bone Jt Surg. 56 A, 297 (1974).
14. LEXER, E.: Substitution of whole or half joints from freshly amputated extremities by free plastic operation. Surg. Gynec. Obstet. 6, 601 (1908).
15. OTTE, P.: Die Verpflanzung von Gelenkknorpeln. Z. Orthop. 110, 677 (1972).
16. PAP, K., KROMPECHER, S.: Arthroplasty of the knee, experimental and clinical eyperiences. J. Bone Jt Surg. 43 A, 523 (1961).

17. RAHMANZADEH, R.: Die Problematik des osteocartilaginären Gewebsersatzes. Mschr. Unfallheilk. 75, 248 (1972).
18. REVEL, J. P., HAY, E. D.: An autoradiographic and alectron microscopic study of collagen synthesis in differentiating cartilage. Z. Zellforsch. 61, 110 (1963).
19. SENGUPTA, S.: The fate of transplants of articular cartilage in the rabbit. J. Bone Jt Surg. 56 B, 167 (1974).
20. STÖRIG, E.: Knorpeltransplantation im Tierexperiment und Erfahrungen über ihre klinische Anwendung. Z. Orthop. 110, 685 (1972).
21. WAGNER, H.: Möglichkeiten und klinische Erfahrungen mit der Knorpeltransplantation. Z. Orthop. 110, 708 (1972).

Die Arbeit wurde mit Unterstützung durch die Deutsche Forschungsgemeinschaft durchgeführt. Herrn Prof. Dr. E. Reale, Leiter des Institutes für Elektronenmikroskopie der Medizinischen Hochschule Hannover, wird für seine stete Hilfsbereitschaft gedankt.

Die Klinik der Knorpeltransplantation bei der Osteochondrosis dissecans

H. Wagner

Das Ziel der klinischen Knorpeltransplantation besteht darin, Gelenkflächendefekte, die eine mechanische Störung des Bewegungsablaufes oder Einklemmungserscheinungen verursachen und dadurch eine Arthrosis deformans herbeiführen, mit hyalinen Knorpeltransplantaten zu verschließen.

Es ist bekannt, daß bei Gelenken, bei denen Gelenkflächendefekte vorliegen, z. B. bei einer Osteochondrosis dissecans oder bei einer intraarticulären Fraktur, eine globale Schädigung des Gelenkes vorliegt. Die klinische Knorpeltransplantation geht aber davon aus, daß das Gelenk mit seiner möglicherweise irreversiblen globalen Schädigung mit einem verschlossenen Defekt doch noch eine bessere Prognose hat als mit einem unverschlossenen Gelenkflächendefekt, der zu der globalen Schädigung zusätzlich noch mechanische Bewegungsstörungen und mechanisch ausgelöste Reizzustände hervorruft.

Angeregt durch die Arbeiten von KROMPECHER und PAP (5) und von EHALT (1, 2, 3, 4) haben wir vor 12 Jahren mit der homologen Gelenkknorpeltransplantation begonnen. Nach dem damaligen Kenntnisstand konnte die Erwartung gehegt werden, daß es möglich sei, hyaline Gelenkflächentransplantate überlebend im Gelenk des Empfängers zu erhalten. Mit diesen Erwartungen sind wir heute zurückhaltender als damals. Unter funktionellen Bedingungen mit geführten Bewegungen ohne Belastung kann in Gelenkflächendefekten eine glatte, straffe Vernarbung auftreten. Bei einer funktionsgerechten Vernarbung ist eine Knorpeltransplantation nach unserer Erfahrung nicht erforderlich. Häufig kommt es jedoch in Gelenkflächendefekten zu einer funktionsungünstigen Vernarbung mit weichem, lappenartig abgehobenem, narbigem Füllgewebe, welches schon mechanisch chronische Reizzustände des Gelenkes unterhält und neben der klinischen Funktionsstörung zu synovialer Pannusbildung und osteophytärer Reaktion führt.

Von der Knorpeltransplantation erwarten wir demgegenüber, daß zumindest die mechanische Komponente des Gelenkschadens beseitigt oder gebessert wird.

Für die klinische Knorpeltransplantation waren zunächst zwei wichtige Fragen zu klären:

1. Möglichkeiten der Transplantatkonservierung
2. die Einheilungsvorgänge der Gelenkflächentransplantate.

Bei den Untersuchungen über die Konservierungsfähigkeit überlebender hyaliner Gelenkknorpeltransplantate sind wir von den veterinärmedizinischen Besamungsinstituten in Münster/Westfal. (Dr. v. ECKENFÖRDE) und Neustadt/Aisch (Dr. EIBL, Dr. HAHN) beraten und unterstützt worden. Das Prinzip der in der Besamungstechnik bewährten Konservierungsverfahren, nämlich Zell- und Gewebswasserentzug durch Glycerin und Sturzeinfrierung in flüssigem Stickstoff, konnte auch für die Aufbewahrung homologer Gelenkknorpeltransplantate angewandt werden.

Die Knorpeltransplantate werden innerhalb der ersten 6 Stunden nach dem Tode entnommen. Sämtliche anhängenden Weichteile werden entfernt und von der knöchernen Unterlage des Knorpels wird nur eine Schicht von 1,5 - 2 mm belassen. Die so vorbereiteten Transplantate werden, nachdem Proben für die bakteriologische Untersuchung entnommen wurden, zum Gewebswasserentzug für 4 Stunden in eine Glycerinlösung folgender Zusammensetzung eingelegt: Glycerin 5,0, Penicillin G 250 000 E., Ringerlösung ad 100.0. Danach werden die Transplantate in doppelte sterile evakuierte Polyäthylenfolien eingeschweißt und in einem Isolierbehälter in flüssigen Stickstoff eingelegt und hier bis zur Wiederverwendung belassen.

Die Einheilungsvorgänge konservierter Gelenkflächentransplantate haben wir im Tierexperiment am Kniegelenk des Hundes untersucht. Die Experimente haben ergeben, daß bei frischen und kältekonservierten homologen Gelenkknorpeltransplantaten nach einer Verweildauer im Empfänger-Gelenk bis zu 133 Tagen etwa die Hälfte der Chondrocyten eine lichtmikroskopisch normale Kernfärbbarkeit aufwiesen und das transplantierte Knorpelgelenk seine ursprüngliche Struktur behalten hatte. An den Rändern der Transplantate fand sich eine straffe faserknorpelige Vernarbung, wobei die Narbenfaserzüge in dem Marktraum der subchondralen Spongiosa verankert waren (Abb. 1). Diese Befunde haben uns vor 12 Jahren ermutigt, auch bei Gelenkflächendefekten beim Menschen homologe Knorpeltransplantationen durchzuführen.

<u>Die Technik der Transplantation</u>

Bei der Osteochondrosis dissecans des Kniegelenkes haben wir ausschließlich Stücktransplantate verwendet, d. h. Stücke von Gelenkflächen, die in umschriebene Defekte der Femurcondylen eingesetzt wurden. Dabei haben wir stets sehr sorgfältig darauf geachtet, daß die Transplantate fest und schlüssig in den Gelenkflächendefekt eingefügt wurden. Von der knöchernen Unterlage der Transplantate haben wir nur eine Schichtdicke von 1,5 - 2 mm belassen, um die Revaskularisationsstrecke möglichst kurz zu halten. Durch ein spezielles Stanzinstrumentarium (Hersteller: C. H. Ulrich, Ulm/Donau) ist es möglich, Defekt und Transplantat so gut aufeinander anzupassen, daß kleinere Transplantate durch einfaches Eindrücken in den Gelenkflächendefekt zuverlässig fixiert werden können. Bei größeren Transplantaten hat es sich bewährt, eine zusätzliche Befestigung mit Kirschnerdrähten durchzuführen, die von der Gelenkfläche her eingebohrt und unter das Niveau der Knorpeloberfläche versenkt werden. Die Kirschnerdrähte verlassen den Knochen oberhalb des Epicondylus. Sie werden hier umgebogen und an die Knochenoberfläche angelegt und können längere Zeit belassen werden.

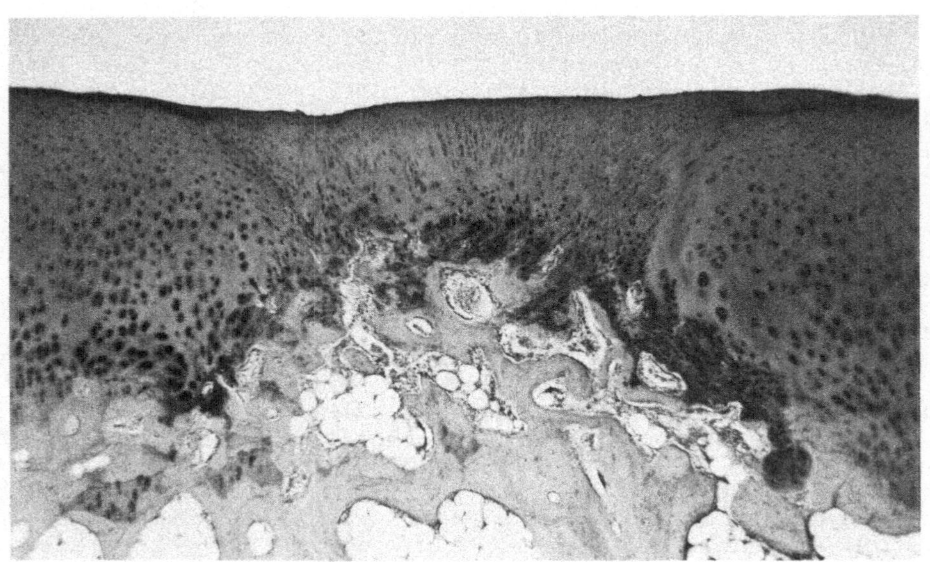

Abb. 1. Homologes Gelenkflächentransplantat am Femurcondylus des Hundes nach 120 Tagen Kältekonservierung und einer anschließenden Verweildauer im Empfängerorganismus von 133 Tagen. Die lichtmikroskopische Struktur des hyalinen Knorpels ist erhalten, an den Rändern des Transplantates findet sich eine faserknorpelige Narbe

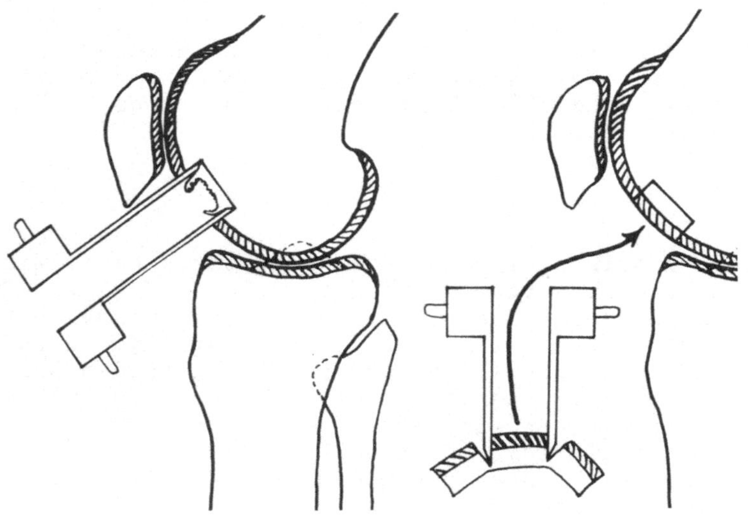

Abb. 2. Instrumentarium für die Gelenkflächentransplantation: Mit der innen angeschliffenen Stanze werden die Ränder des Gelenkflächendefektes begradigt, mit der außen angeschliffenen Stanze wird das paßgerechte Transplantat ausgeschnitten

Die Stanze, die zur Glättung des Defektes dient, ist innen angeschärft, um einen glatten, senkrechten Defektrand zu gewährleisten. Die Stanze, mit der die Transplantate ausgeschnitten werden, ist außen angeschärft, um glattrandige Transplantate zu ergeben. Die beiden Stanzen sind so dimensioniert, daß der Durchmesser des Transplantates um 1 mm größer ist als der des Defektes, damit sich das Transplantat fest in den Defekt einfügt (Abb.
2).

Kleinere Gelenkflächendefekte lassen sich auch mit autologen Transplantaten, die vom hinteren Abschnitt des Femurcondylus gewonnen
werden, verschließen. Möglicherweise haben die autologen Knorpeltransplantate eine bessere Einheilungschance, andererseits wider-
strebt es einem aber auch, bei einem ohnehin schon geschädigten
Kniegelenk zur Transplantatgewinnung einen zusätzlichen Gelenkflächendefekt zu setzen, auch wenn sich dieser in dem relativ weniger beanspruchten hinteren Kniegelenkabschnitt befindet. Nach
dieser Technik haben wir nur drei Patienten operiert und haben
die autologe Transplantation am Kniegelenk nicht mehr durchgeführt, seitdem wir über eine Knorpelbank mit Kältekonservierung
verfügen. Bei den drei operierten Patienten finden wir im Röntgenbild eine gute Einheilung, klinisch eine freie Beweglichkeit
der Gelenke und nach Beobachtungszeiten bis zu 9 Jahren Beschwerdefreiheit, was allerdings noch keine Beurteilung der Langzeit-
prognose erlaubt.

Wenn das Dissekat oder das ausgebrochene Knorpel-Knochenfragment
der Gelenkfläche noch gut erhalten ist, kommt prinzipiell eine
Refixation in Betracht. In der klinischen Praxis ist das allerdings sehr selten der Fall. Ist das Dissekat nicht verwendbar,
so läßt sich der Gelenkflächendefekt mit einem homologen Transplantat verschließen. Mit dem beschriebenen Stanzinstrumentarium
können die Transplantate so zugeschnitten werden, daß sie sich
fugendicht in den Defekt einsetzen lassen. Für kleinere Defekte
stehen kreisrunde, für größere Defekte Stanzen mit ovalem oder
länglichem Querschnitt zur Verfügung.

Nachbehandlung

Für die klinische Einheilung der Gelenkflächentransplantate ist
eine sorgfältige Nachbehandlung und eine möglichst schnelle Wiederherstellung der Gelenkfunktion erforderlich. Wir beginnen am
ersten postoperativen Tag mit einer vorsichtigen Bewegungsbe-
handlung, wobei Bewegungsausschläge von mindestens 20° ausgeführt
werden sollen. In den nächsten Tagen werden die Bewegungsausschläge vorsichtig vergrößert, es werden geführte Bewegungsübungen und
isometrische Muskelspannungsübungen durchgeführt und am zweiten
bis dritten postoperativen Tag kann der Patient mit zwei Unter-
armstützen mit Teilbelastung des betroffenen Beines das Bett verlassen. Die Teilbelastung von 10-15 kg wird auf der Waage geübt
und von den Patienten sehr schnell und zuverlässig erlernt. Die
erste Röntgenkontrolle erfolgt 8 Wochen nach der Transplantation.
Die Teilbelastung kann dann langsam gesteigert werden. 12 Wochen
nach der Operation wird die volle Belastung freigegeben, allerdings noch für die Dauer eines Jahres mit Schonung unter Vermeidung brüsker Strapazierung und sportlicher Beanspruchung.

In der postoperativen Phase haben wir keine Antibiotica und keine
Immunosuppressiva verabreicht.

Indikation

Die Indikation für die Gelenkflächen-Stücktransplantation sehen
wir gegeben beim umschriebenen Gelenkflächendefekt bei makroskopisch sonst noch intakten Gelenkflächen. Besteht bereits eine Arthrosis deformans oder besteht ein schon lange anhaltender chronisch rezidivierender Reizzustand mit ausgedehnter synovialer Pannusbildung und Narbenbildung im Gelenk oder gar mit Bewegungseinschränkung, so ist die Knorpeltransplantation nicht mehr attrak-
tiv, weil das, was sie eigentlich verhindern will, nämlich die
Arthrosis deformans und der mechanisch ausgelöste rezidivierende
Reizzustand, bereits eingetreten sind. Bei straffer, funktions-
gerechter Vernarbung der Defekte, die keinen Reizzustand des Kniegelenkes auslöst, bei der die Röntgenaufnahme homogene Struktur-
verhältnisse der Spongiosa zeigt und wo die Patienten leistungs-
fähig und beschwerdefrei sind, halten wir eine Gelenkknorpeltransplantation ebenfalls nicht für erforderlich.

Ergebnisse

Die Ergebnisse der homologen Knorpeltransplantation am Kniegelenk sind heute noch schwer zu beurteilen, weil meßbare Kriterien
für den Erfolg der Operation fehlen und weil sicher eine große
Zahl von Fällen mit jahrzehntelanger Beobachtung erforderlich ist,
um zu beurteilen, in welchem Maße eine Knorpeltransplantation die
Entstehung und Entwicklung einer Arthrosis deformans zu hemmen vermag. Solche Langzeitbeobachtungen an einem großen Krankengut stehen heute noch nicht zur Verfügung. Wir haben 64 Knorpeltransplantationen durchgeführt, davon 28 am Hüftgelenk und 36 am Kniegelenk (die Transplantationen der letzten 3 Jahre sind dabei nicht
berücksichtigt). Bei der Mehrzahl der Transplantate am Kniegelenk
handelt es sich um Stücktransplantate des Femurcondylus bei der
Osteochondrosis dissecans und bei traumatischen Gelenkflächendefekten (Abb. 3 u. 4). Bei diesen Transplantationen haben wir niemals eine Infektion und niemals eine Abstoßungsreaktion beobachtet. Postoperativ traten keine Einklemmungserscheinungen mehr auf.
Bei 4 Patienten bestanden wetterfühlige Narbenbeschwerden und femoropatellare Reibephänomene. Alle übrigen Patienten waren beschwerdefrei mit freier Gelenkbeweglichkeit, trotz einer erheblichen beruflichen oder sportlichen Inanspruchnahme.

Die gute Beweglichkeit der Kniegelenke ist teilweise auch darauf
zurückzuführen, daß die Knorpeltransplantation nur bei solchen Gelenken durchgeführt wurde, wo noch keine ausgeprägten arthrotischen Schäden vorlagen. Andererseits sind bei der Knorpeltransplantation auch sehr große Gelenkflächendefekte bis zu Längs-
durchmessern von 40 mm versorgt worden, bei denen das gute röntgenologische und klinische Ergebnis der Transplantation zu ver-
danken ist.

Offenbar wesentlich ungünstiger sind die Abrieb- und Überlebens-
bedingungen bei Transplantation beider korrespondierender Gelenk-

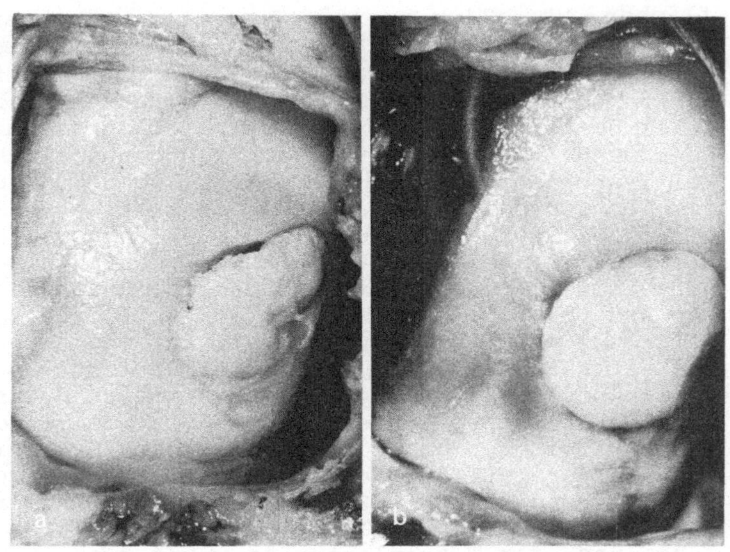

Abb. 3a u. b. Homologe Knorpeltransplantate am medialen Femurcondylus eines 31 jährigen Mannes bei Gelenkflächendefekt nach Osteochondrosis dissecans. (a) Im Gelenkflächendefekt findet sich weiches Narbengewebe, welches durch lappenförmiges Abheben von der Gelenkfläche einen chronischen Reizzustand unterhält; (b) Der abgerundete Gelenkflächendefekt ist mit einem homologen kältekonservierten Gelenkflächentransplantat verschlossen

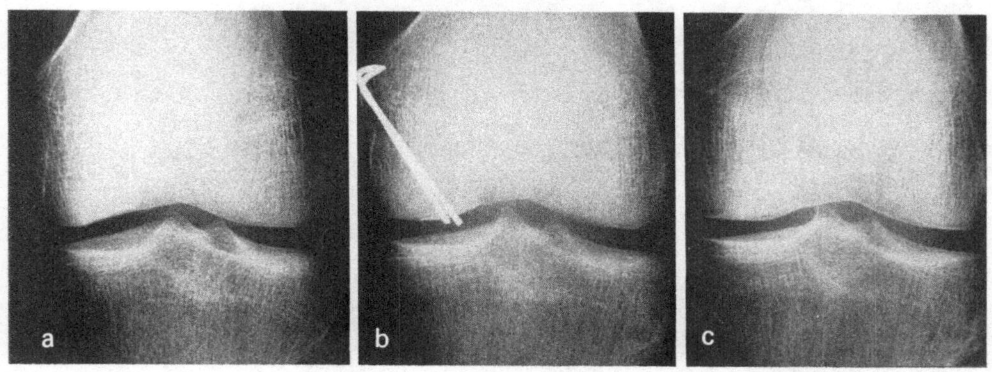

Abb. 4a-c. (a) Osteochondrosis dissecans am medialen Femurcondylus des linken Kniegelenkes bei 20 jährigem Mann. (b) Der osteochondrotische Gelenkflächendefekt ist mit einem homologen kältekonservierten Transplantat verschlossen, das Transplantat ist mit Kirschnerdrähten von der Gelenkfläche her fixiert; (c) Normalisierung der Knochenstruktur im Herdbereich 3 Jahre nach der Transplantation

flächen. Vor allem bei der Transplantation ganzer Hüftgelenke,
d. h. der Gelenkflächen des Hüftkopfes und der Gelenkpfanne. Hier
kommt es bei der Mehrzahl der Fälle nach anfänglich sehr guten
röntgenologischen und klinischen Befunden im Laufe von 4-6 Jahren
zu einem langsamen Abrieb der Transplantate mit einer langsam
zunehmenden Verschmälerung des röntgenologischen Gelenkspaltes.
Bei Transplantation am Kniegelenk, wo sowohl die Gelenkfläche
des Femurcondylus als auch die des korrespondierenden Tibiakopfes
verpflanzt wurden, haben wir dieses Phänomen ebenfalls beobachtet.
Als Beispiel sei der Fall einer 46 jährigen Dame gezeigt, bei der
seit dem 15. Lebensjahr eine Osteochondrosis dissecans bekannt
war und bei der sich im Laufe der Zeit eine schwere Arthrosis
deformans mit bevorzugtem Befall der medialen Gelenkhälfte entwickelt hat (Abb. 5a). Bei dieser Patientin wurde das mediale
Tibiakopfplateau und der mediale Femurcondylus samt der Facies
patellaris transplantiert (Abb. 5b). Nach einem anfänglich sehr
guten klinischen und röntgenologischen Ergebnis kam es im 4. Jahr
nach der Operation zu einer schnell zunehmenden Verschmälerung
des röntgenologischen Gelenkspaltes mit Schmerzbeginn am medialen
Gelenkspalt des Kniegelenkes und Revarisation der Beinachse, 4 1/2
Jahre nach der Transplantation wurde deshalb eine valgisierende
Tibiakopfosteotomie durchgeführt, die innerhalb der folgenden
3 Jahre wieder zu einer Verbreiterung des röntgenologischen Gelenkspaltes führte (Abb. 6a-f).

Nach unserem heutigen Kenntnisstand kann ausgesagt werden, daß die
homologe Gelenkflächentransplantation in ausgewählten Fällen ein
wertvolles klinisches Behandlungsprinzip darstellt. Vor allem die
Stücktransplantation bei dem Verschluß von umschriebenen Gelenk-

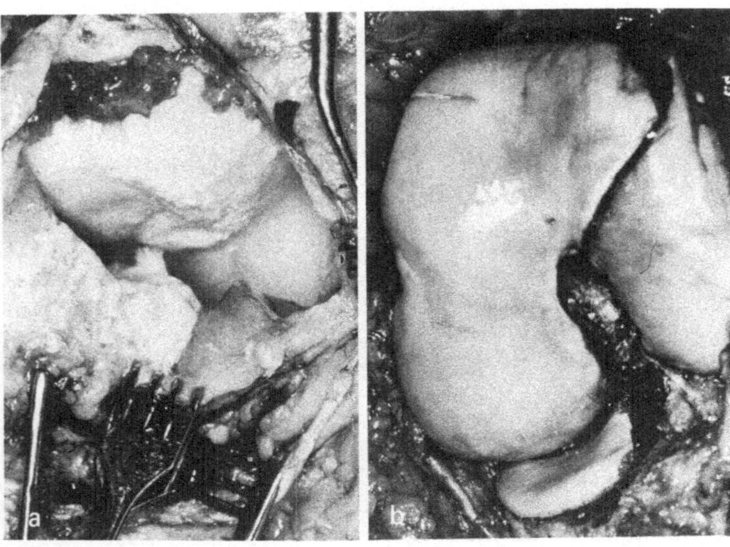

*Abb. 5a u. b. (a) Schwere Arthrosis deformans des linken Kniege-
lenkes bei 48 jähriger Frau, 34 Jahre nach Entfernung eines osteochondrotischen Dissekates; (b) Homologe Transplantation des medialen Femurcondylus samt der Facies patellaris und des medialen Ti-
biakopfplateaus*

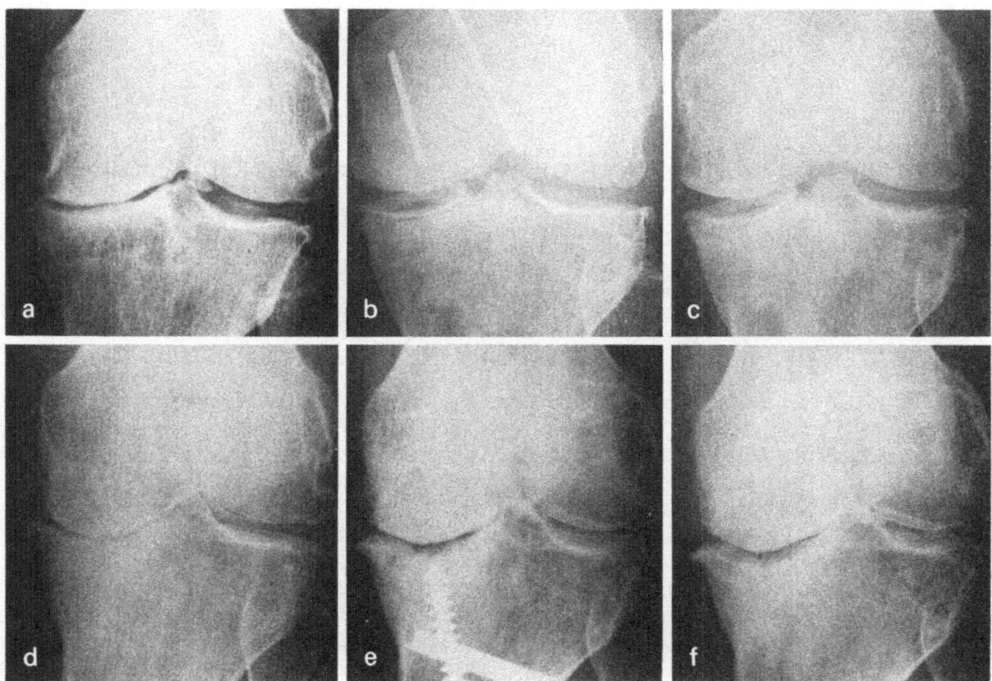

Abb. 6a-f. Der gleiche Fall wie Abb. 5. (a) vor der Transplanta-
tion; (b) unmittelbar nach der Transplantation; (c) 3 Jahre nach
der Transplantation; (d) 4 1/2 Jahre nach der Transplantation;
(e) 5 Jahre nach der Transplantation, 6 Monate nach Tibiakopf-
osteotomie; (f) 8 Jahre nach der Transplantation

flächendefekten ist ein unproblematisches und sehr leistungsfähi-
ges Verfahren. Die Patienten verlieren ihre Beschwerden und die
Einklemmungserscheinungen. Die Transplantate verschließen den
Gelenkflächendefekt und führen zur Wiederherstellung einer günstigen mechanischen Gelenkfunktion. Das langfristige Überleben
der hyalinen Knorpeltransplantate erscheint aus heutiger Sicht
fraglich, die knorpeligen Gelenkflächentransplantate stellen aber
offenbar ein funktionsgünstiges Füllgewebe dar, welches die ge-
lenkmechanischen Voraussetzungen für eine funktionsgünstige Vernarbung herbeiführt.

Literatur

1. EHALT, W.: Graftig of Joint-Cartilage Bone-Blocks from the
   Bank. VI. Congr. Soc. Internat. Chir. Orthop. Traumatol. S. 419,
   Bern 1954.
2. EHALT, W.: Verh. dtsch. orthop. Ges. 43, 107 (1955).
3. EHALT, W.: Knochen-Knorpelplastiken im Bereiche des Kniegelenkes. Beitr. Orthop. Traumatol., 3. Tag. Bd. 7 (1960).
4. EHALT, W.: Arch. klin. Chir. Bd. 299, 768 (1962).
5. PAP, K., KROMPECHER, S.: J. Bone Jt Surg. 43 A, 523 (1961).
6. WAGNER, H.: Z. Orthop. 98, 333 (1964).
7. WAGNER, H.: Z. Orthop. 110, 705 (1972).

Ergebnisse nach Anwendung verschiedener Therapieverfahren

W. Hesse

An der Unfallchirurgischen Klinik der Medizinischen Hochschule
Hannover wurden im Zeitraum von Juli 1971 bis September 1974 52
Patienten wegen eines alten traumatischen Knorpelschadens operativ behandelt. Alle Patienten konnten in der Zeit von Oktober
1974 bis März 1975 nachuntersucht werden. Der Nachuntersuchungs-
termin lag im Durchschnitt bei 21 Monaten postoperativ.

Hinsichtlich der Lokalisation überwogen die Knorpelschäden am Kniegelenk im Bereich der Femurcondylen und der Patella. Bei unserem
Krankengut war das Kniegelenk 47 mal, das Ellenbogengelenk 5 mal
betroffen. Sturz auf einen harten Boden, Knieanpralltrauma und
sog. Drehsturz beim Sport stellten die häufigste Ursache dar. Die
Patienten kamen frühestens 1 Jahr, spätestens 3 Jahre nach dem Unfall in unsere Behandlung.

Anamnestisch gaben die Patienten unterschiedliche Latenzzeiten
zwischen Trauma und Auftreten der Beschwerden an. Bei der Hälfte der Nachuntersuchten bestand keine Latenzzeit. Erst nach 1-2
Jahren klagten 16 Patienten, nach mehr als 2 Jahren 10 Patienten über Gelenkschmerzen. Aus dieser langen Latenzzeit leiten
sich für eine gutachterliche Stellungnahme erhebliche Schwierigkeiten ab. Lichtmikroskopisch sind zu diesem Zeitpunkt die traumatischen von den degenerativen Knorpelschäden meist nicht mehr
zu differenzieren. Rasterelektronenmikroskopisch gelingt es in
der Regel, sog. flow formations bis zu 2 Jahren nach dem Trauma
nachzuweisen.

Die intraoperativ aufgrund des makroskopischen Bildes festgestellten Diagnosen waren: Osteochondrosis dissecans bei 16 Patienten,
Chondropathia patellae bei 26 Patienten, Knorpelmalacia bei 8 Patienten, alter und frischer Knorpeldefekt bei 2 Patienten. Die
Häufigkeit der angewandten Methode ist aus der Tabelle 1 ersichtlich.

Von den 52 nachuntersuchten Patienten gaben 32 noch leichte bis
mittlere, 6 sogar starke Beschwerden an. Lediglich 14 Patienten
waren zu diesem Zeitpunkt beschwerdefrei.

Zum überwiegenden Teil war eine volle Belastbarkeit erreicht. Nur
in 9 Fällen konnte die operierte Extremität teilbelastet werden.
Bei 2 Patienten traten rezidivierende Gelenkergüsse nach Belastung
auf.

Tabelle 1. Operationsmethode

	Häufigkeit der Anwendung n = Anzahl der Patienten
Abrasio	22
Herdausräumung und Dissekatentfernung	12
Herdanbohrung (subchondral)	17
Spongiosatransplantate	2
Knorpeltransplantate	5
Ventralisation nach BANDI	8

Die Beweglichkeit war meist nur leicht eingeschränkt. 4 Patienten
wiesen ein Streckdefizit auf. Eine erheblich eingeschränkte Beugefähigkeit bestand bei 7 Patienten.

Röntgenologisch wurden bei der Nachuntersuchung 9 mal eine leichte
Arthrose, 1 mal ein verbliebener Knochen-Knorpel-Defekt und 1 mal
ein freier Gelenkkörper festgestellt.

Die besten klinischen Ergebnisse wurden nach autologer Knorpeltransplantation erzielt.

Eine 20 jährige Patientin war mit dem linken Knie auf ein eiser-
nes Trittbrett einer Straßenbahn aufgeschlagen. Zunächst traten
kurzfristig leichte Beschwerden auf. Nach einer Latenzzeit von 12
Monaten klagte die Patientin über rezidivierende Belastungsschmer-
zen mit Gelenkergüssen. Eine vom Hausarzt durchgeführte intraarticuläre Injektionskur sowie ein Gipstutor brachten keine Besserung. Nach 2 Jahren war die Patientin erheblich gehbehindert.
Intraoperativ zeigte sich ein herdförmiger Knochen-Knorpel-Defekt mit einem Durchmesser von etwa 3 cm. Der Defekt wurde aus-
gestanzt und mit einem autologen Knorpeltransplantat, das aus
dem unbelasteten Femurcondylenbereich entnommen war, gedeckt. Die
Fixation erfolgte durch Navicularescrauben. Bei der Nachuntersuchung 2 Jahre nach der Operation war die Patientin völlig beschwerdefrei. Röntgenologisch war das Transplantat vom Transplantatlager nicht mehr zu unterscheiden.

Die schlechtesten Ergebnisse fanden wir nach Herdausräumung bis
in die subchondrale Spongiosa. So hatte eine 32 jährige Patientin 2 Jahre nach Erstoperation immer noch starke Schmerzen im
rechten Kniegelenk. Das Operationspräparat zeigte bei der Rearthrotomie rasterelektronenmikroskopisch ein grobes Maschenwerk
und am Defektrand bereits Höhlenbildungen. Vitale Knorpelzellen
waren nicht zu beobachten.

Zusammenfassend läßt sich sagen, daß zwischen unseren klinischen
Ergebnissen und den experimentellen Befunden kein Widerspruch besteht. Eine differenzierte Aussage jedoch läßt sich aus unseren
klinischen Daten nicht machen. Dafür lassen sich verschiedene
Gründe anführen:

1. die Gesamtzahl der nachuntersuchten Patienten mit traumati-
   schem Knorpelschaden ist relativ gering,
2. auf die entsprechende Operationsmethode entfällt eine noch geringere Teilmenge,
3. es handelt sich dabei vorwiegend um Kurzzeitergebnisse mit
   durchschnittlich 21 Monaten nach der Operation.

Der alte Knorpelschaden

Diskussionsbemerkungen und Empfehlungen aller Teilnehmer (Leitung: L. Schweiberer)

Zusammengefaßt und redigiert von A. Rüter und C. Burri

Grundlagen der Knorpeltransplantation

Von einem transplantierten Knorpelareal kann nicht erwartet werden, daß es mechanisch und histologisch folgenlos einheilt. Seine Bedeutung liegt vielmehr darin, in einer Platzhalterfunktion eine zum entsprechenden Gelenkpartner kongruente Oberfläche sicherzustellen und damit eine mechanisch ungestörte Gelenkbeweglichkeit zu gewährleisten. Dadurch wird bei stabiler Einlage auch eine funktionelle Nachbehandlung ermöglicht. In fast allen Fällen, in denen Jahre nach einer Transplantation eine Rearthrotomie notwendig wurde, fand sich das transplantierte Gebiet noch deutlich in seiner Farbe und Konsistenz gegen die Umgebung abgesetzt, selbst wenn die Gelenke klinisch voll beweglich und schmerzfrei waren. Auch dies unterstützt die Ansicht, daß die Wiederherstellung der Funktion und nicht etwa eine spurenlose Einheilung das wichtigste und wesentlichste Anliegen der Transplantation ist.

Von der Empfängerstelle her gesehen, stellt das autologe Transplantat das beste Verfahren zur Behandlung lokalisierter Knorpeldefekte dar. Die fortgeschrittene Erkenntnis der enzymatischen Bedeutung frischer Knorpelwunden zwingt jedoch zu Vorbehalten gegen die Propagierung dieses Vorgehens, solange nicht geklärt ist, ob und ggf. welche degenerativen Prozesse aus der Knorpelwunde der Entnahmestelle in Gang gesetzt werden.

Die Zahl der überlebenden Zellen in konserviertem homologen Material ist klein. Dies hat gegenüber einer Transplantation von frischem homologen Knorpel jedoch den Vorteil, daß die immunologischen Probleme entsprechend geringer werden. Soweit bekannt, fanden sich jedoch nie klinische Anzeichen einer Abstoßungsreaktion, selbst wenn ganze heterologe Gelenke transplantiert wurden.

Wenn man annimmt, daß das Transplantat reine Platzhalterfunktion übernimmt, so hängt das Schicksal des betroffenen Gelenkareals von der mechanischen Beanspruchung während der Umbauphase ab. Ist das Gebiet klein und wird durch die intakte Umgebung vor Deformierungen geschützt, ist die Prognose günstig. Entsprechend schlechter ist der Verlauf bei großen Transplantaten, die keinen mechanischen Schutz in der Umgebung finden. Inwieweit es allein mechanische Probleme sind, die den großen Transplantaten die schlechtere

Prognose geben, ist schwer zu beurteilen. Die großen Transplantate sind natürlich auch in der Ernährungsfrage schlechter gestellt und verursachen größere immunologische Probleme.

Zur Konservierung homologer Transplantate sind verschiedene Verfahren möglich.

Das Material kann frisch entnommen in einer Tiefkühltruhe gelagert werden. Die Transplantation hat dann nach 1-2 Tagen zu erfolgen.

Das Transplantat kann bei minus 52° bis zu 4 Wochen gelagert werden. Die präoperative Auftauzeit beträgt hierbei etwa 2 Stunden.

Unbegrenzte Haltbarkeit erlaubt die Konservierung entsprechend den Samenbanken der Veterinärmedizin. Das Material wird zunächst durch Glycerinzusatz teilweise entwässert und dann innerhalb 4 Minuten auf minus 195° gefroren. Dies erlaubt dann die Anlage von Knorpelbanken, wobei von den einzelnen Teilen Länge, Breite und Krümmungsdurchmesser katalogisiert werden müssen (WAGNER). Bei dieser schnellen Abkühlung friert das Wasser amorph und nicht kristallin und sprengt dadurch die Zellen nicht. Diese Verhältnisse sind aber nur gegeben, wenn das Präparategefäß beim Einfüllen des flüssigen Stickstoffes abgesaugt wird, da sonst am Boden eine warme Luftschicht bleibt, die den Temperaturabfall verzögert.

Osteochondrosis dissecans

Ätiologie

Da sich nie ein Anhalt finden ließ, daß irgendein entzündliches Geschehen der Dissektion zugrundeliegt, ist die Bezeichnung Osteochondritis irreführend. Das Leiden sollte

Osteochond<u>rosis</u> dissecans

genannt werden.

Experimentell ist es trotz zahlreicher Versuche bisher nicht möglich gewesen, ein der Klinik entsprechendes Dissekat zu erzeugen. Aseptische Knochennekrosen durch experimentelle Tuscheembolisation in Endarterien führte nie zu Dissekatformen, die den Befunden beim Menschen ähneln. Auch alle Versuche, solche Knorpelstücke durch mechanisches Ausbrechen zu gewinnen, schlugen fehl. Diese beiden Theorien lassen sich also, zumindest von der experimentellen Seite her, nicht aufrechterhalten.

Diskutiert wird weiterhin eine Art Ermüdungsfraktur. Dies ist ebensowenig bewiesen, wie die Vorstellung, daß die Eminentia intercondylica bei bestimmten Knieformen gegen die innere Begrenzung des medialen Condylus schlägt und so die Dissektion verursacht. Am lateralen Condylus ist dieses Anschlagen jedoch gelegentlich zu beobachten.

Am logischsten erscheint die Erklärung, daß das Dissekat dadurch entsteht, daß der zwischen Patella einerseits und Tibiakopf andererseits eingepreßte Knorpelbelag der Femurcondylen an den Abhang der Fossa intercondylica ausweicht, hier tangential einreißt und sich danach vollständig löst.

Differentialdiagnose und Begutachtung

Differentialdiagnostisch ist die Osteochondrosis dissecans von der isolierten Knorpelfraktur und der osteochondralen Fraktur abzugrenzen. Zur Osteochondrosis dissecans gehört der Sklerosesaum als Ausdruck der Vitalitätsstörung. Findet sich bei der Arthrotomie das dissezierte Stück irgendwo an der Gelenkinnenhaut angewachsen, so spricht dies für eine rein traumatische Form mit Ausbruch eines vitalen Fragmentes und gegen die Osteochondrose.

Schwierig ist sicher die Differentialdiagnose und gerechte gutachterliche Beurteilung in den Fällen, die in der Anamnese ein Knietrauma erlitten haben und nun einen freien Gelenkkörper aufweisen. Dieser kann nämlich Folge einer früheren, akut nicht erkannten reinen Knorpelfraktur sein und müßte gutachterlich entsprechend eingestuft werden. In diesen Fällen sollte sich allerdings, zumindest nachträglich, eine Brückensymptomatik nachweisen lassen, die spätestens 3-4 Wochen nach dem Unfall einsetzen muß. Hierbei ist auch zu beachten, daß der angeschuldigte Unfall auch nur das Gelegenheitstrauma sein kann, bei dem die letzte Verbindung einer Osteochondrosis dissecans reißt und das Dissekat damit zum freien Gelenkkörper wird. Für die Anerkennung eines freien Gelenkkörpers als Folge einer reinen Knorpelfraktur muß gefordert werden, daß der Unfall doch zu einer erheblichen Krafteinwirkung auf das Kniegelenk geführt hat, da ohne diese weder eine "flake fracture" des Knorpels, noch eine osteochondrale Fraktur entstehen können.

Therapie

Bei jugendlichen Patienten, bei denen sich das Dissekat noch nicht gelöst hat, erscheint sowohl eine abwartende Beobachtung unter Entlastung, wie eine Fixierung der "Maus" gerechtfertigt.

Hat sich beim jugendlichen Patienten das Dissekat bereits gelöst, wird es nach Anfrischung des Lagers reimplantiert und fixiert.

Findet sich beim älteren Jugendlichen oder beim Erwachsenen ein noch ungelöstes Dissekat, wird das Mausbett von einem knorpelfreien Teil des Gelenkes aus angebohrt und mit Spongiosa unterfüttert. Es kann in der Diskussion keine Einigung darüber erzielt werden, ob in diesen Fällen eine zusätzliche Fixierung des Dissekates notwendig ist. Von den meisten Teilnehmern wird dies jedoch als prophylaktische Maßnahme befürwortet.

Ist das Dissekat bereits gelöst, wird das Bett, wie beim Jugendlichen, angefrischt und die Maus fixiert.

Tabelle 1. Therapieschema bei der Osteochondrosis dissecans

Zustand	Alter	
des Dissekates	Kind - Jugendlicher	Jugendlicher - Erwachsener
D. noch im Bett	konservativ: (Entlastung) operativ: Fixation	operativ: Anfrischen durch Anbohren, Spongiosaunterfütterung, evtl. Fixation
Freier Gelenkkörper	operativ: Anfrischen, Fixation	operativ: Anfrischen, evtl. Spongiosa, Fixation

Die Fixation des Dissekates kann mit Corticalisspänen erfolgen, die aus der Tibia entnommen werden. Diese Technik macht keinen Zweiteingriff notwendig.

Weiterhin eigenen sich Kirschnerdrähte, deren gelenknahe Enden durch einige Hammerschläge nietenartig verbreitert werden können. Diese Enden werden dann in den Knorpel hinein versenkt, die Spitzen der Drähte extracapsulär an der Corticalis umgebogen. Hierdurch läßt sich primär eine leichte Kompression im Mausbett erzielen. Die Metallentfernung macht dann keine Eröffnung des Gelenkes notwendig.

Die sicherste Fixierung ergeben Kleinfragmentenschrauben, deren Köpfe in das Niveau des Knorpels eingesenkt werden müssen. Der Nachteil dieses Vorgehens liegt darin, daß zur notwendigen Metallentfernung das Gelenk nochmals eröffnet werden muß. Außerdem sollten hierfür Corticalisschrauben nach dem Zugschraubenprinzip eingesetzt werden. Bei der Verwendung von Spongiosaschrauben besteht die Gefahr, daß sich beim Herausdrehen der Schrauben das ehemalige Dissekat wieder löst, wenn der Gewindeteil sich rückwärtsdrehend durchschneiden muß.

Wenn das Dissekat nicht mehr auffindbar ist, hängt das Vorgehen von der Größe des Defektes und seiner Lage ab. Defekte im unbelasteten Teil können belassen werden. Bei kleineren Defekten im belasteten Gebiet empfiehlt sich die Bohrung. Das aus der Tiefe sprossende Gewebe füllt, wie arthroskopische Befunde gezeigt haben, den Defekt nie exakt bis zum Niveau der Umgebung auf. Eventuell bildet sich aber in der verbleibenden Delle ein Kissen der Synovialflüssigkeit. Jedenfalls zeigte sich arthroskopisch an der korresponidierenden Fläche des Tibiakopfes nie eine sekundäre Knorpelschädigung.

Bei großen Defekten stehen die Transplantationsverfahren im Vordergrund.

Nachbehandlung

Am Ende der intialen Therapie sollte das Dissekat stabil angeheftet sein. Eine Ruhigstellung des Gelenkes in der Nachbehandlungsphase erscheint heute nicht mehr gerechtfertigt. Dies betrifft natürlich nicht die Ruhigstellung des Beines in den ersten postoperativen Tagen als analgetischer Effekt. In dieser

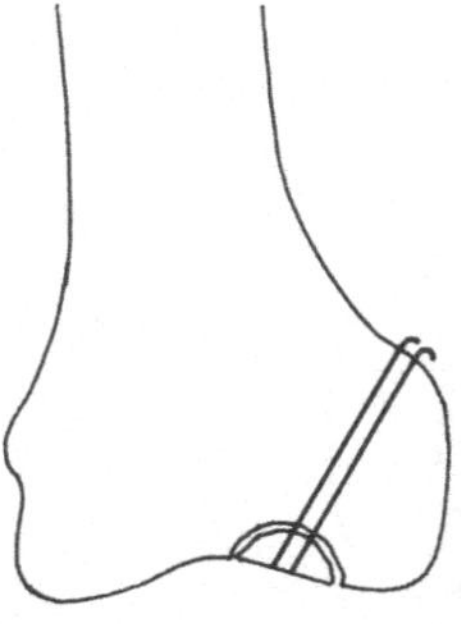

a) Einfache Stabilisierung
   (Kirschner, Knochen-
   bolzen)

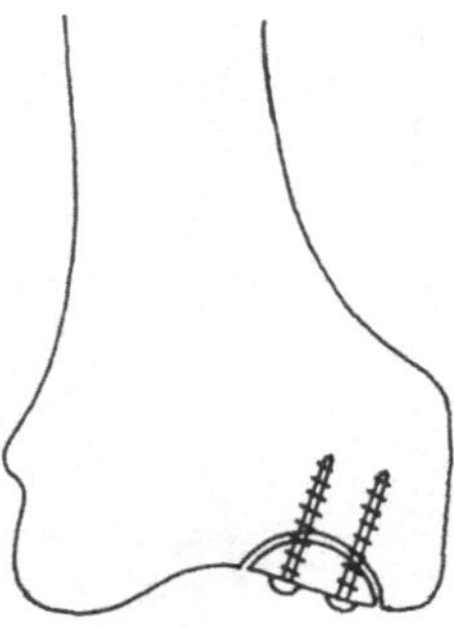

b) Kompression durch Schrauben mit oder ohne Anfrischung

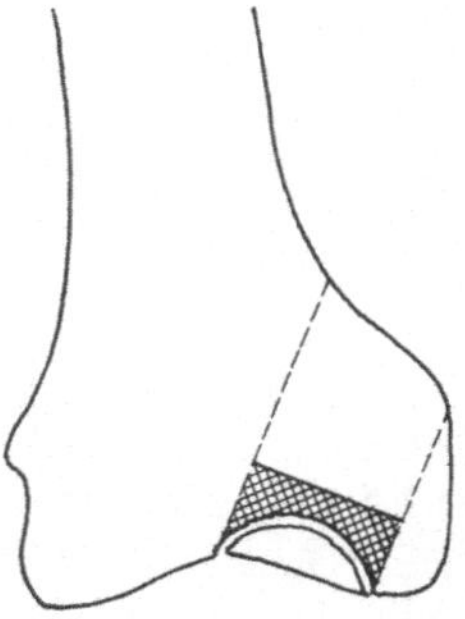

c) Anfrischung und Spon-
   giosa von extraarticulär

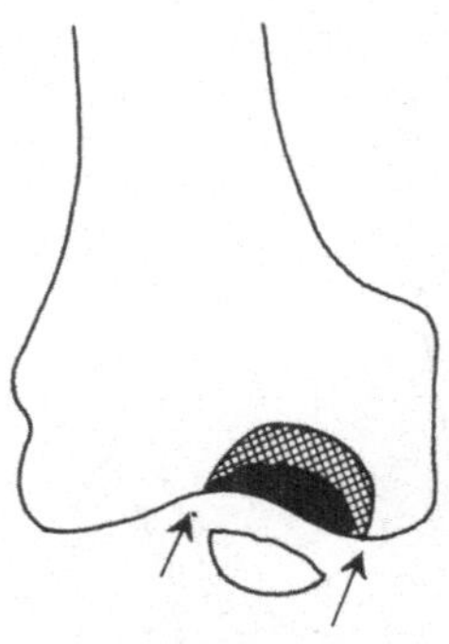

d) Anfrischung mit oder ohne
   Spongiosa vom Gelenk her

Abb. 1a-d. Behandlung des Lagers

Zeit müssen die Patienten aber bereits dazu angehalten werden, isometrische Quadricepsübungen durchzuführen. Besteht ein blutiger Gelenkerguß, was in geringerem Umfang praktisch immer der Fall ist, muß diese Ruhigstellung möglichst bald aufgegeben werden. Größere intraarticuläre Hämatome sind durch Punktion zu beseitigen.

Bei fraglicher sicherer Stabilisierung des Dissekates erscheint es einmal angezeigt, das Gelenk in der Nachbehandlung ruhigzustellen. Dies darf aber erst zum Zeitpunkt der Entlassung erfolgen. Bis dahin muß das Knie unter Aufsicht mobilisiert werden.

Für die postoperative Entlastung gelten folgende Richtzeiten:

Abrollen für 5-6 Wochen. Danach zunehmende Teilbelastung. Vollbelastung nach 3 Monaten.

Kirschnerdrähte können belassen werden, bis die Struktur im Mausbett homogen erscheint.

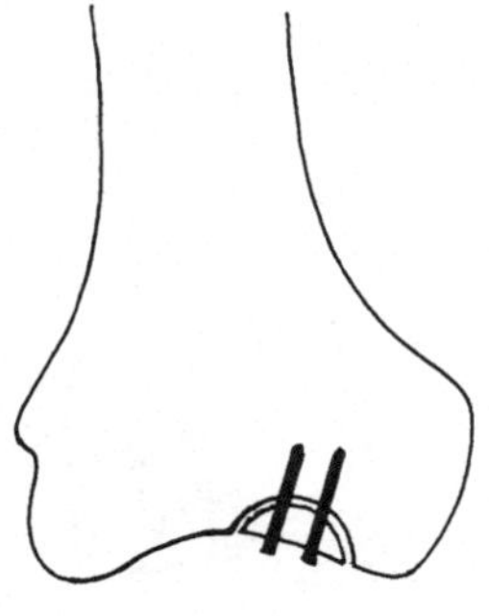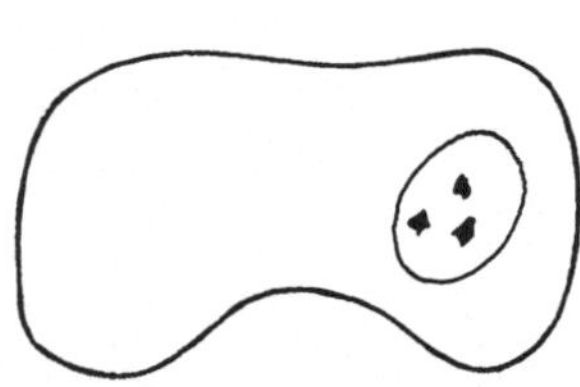

a) Corticale eckige Späne aus dem Tibiakopf nach Durchbohren des Bettes (Vorschlag BANDI). <u>Indikation:</u> Bei allen Arten der Osteochondritis dissecans anwendbar. <u>Vorteil:</u> Nur ein Eingriff. <u>Nachteil:</u> Entnahmestelle, keine Kompression des Lagers

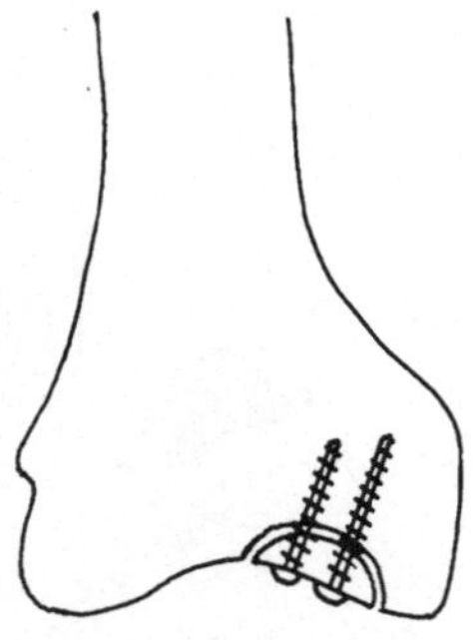

b) Verschraubung vom Gelenk her. <u>Indikation:</u> Vor allem Reimplantation eines Dissekates. <u>Vorteil:</u> Kompression des Lagers mit sicherer Stabilität. <u>Nachteil:</u> Zweiteingriff notwendig. Zusätzliche Knorpelschädigung durch Schraubenköpfe

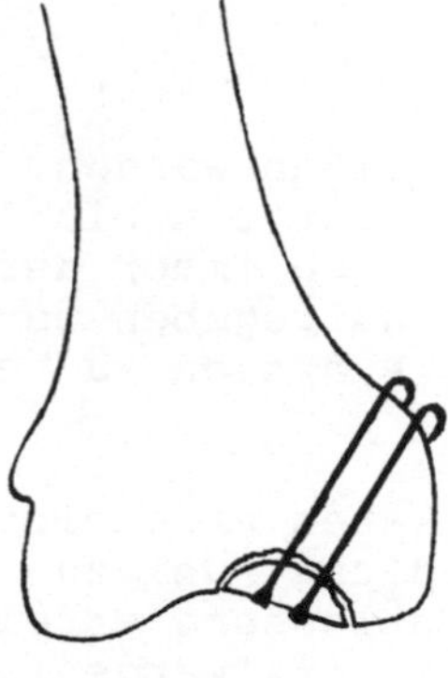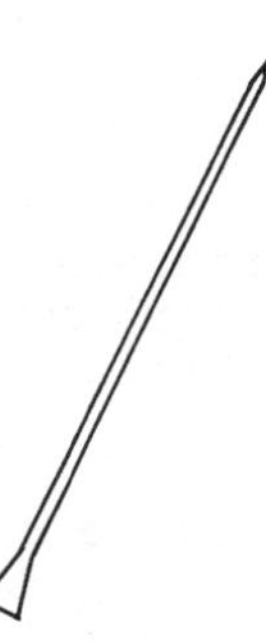

c) Kirschnerdrähte mit gelenknah durch Hammerschläge verbreiterten Köpfen (Vorschlag WAGNER). <u>Indikation:</u> Bei allen Formen. <u>Vorteil:</u> Gute Stabilität bei geringer zusätzlicher Knorpelschädigung. <u>Nachteil:</u> Metallentfernung

Abb. 2a-c. Fixation eines Dissekates

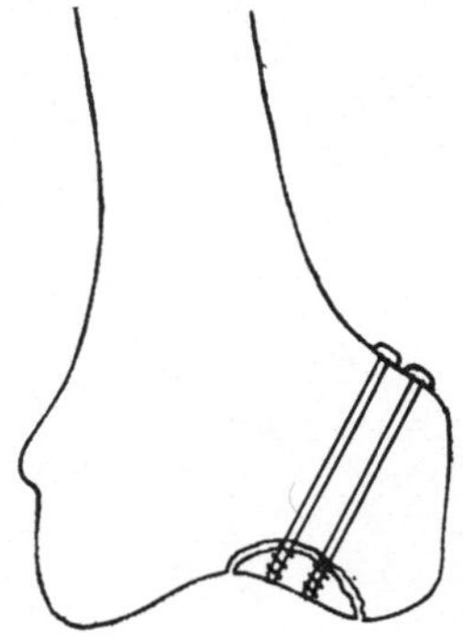

d) <u>Extraarticuläre Schrauben</u> (Vorschlag BURRI).
<u>Indikation:</u> Alle Formen. <u>Vorteil:</u> Stabile
Fixation, keine zusätzliche Knorpelschädigung. <u>Nachteil:</u> Technisch schwierig (Lokalisation des Dissekates) Metallentfernung

Abb. 2d. Fixation eines Dissekates

Schrauben mit intraarticulär liegenden Schraubenköpfen müssen
nach 2-4 Monaten entfernt werden.

Die Frage nach dem weiteren Vorgehen, falls das Dissekat nach
3-4 Monaten nicht eingeheilt ist, kann nicht generell beantwortet werden. Hierbei ist das Alter des Patienten und die Art der
Voroperation zu berücksichtigen. Beim jüngeren Patienten ist der
Versuch angezeigt, das Mausbett nochmals und sicher mit Sponiosa
zu unterfüttern oder die Maus stabil zu fixieren. Beim älteren,
technisch gut voroperierten Patienten ist es gerechtfertigt, das
Dissekat zu verwerfen und das Mausbett wie einen Defekt zu behandeln.

IV. Der retropatellare Knorpelschaden

Retropatellare Arthrose (Diagnose und Therapieübersicht)

A. Rüter

Diagnose

Anamnese und klinische Untersuchung

Die retropatellare Arthrose bedingt eine schmerzhafte Störung des patello-femoralen Gleitlagers. Der Anpreßdruck der Patella an die Femurcondylen ist, bei gegebenem Körpergewicht, eine Funktion des Beugewinkels des Kniegelenkes. Mit zunehmender Beugung steigt die Beugekraft, damit die zu ihrer Neutralisierung notwendigen Streckkräfte und - nach dem Parallelogramm der Kräfte - somit der Druck im femoro-patellaren Lager. Der entsprechende Druckverlauf wurde von BANDI (1) berechnet und experimentell geprüft (Abb. 1).

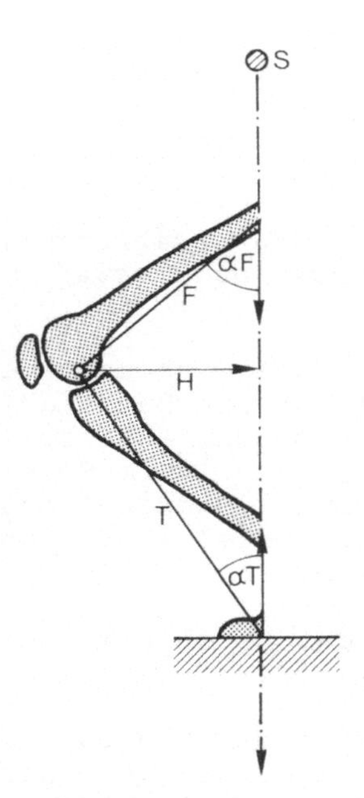

$$H = F \cdot \sin \alpha_F = T \cdot \sin \alpha_T$$

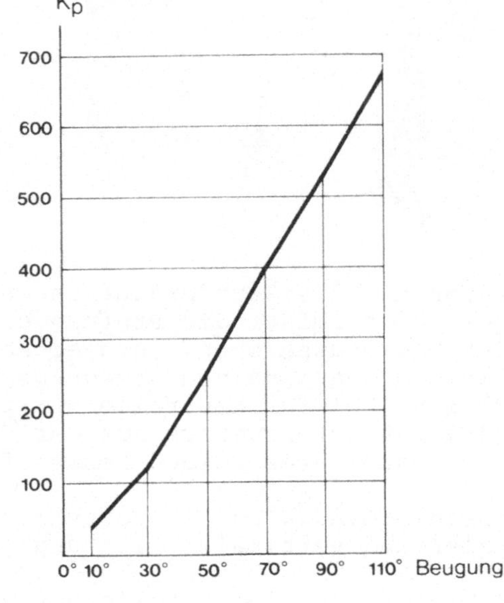

Abb. 1. Geometrische Funktionen der auf das Kniegelenk einwirkenden Kräfte

Dementsprechend klagen die Patienten anfänglich ausschließlich,
später hauptsächlich über Knieschmerzen beim Berg- und Treppensteigen, wobei das Abwärtsgehen meist die stärkeren Beschwerden
verursacht. Bei der Untersuchung läßt sich dieser Schmerz pro-
vozieren, wenn man den Patienten auffordert, auf dem fraglich
erkrankten Bein in die Hocke zu gehen und wieder aufzustehen.
Nicht selten lehnt der Patient dieses Ansinnen bereits ab, da
er schon wisse, "daß ihm dies am meisten weh täte". Die dieser
typischen Schmerzauslösung zugrundeliegende mechanische Situation läßt sich auch simulieren, indem der Untersucher bei ent-
spanntem Quadriceps die Patella kräftig nach dorsal gegen die
Femurcondylen drückt und nun den Patienten seinen Musculus quadriceps anspannen läßt. Hierdurch wird die Patella unter axialer
Belastung durch ihr Gleitlager gezogen, was im gegebenen Fall zur
typischen Schmerzauslösung führt (Abb. 2).

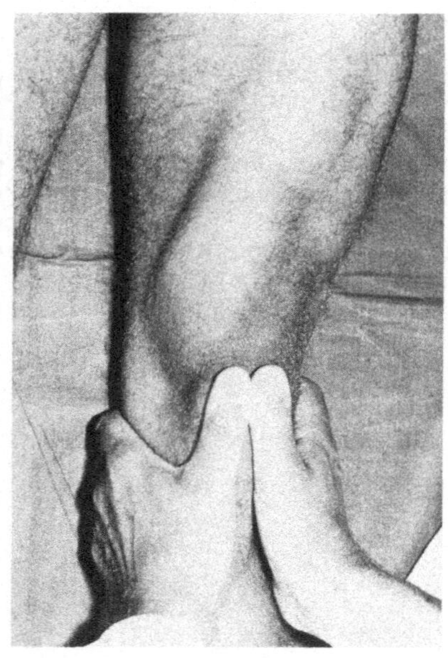

*Abb. 2. Prüfung der Schmerzhaf-
tigkeit des Patellagleitweges*

Zuvor hat die Standarduntersuchung eines Kniegelenkes zu erfolgen. Dies umfaßt die Prüfung eines Ergusses, der Bandstabilität,
der Meniscuszeichen, vergleichender Quadricepsumfänge sowie der
aktiven und passiven Bewegungsausschläge, jeweils im Seitenvergleich. Bei der Kontrolle der passiven Beweglichkeit liegt eine
Hand des Untersuchers auf der Kniescheibe. Meist läßt sich ein
retropatellares Reiben besser fühlen als hören.

Anschließend wird die Verschieblichkeit der Patella in horizon-
taler und vertikaler Richtung geprüft.

Veränderungen des Patellaknorpels betreffen meist nicht den gesamten Belag. Mediale und laterale Facette müssen gesondert geprüft werden. Durch Medialverschiebung der Patella kommt die mediale Facette soweit aus der Foss intercondylica, daß sie isoliert palpiert werden kann. Gleichzeitig wird hierbei die latera-

le Facette gegen den medialen Condylus gepreßt (Abb. 3). Durch
Lateralverschiebung wird die laterale Facette direkt palpierbar
und die mediale Facette zum Widerlager (Abb. 4). Durch das Punctum maximum der Schmerzen können die Veränderungen der Facetten
gegeneinander abgegrenzt werden.

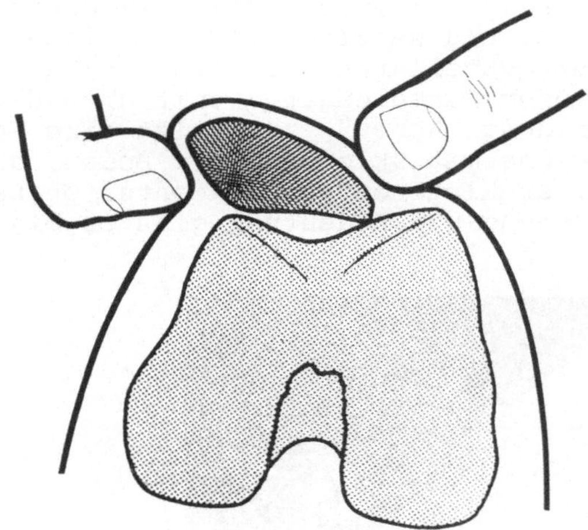

Abb. 3. Palpation der
medialen Facette

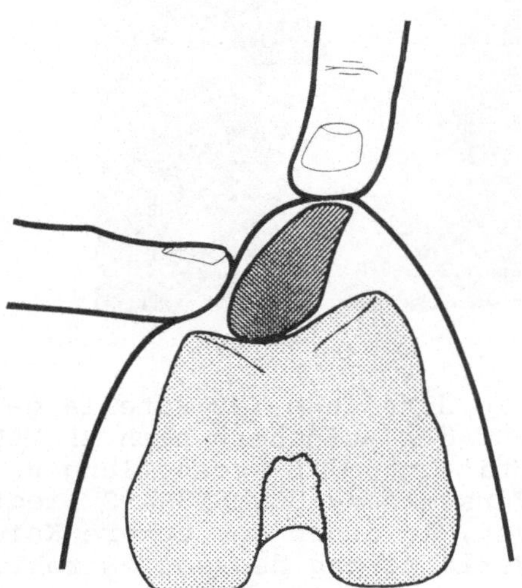

Abb. 4. Palpation der
lateralen Facette

Durch den oben beschriebenen Untersuchungsgang läßt sich zunächst
die globale Diagnose "retropatellare Arthrose" stellen und die
Lage der Hauptveränderungen an der Patella im Groben festlegen.
Die weitere Untersuchung hat die Aufgabe, die eigentliche Ätiologie des Leidens abzuklären.

Neben der allgemeinen Anamnese - wann, wie häufig und wie stark
treten die Beschwerden auf - muß spätestens nun noch einmal spe-

ziell nach erlittenen Frakturen, Anpralltraumen, Instillationen
oder Gelenkinfekten gefragt werden.

Röntgenuntersuchung

Prinzipiell erforderlich sind Röntgenaufnahmen des Kniegelenkes
a. p. und seitlich. Im seitlichen Strahlengang lassen sich die
retropatellaren Verhältnisse bereits im generellen beurteilen. In
diesem Strahlengang kommt auch die sog. HAGLUND'sche Delle zur Ab-
bildung (Abb. 5). Dies ist eine Konkavität an der Patellarrück-
fläche mit sklerosiertem Boden, die HAGLUND (20) als Ausdruck
einer hinteren Patellacontusion beschrieben hat. Über ihre Entstehung und Bedeutung gibt es bis heute keine sicheren Aussagen.

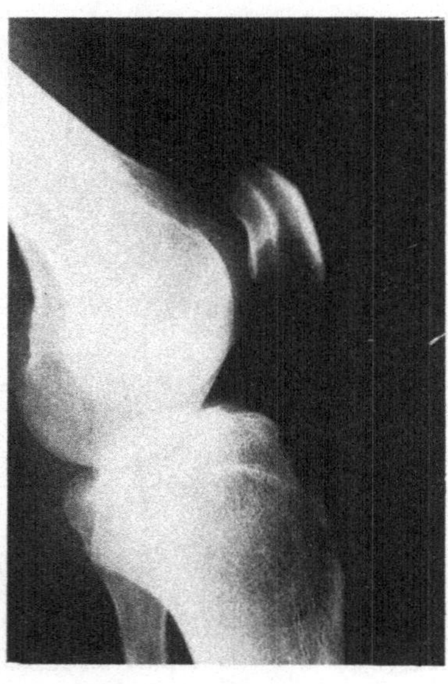

Abb. 5. Haglund'sche Delle

Die Höhenlage der Patella gegenüber dem Femur wird im allgemeinen
auf den Aufnahmen nach BLUMENSAAT (4) beurteilt. Hierbei wird das
Knie in 30° Beugestellung seitlich geröntgt (Abb. 6). Nach der
Vorstellung BLUMENSAATS liegt in all den Fällen eine Patella alta
vor, in denen der untere Kniescheibenpol höher steht als die
Verlängerung des sog. Strukturstreifens der Femurcondylen.

Zuverlässiger für diese Diagnose erscheint heute allerdings der
Quotient aus Länge des Ligamentum patellae zur Länge der Patella
nach INSALL und SALVATI (24), der 1,3 nicht übersteigen soll.

Bei pathologischer Abwinkelung zwischen Richtung des Quadricepszuges und des Ligamentum patellae besteht die Tendenz zur
Lateralverschiebung der Kniescheibe mit Erhöhung des Anpress-
druckes lateral und Verlust des Kontaktes medial. Die Achsenverhältnisse des Kniegelenkes lassen sich exakt nur auf a. p.
Aufnahmen beurteilen, die zumindest von Mitte Oberschenkel bis
Mitte Unterschenkel reichen.

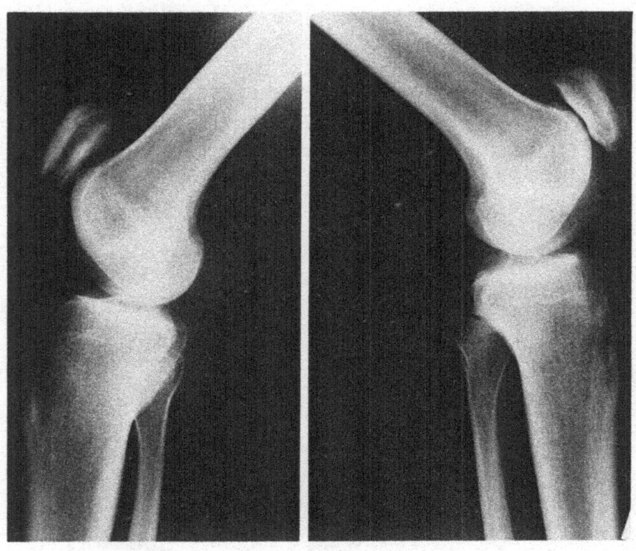

Abb. 6. Patella alta beidseits mit retropatellarer Arthrose

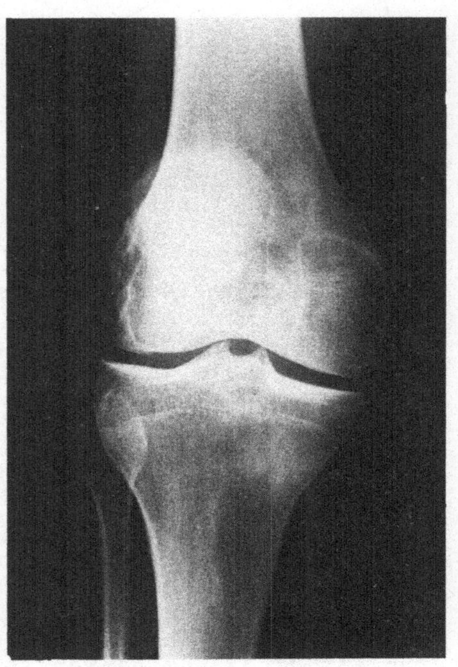

*Abb. 7. Röntgenbild a. p. bei
angespanntem Quadriceps. Bei
chronischer Subluxation tritt
die Patella hierbei nach lateral*

Die Tendenz zur Subluxation der Patella läßt sich häufig röntgenologisch nachweisen, indem eine Röntgenaufnahme a. p. im Moment der
maximalen Anspannung des Quadriceps durchgeführt wird. Hierbei
findet sich dann im Vergleich zur Standardaufnahme neben dem Hö-
hertreten auch eine Lateralisation der Patella (Abb. 7).

142

Unerläßlich sind Tangentialaufnahmen der Patella, die einen Ein-
blick in das femoro-patellare Gleitlager erlauben. FICAT und
BIZOU (10) beschrieben die Indices, mit deren Hilfe die Form des
femoro-patellaren Gelenkes klassifiziert werden kann (Abb. 8).
Hierbei ist B-H der Tiefenindex der Patella (normal 3,6-4,2),
B´-H´ der Tiefenindex der Fossa intercondyla (normal 4,2-6,5).
LR:MR bezeichnet den Patellaindex, der zwischen 1 und 3 schwanken
kann und L-R-M den Winkel der Facetten zueinander (normal 120 bis
140º).

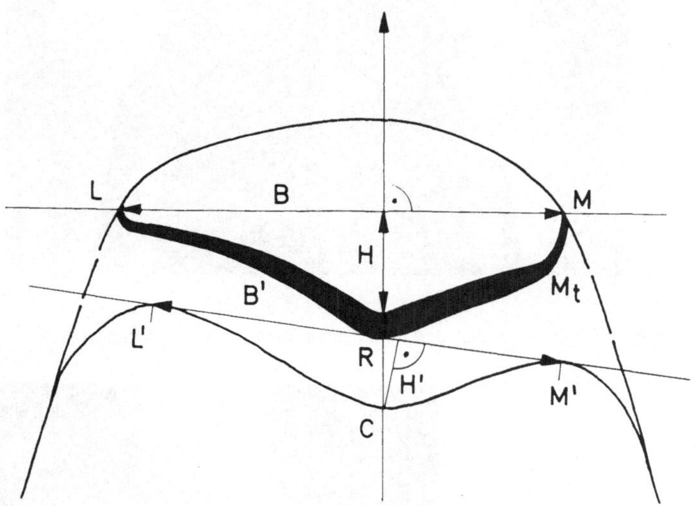

Abb. 8. Strecken und Winkel zur Berechnung der Indices an Patella
und Condylen nach FICAT und BIZOU

Diese Indices erlauben auch die Einteilung der Patellaformen nach
WIBERG (37) und BAUMGARTL (2). Winkel unter 120º sind charakteristisch für die Typen WIBERG II und III, denen als Ausdruck einer
Patelladysplasie pathogenetische Bedeutung für die Chondromalazie beigemessen wird (Abb. 9).

Auf diesen Tangentialaufnahmen stellt sich im gegebenen Fall auch
die von OUTERBRIDGE (34) beschriebene Leiste am medialen Femurcondylus dar.

Für die Routinediagnostik sind die oben beschriebenen axialen
Aufnahmen ausreichend. Voraussetzung ist, daß festgelegt wurde,
unter welchen Beugewinkeln die Aufnahmen entstanden sind. Die
Form des femoro-patellaren Gelenkes ändert sich von caudal nach
cranial, so daß Aufnahmen in unterschiedlichen Strahlengängen keine Vergleiche zulassen. Diesen Umstand haben FICAT und PHILIPPE
(11) berücksichtigt, indem sie empfahlen, axiale Aufnahmen in 30,
60 und 90º Beugung durchzuführen. Hierbei kommen zuerst die unteren, dann die mittleren und bei Rechtwinkelbeugung die oberen
Gelenkanteile zur Darstellung. Diese Aufnahmen erlauben eine sehr
diffizile Beurteilung der Formvarianten und Gelenkverhältnisse
(Abb. 10).

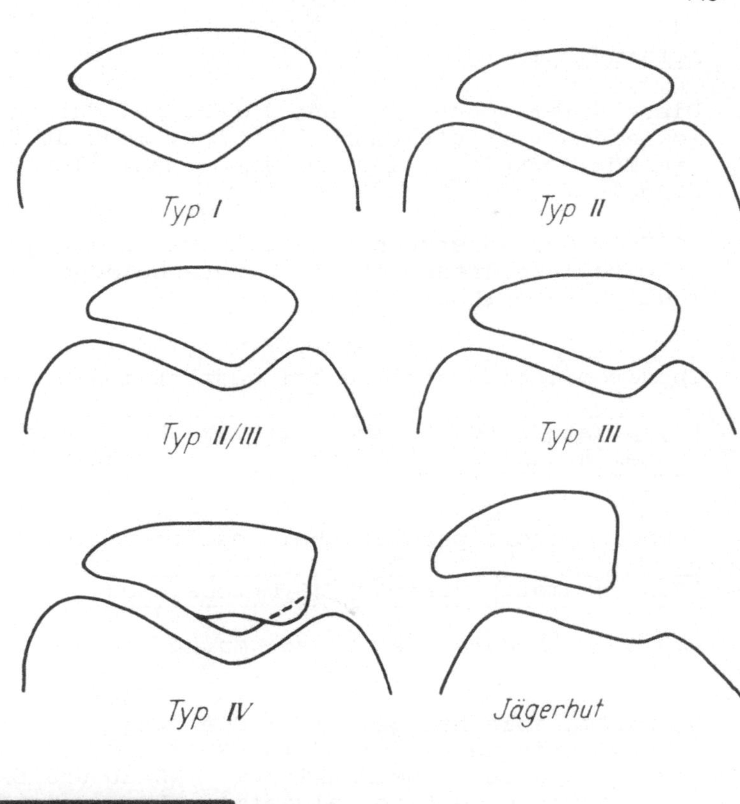

Abb. 9. Form-
varianten der
Patella nach
WIBERG und
BAUMGARTL

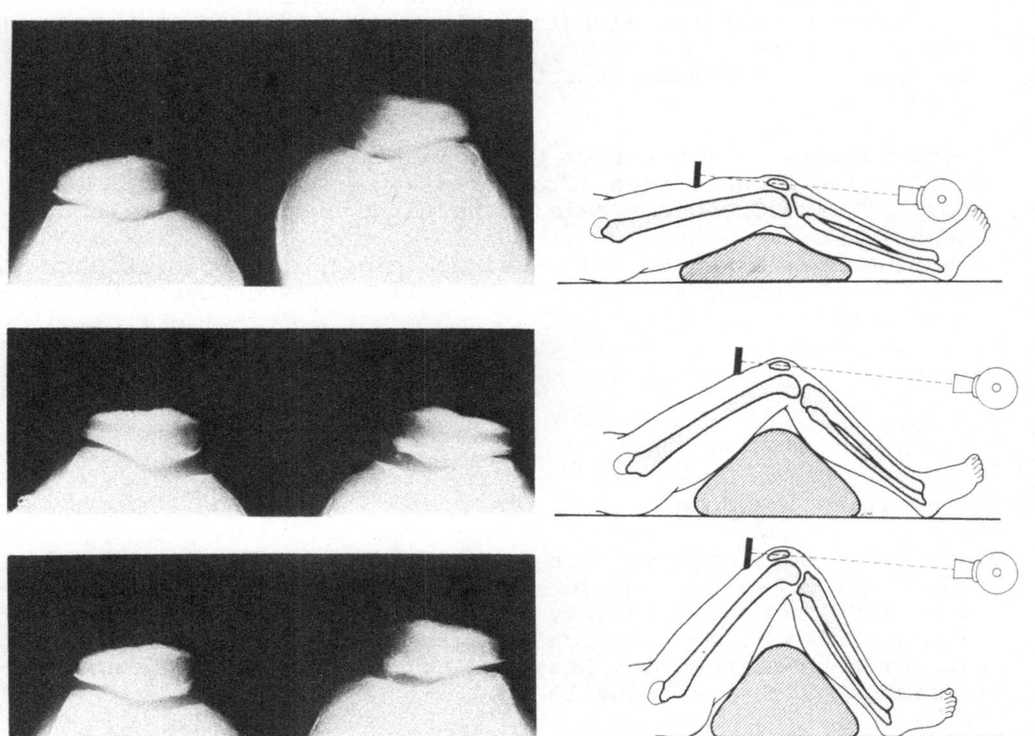

Abb. 10. Defilee-Aufnahmen der Patella bei 30, 60 und 90° Beugung
des Kniegelenkes

Arthroskopie

Diese Untersuchung gewinnt gerade bei der Diagnose der Frühformen sowie den Verlaufskontrollen immer mehr an Bedeutung. Technik und Möglichkeiten sind in einem speziellen Referat ausführlich dargelegt.

Am Ende der Untersuchung sollte neben der globalen Diagnose "retropatellare Arthrose" die Unterscheidung in folgende Gruppen möglich sein (Abb. 11):

Chondromalacia patellae bei gestörtem Gleitweg

Dysplast. Patella	Patella Alta	Rec. Patella Luxation	Neuro-Musk. Schäden

Chondromalacia patellae bei gestörter Gleitfläche

Posttraumat.	Primär	Symptomatisch

Abb. 11. Ursachen der Chondromalacie

Chondromalazie bei gestörtem Gleitweg
  Dysplastische Patella (WIBERG II und III)
  Patella alta (BLUMENSAAT bzw. INSALL und SALVATI)
  Rezidivierende Patellaluxation (Anamnese, Röntgen bei angespanntem Quadriceps)
  Neuromuskuläre Schäden durch Teillähmungen des Musculus quadriceps.

Chondromalazie bei gestörter Gleitfläche
  Posttraumatische Formen (Frakturen und Anpralltraumen)
  Sog. primäre Chondromalazie (ohne pathogenetisch faßbare Ursache)
  Symptomatische Formen (als Ausdruck einer Allgemeinerkrankung, wie PCP, Osteoporose, Sudeck, Durchblutungsstörungen, Metastasierungen etc.).

Therapie

Konservative Therapie

Die Palette der konservativen Behandlungsvorschläge reicht, wie EICHLER (9) schreibt, von der uralten Schröpfmethode bis zur Gelenkspülung mit Cytostatica, wobei etwa jeweils 80% Erfolge angegeben werden. Die zahlreichen Angebote gliedern sich in 3 große Gruppen: Verbesserung der Statik - physikalische Maßnahmen - medikamentöse Therapie (Tabelle 1).

Tabelle 1. Konservative Therapie

Verbesserung der Statik	Gewichtsabnahme
Physikalische Maßnahmen	Fango - Moor - Paraffin Kälte Kurzwellen - Iontophorese Röntgenbestrahlung Ichthyol-Salbe
Medikamentöse Behandlung	Symptomatisch Analgetica, Antirheumatica
	Knorpelschutztherapie Glucosamine: "Dona 200^R" Mukopolysaccharide "Arteparon^R" Knorpel-Knochen-Extr. "Arumalon^R"
	Cortison
	Gleitmittel

Verbesserung der Statik

In die Berechnung des retropatellaren Druckes geht die Beugestellung des Kniegelenkes als variable, das Körpergewicht aber als konstante Größe ein. Dies bedeutet, daß eine Verringerung des Körpergewichtes eine Reduzierung des retropatellaren Druckes und damit einen Rückgang der Beschwerden erbringt.

Physikalische Maßnahmen

Fango-, Moor- und Paraffinanwendungen sind bewährte Maßnahmen der physikalischen Therapie. In letzter Zeit haben sich mehr und mehr Kälteanwendungen, vor allem bei akuten Reizzuständen des Gelenkes durchgesetzt. Verbreitet sind auch Kurzwellenbestrahlungen und Iontophorese. Ein Effekt der Röntgenbestrahlung ist die Ausschaltung der Schmerzrezeptoren. Rezidive nach dieser Behandlung sind allerdings besonders therapieresistent.

Im Verhältnis von Aufwand zu Erfolg schwer zu übertreffen sind nach wie vor Ichthyolsalbenumschläge.

Medikamentöse Therapie

Eine medikamentöse Therapie ist einerseits rein symptomatisch mit Analgetica und Antirheumatica möglich.

Unter dem Sammelbegriff Basistherapie wird eine Medikation zusammengefaßt, die den pathogenetischen Gelenkstoffwechsel beeinflussen soll. Dona 200 enthält eine Mischung von Glucosaminsalzen und einem Anästheticum. Dieses Mittel liefert einerseits Bausteine für das Chondroitinsulfat und soll andererseits abbauende Synovialenzyme hemmen. Letztere Wirkung wird auch dem Arteparon zugeschrieben. Eine Unterstützung der Synthese von Mukopolysacchriden durch das Knorpel-Knochenmarkextrakt Arumalon ließ sich von LEE (28) zumindest in vitro nachweisen.

146

Operative Therapie

Die Indikation zu operativen Maßnahmen muß sich einerseits an
der Ätiologie, andererseits an dem Schweregrad des Leidens orien-
tieren.

Operation zur Normalisierung des Gleitweges

Habituelle Patellaluxation. Zur Normalisierung des Gleitweges bei
der habituellen Patellaluxation sind über 90 Operationsverfahren
angegeben. Verbreitet ist das Vorgehen nach KROGIUS (27) mit Entnahme eines bogenförmigen Streifens aus den medialen Retinacula
und seiner Transplantation nach lateral. Bekannt ist ebenso die
Operation nach HAUSER (22) mit Medialisierung der Tuberositas tibiae. Vor allem am noch wachsenden Skelet hat sich die Operation
nach GOLTHWAIT (16) bewährt, bei der das laterale Drittel des Ligamentum patellae nach medial geschlagen wird. Zusätzlich hierzu
bietet sich das Vorgehen nach CAMPBELL (6) an, bei dem ein proximal gezielter Streifen aus den medialen Retinacula entnommen,
um den Ansatz der Quadricepssehne am oberen Patellapol geschlun-
gen und mit sich selbst vernäht wird. Dies bewirkt eine Medialisierung des Quadricepszuges. Denselben Effekt hat die Versetzung
des Ansatzes des Vastus medialis nach distal, die von GREEN (18)
und MADIGAN (29) propagiert wird.

Laterale Hyperpression. FICAT (12) hat die Formen der Dysbalance
im femoro-patellaren Gleitlager mit Hyperpression lateral und Hy-
potension medial unter dem Namen Syndrome d'hypertension externe
zusammengefaßt. Auf diese mechanischen Verhältnisse haben früher
schon KEYL und VIERNSTEIN (26) hingewiesen. Sie empfahlen, ebenso wie jetzt wieder FICAT, die Spaltung der lateralen Retinacula
FICAT (13) fordert nun darüberhinaus die Resektion eines mindestens
1 cm breiten Streifens, da die Spaltung allein häufig zu Rezidiven
führe.

Patella alta. Die bekanntesten Verfahren zur Behandlung der Patella alta ist die Distalverlagerung der Tuberositas nach ROUX.
Durch die in diesem Bereich zurückfliehende Vorderkante der Tibia
kommt es bei der Distalisierung der Tuberositas zwangsweise auch
zu einer Dorsalversetzung. Dies verschlechtert die Hebelarme des
Streckapparates und vergrößert damit den retropatellaren Druck
mit entsprechend negativen Auswirkungen auf die Chondromalazie.

GROENEVELD (19) hat daher für diese Fälle ein anderes Verfahren
vorgeschlagen. Hierbei wird der Ansatz des Ligamentum patellae
an der Patella isoliert, danach ein entsprechend dem Hochstand
der Patella bemessenes Segment aus der Patellavorderfläche reseziert und der Ligamentum patellae-Ursprung höher reinseriert.
Gelingt es dabei, diesen Ansatz auch noch nach dorsal zu verschieben, resultiert gleichzeitig eine Vorverlagerung der Patella (Abb. 12).

Operation zur Verbesserung der Gleitfläche

Abrasio. Die rein mechanische Säuberung und Glättung der Patella
durch Entfernung rauher und zottiger Knorpelpartien, die sog.
Abrasio patellae, scheint technisch überzeugend. Der optische
Eindruck, der dann wieder glatten Knorpelflächen verleitet aber

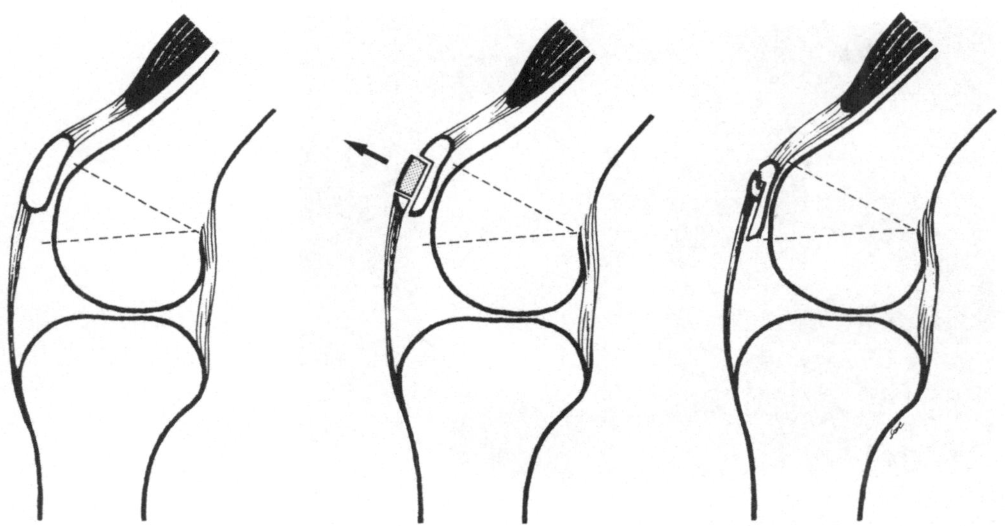

Abb. 12. Operation nach GROENEVELD bei Patella alta

zu Illusionen über die verbleibende Knorpelqualität und Gleitfähigkeit der Patella.

Bohrung. PRIDIE (<u>34</u>) schlug vor, die subchondrale Sklerose durch
Bohrungen zu durchbrechen. Er hatte dabei die Vorstellung, daß
die Knorpeldegeneration durch eine Ernährungsstörung bedingt sei,
die ihre Ursache in einer durch die Sklerose gestörten Diffusion
aus den subchondralen Schichten habe. Die Bohrungen sollten diese
Schranke durchbrechen. Heute wird das Verfahren mehr für die Fälle
diskutiert, bei denen vollständig knorpelfreie Areale bestehen.
Bindegewebssprossen aus der Spongiosa unter der Skleroseschicht
sollen dann unter funktionellem Anreiz in Faserknorpel umgewandelt
werden und den Knorpeldefekt mit einem Ersatzgewebe decken (Abb.
13).

Interposition. Interpositionsplastiken des femoro-patellaren Gelenkes sind mit verschiedenen Materialien beschrieben. GOYMANN
(<u>17</u>) veröffentlichte als Besonderheit hierbei die partielle tangentiale Patellaresektion mit Interposition der Bursa praepatel-
laris. Er empfiehlt, die zu resezierende Schicht möglichst breit
zu wählen, da dadurch gleichzeitig eine Verjüngung der Patella
mit Abrücken von den Femurcondylen und damit eine Reduzierung des
retropatellaren Druckes erzielt wird.

Maßnahmen zur Reduzierung des retropatellaren Druckes

Vorverlagerung. Den Gedanken einer Reduzierung des retropatellaren
Druckes durch Verbesserung des Hebelarmes des Streckapparates
publizierte MAQUET (<u>30</u>). In der Originalarbeit schlug er vor,
durch einen cortico-spongiösen Span das Ligamentum patellae vor
seinem Ansatz an der Tuberositas entsprechend umzulenken (Abb. 14).

BANDI (<u>1</u>) griff dann diesen Gedanken auf und änderte und standar-
disierte die Operationstechnik dahingehend, daß die Tuberositas
tibiae selbst um einen exakt festzulegenden Betrag nach ventral
verlagert wird (Abb. 15).

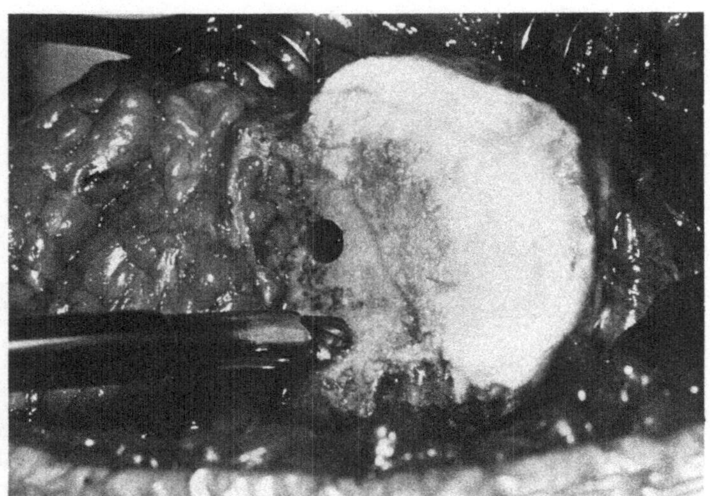

Abb. 13. Bohrung nach PRIDIE

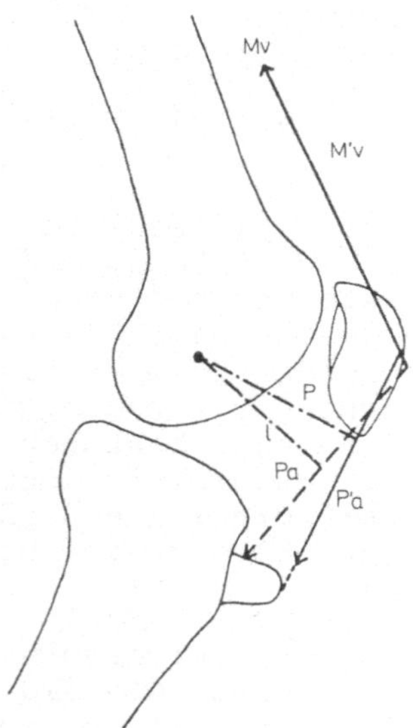

Abb. 14. Operation nach MAQUET

<u>Patellektomie.</u> Der radikalste Eingriff, um die Probleme der Patel-
lahinterwand aus dem Wege zu räumen, ist die Patellektomie. Zu
den Vorbehalten, die gegen diesen Eingriff gemacht werden müssen,
da er durch Wegfall des Sesambeines die Kraft beim Strecken und
die gesamte Stabilität des Gelenkes reduziert, kommen weiterhin
die Bedenken über das weitere Schicksal der femoro-tibialen Gelenkanteile. Von FÜRMAIER (<u>14</u>) stammen die Berechnungen, daß nach
Patellektomie der Druck im femoro-tibialen Gelenk bei einer Knie-
beugung von 45° um das 4 1/2 fache ansteigt.

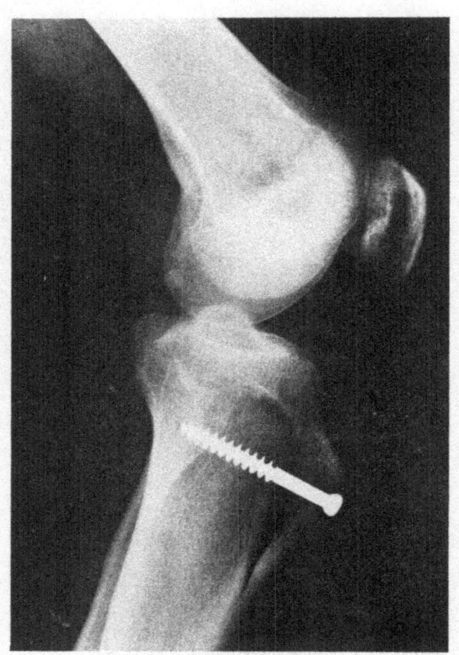

Abb. 15. Operation nach BANDI

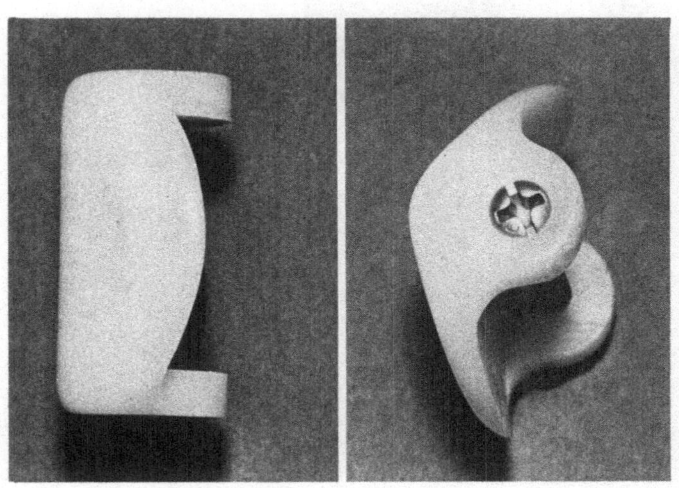

Abb. 16. HDP-Patella

<u>Prothesen.</u> Andere Wege zur Behandlung der retropatellaren Arthrose werden mit dem prothetischen Ersatz dieses Gelenkes gegangen. MC KEEVER (<u>31</u>) entwickelte zunächst eine Patellaprothese aus Vitallium. Diese wird heute als HDP-Patella aus Kunststoff angeboten (Abb. 16).

Bei gleichzeitigem Ersatz des femoro-tibialen Gelenkes stehen verschiedene Modelle von Patellaprothesen zur Verfügung. Abb. 17 zeigt die sog. Münster Patella in Verbindung mit einem Guepar-Knie.

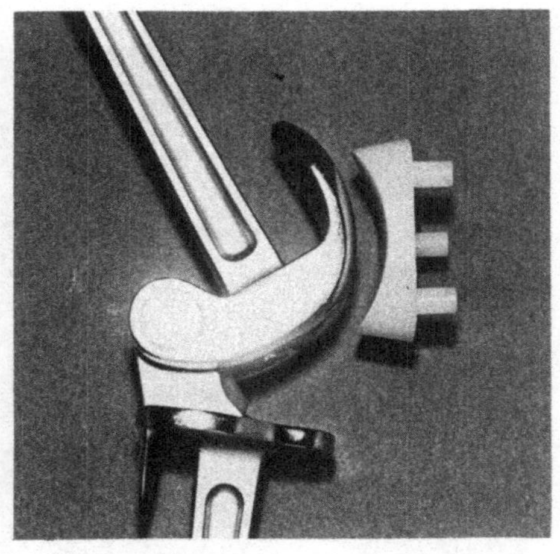

Abb. 17. Münster Patella mit Guepar-Knie

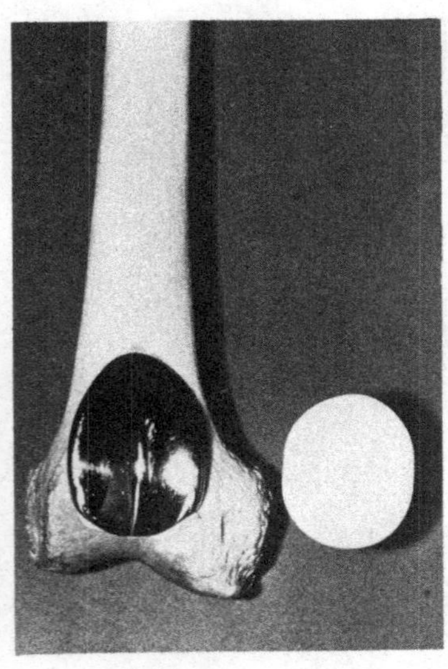

Abb. 18. Totalprothese des patello-femoralen Gelenkes

Relativ neu auf dem Markt ist eine Totalprothese des patello-femoralen Gelenkes, die von Richard vertrieben wird (Abb. 18).

Ähnlich wie bei den konservativen Verfahren, bei denen im Durchschnitt 80% Erfolge angegeben werden, lassen sich in der Literatur auch bei den operativen Maßnahmen keine signifikanten Unterschiede in der Rate der guten oder zufriedenstellenden Behandlungsergebnisse finden (Tabelle 2).

INSALL (23) berichtet über 62 Patienten, die mit Bohrungen nach PRIDIE behandelt wurden, 75% wiesen gute und sehr gute Erfolge auf.

BENTLEY (3) und WEST (36) fanden bei über 80% der von ihnen nachkontrollierten Patellektomien dasselbe Ergebnis. DINHAM (8) berichtet über diese Erfolge bei 65%, GECKELER (15) bei 52%. Kri-

Tabelle 2. Therapiefolge - Übersicht

Vorverlagerung der Tuberositas patellae

	n	gut (%)	mäßig (%)	schlecht (%)
BANDI	35	60	25	15
NASSERI	11	90		10

Abrasio patellae

	n	gut (%)	mäßig (%)	schlecht (%)
INSALL	62	75		
CHRISMAN	18	70		30
WILES	28	70	8	22
BENTLEY	25	45	20	35
JANSEN	19	0	15	85

Bohrung

	n	gut (%)	mäßig	schlecht (%)
INSALL	62	75		25

Patellektomie

	n	gut (%)	mäßig	schlecht (%)
BENTLEY	24	83		
WEST	21	80	10	10
DINHAM	54	65		35
GECKELER	39	52	22	26
BURTON	55	35	35	30
SCOTT	101	5		90
HAMACHER	12/15	75/45		

tischer beurteilt diesen Eingriff BURTON (5), der objektiv und subjektiv gute Ergebnisse nur bei 35% von 55 Patienten mit Patellaentfernung feststellte, SCOTT (35) schließlich fand nur 5%, deren Funktionstüchtigkeit des Beines nach Patellektomie wirklich mit gut bezeichnet werden konnte.

Hervorzuheben ist die Untersuchung HAMACHERS (21), die noch einmal auf die ja an sich bekannte Tatsache hinweist, daß die Funktionen nach Frühpatellektomien wesentlich besser sind, als bei später Indikation zu diesem Eingriff.

Bei den von ihm durchgeführten und nachkontrollierten Vorverlagerungen der Tuberositas fand BANDI (1) selbst in 60% sehr gute und gute Ergebnisse. NASSERI (32) berichtet nach demselben Vorgehen bereits über 90% Erfolge.

Auch die Ergebnisse nach Abrasio patellae sind nicht wesentlich schlechter. INSALL (23) beschrieb bei 75% das Resultat als gut. Ähnlich liegen die Quoten von CHRISMAN (7) und WILES (38) mit 70%. BENTLEY (3) beschrieb das Ergebnis nur bei 45% als gut, während JANSSEN (25) bei 19 Patienten keinen Fall fand, der eine so gute Beurteilung erlaubt hätte.

Differenzen und Schwierigkeiten in der Beurteilung der Ergebnisse beruhen nicht zuletzt darauf, daß meist kein einheitliches Bewertungsschema zugrundegelegt wird. Im englischen Schrifttum hat sich in letzter Zeit allerdings die Einteilung nach BENTLEY

(<u>3</u>) (Tabelle 3) durchgesetzt. Hierbei wird der retropatellare
Schmerz, das Gefühl des "Giving way", die Schwellung des Gelenkes,
die Krepitation, die Bewegungsausschläge sowie die allgemeine
Leistungsfähigkeit in Bezug auf das betroffene Bein berücksichtigt.

Tabelle 3. Beurteilungsschema nach Bentley

	sehr gut	gut	mäßig	schlecht
Retropatellarer Schmerz	keine	wenig	mäßig	stark
"Giving way"	nein	nein	gelegent.	oft
Schwellung	keine	wenig	mäßig	stark
Krepitation	keine	wenig	mäßig	stark
Beweglichkeit	voll	voll	voll	Streck- oder Beugehemmung
Leistungsfähigkeit	voll	voll	Behinder. beim Sport	Deutl. Behinder. d. Aktiv.

Insgesamt lassen die berichteten Erfolge jedoch erkennen, daß
nicht einer Methode nun der Vorzug vor allen anderen gegeben werden kann. Bei der Behandlung der retropatellaren Arthrose kommt
es vielmehr darauf an, die Ätiologie möglichst genau abzugrenzen
und, falls Störungen des Gleitweges vorliegen, diese zunächst zu
sanieren (Abb. 19).

Störung des Gleitweges   Verbesserung des Gleitweges

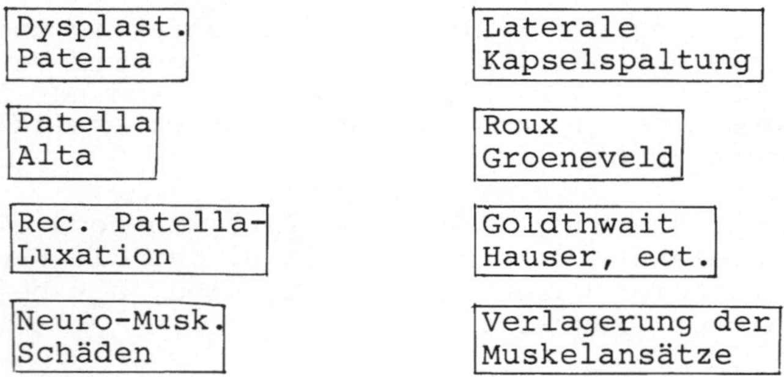

Abb. 19. Therapie der Störungen des Gleitweges

Bestehen darüberhinaus zusätzlich oder alleine Störungen der Gleitfläche, kommen hierbei die Maßnahmen zur Verbesserung der Gleitfähigkeit zum Einsatz (Abb. 20).

Je nach Ursache und Schweregrad des vorliegenden Befundes muß das
Vorgehen kombiniert werden (Abb. 21). So wird es z. B. bei einer
habituellen Patellaluxation, die bereits zur fortgeschrittenen
Degeneration des retropatellaren Knorpels geführt hat, notwendig
sein, bei demselben Eingriff sowohl die Luxationsneigung zu beseitigen, wie die Knorpelrückfläche zu glätten und den retropatellaren Druck zu reduzieren.

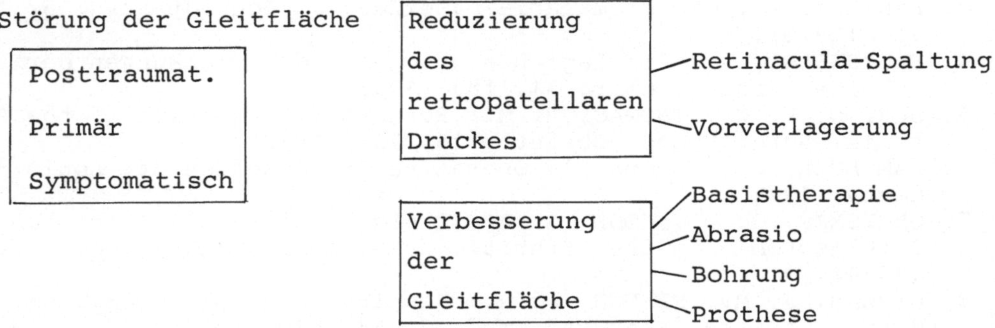

Abb. 20. Therapie der Störungen der Gleitfläche

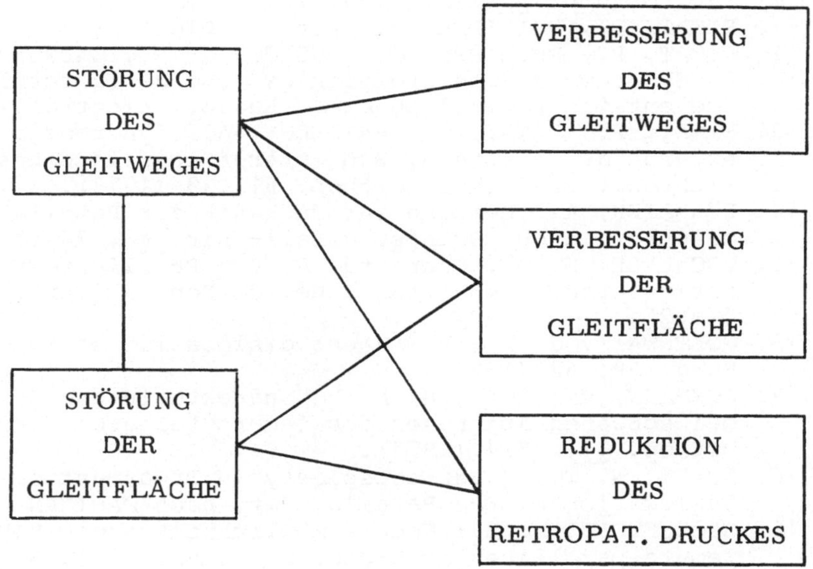

Abb. 21. Kombiniertes Vorgehen nach Ursache und Befund

In einem kombinierten Vorgehen, das auf den Einzelfall abgestimmt,
die Ätiologie des Leidens berücksichtigt, die Störungen der Gleitflächen verringert und die mechanische Situation im Gleitlager
verbessert, liegt wohl der Schlüssel zum Erfolg bei der Behandlung der retropatellaren Arthrose.

Literatur

1. BANDI, W.: Chondromalazia patellae und femoro-patellare Arthrose. Helv. chir. Acta Suppl. <u>11</u> (1972).
2. BAUMGARTL, F.: Das Kniegelenk. Berlin-Göttingen-Heidelberg-
   New York: Springer 1964.

3. BENTLEY, G.: Chondromalacia patellae. J. Bone Jt Surg. 52 A, 221 (1970).
4. BLUMENSAAT, C.: Die Lageabweichungen und Verrenkungen der Kniescheibe. Ergebn. Chir. 31, 183 (1938).
5. BURTON, V. W., THOMAS, H. M.: Results of Extension of the Patells. Surg. Gynec. Obstet. 135, 753 (1972).
6. CAMPBELL, C.: Cambpell's Operative Orthopaedics St. Louis Mosby: 1971.
7. CHRISMAN, O. D., NOOK, G. A.: The Role of Patelloplasty and Patellectomiy in the Arthritic Knee, Chir. Orthop. 101, 40 (1974).
8. DINHAM, J. M., FRENCH, P. R.: Results of Patellectomy for Osteoarthritis. Postgrad. med. J. 48, 590 (1972).
9. EICHLER, J.: Die konservative Therapie der Gonarthrose. Z. Orthop. 111, 516 (1973).
10. FICAT, P., BIZOUm H.: Luxations récidivantes de la rotule. Rev. Orthop. 53, 721 (1967).
11. FICAT, P., PHILIPPE, J.: Zit. n. Ficat.
12. FICAT, P., PHILIPPE, J., CUZACO, J. P., CABROL, S., BELOSSI,J.: Le Syndrome d'hyperpression externe de la rotule (S.H.P.E.). Une entitie radioclinque. J. Radiol. Electrol. 53, 845 (1972).
13. FICAT, P., FICAT, C. BAILLEUX, A.: Syndrome d' yhperpression externe de la rotule. Son intérét pour la connaissance de l' arthrose. Rev. Chir. orthop. 61, 39 (1975).
14. FÜRMAIER, A.: Beitrag zur Meckanik der Patella und des Kniegelenkes. Arch. Orthop. Unfall-Chir. 46, 78 (1953).
15. GECKELER, E. O., Quaranta, A. V.: Patellectomy for degenerative Arthritis of the Knee. J. Bone Jt Surg. 44 A, 1109 (1962).
16. GOLTHWAIT, J. E.: Permanent dislocation of the Patella, Ann. Surg. 29, 62 (1899).
17. GOYMANN, V., BOPP, H. M.: Chondrektomie und Gelenktoilette bei schweren Arthrosen des femurpatellaren Gleitweges. Z. Orthop. 111, 534 (1973).
18. GREEN, W. T.: Quadricepsplasty in Treatment of Recurrent Subluxation of the Patella. Zit. nach MADIGAN.
19. GROENEVELD, H. B.: Neuere Möglichkeiten der Behandlung der femuro-patellaren Arthrose. Z. Orthop. 111, 527 (1973).
20. HAGLUND, P.: Die hintere Patellakontusion. Zbl. Chir. 53, 1757 (1926).
21. HAMACHER, P.: Totale Patellektomie. Hefte Unfallheilk. 120, 85 (1975).
22. HAUSER, D. W.: Total tendon transplant for slipping patella. Surg. Gynec. Obstet. 66, 199 (1938).
23. INSALL, J.: The Pridie Debridement Operation for Osteoarthritis of the Knee. Clin. Orthop. 101, 61 (1974).
24. INSALL, J., SALVATI, E.: Patella Position in the normal Knee Joint. Radiology 101, 101 (1971).
25. HANSSEN, G.: Die Chondropathia patellae als Prägonarthrose. Zur Ätiologie und Therapie anhand von Ergebnissen nach Abrasio patellae. Z. Orthop. 112, 1036 (1974).
26. KEYL, W., VIERNSTEIN, K.: Zur Behandlung bei Chondropathia patellae beim Sportler. Münch. med. Wschr. 31, 1384 (1972).
27. KROGIUS, A.: Zur operativen Behandlung der habituellen Luxation der Patella. Zbl. Chir. 31, 254 (1904).
28. LEE, K. J.: Kulturen embryonaler Knochenanlagen in vitro als Arbeitsmodell zum Studium von Pharmakaeinflüssen auf Bindegewebsfunktionen. Dissertation, Bonn 1972.

29. MADIGAN, R., WISSINGER, T., DONALDSON, W.: Preliminary Experience with a Method of Quadricepsplasty in Recurrent Subluxation of the Patella, J. Bone Jt Surg. 57 A, 600 (1975).
30. MAQUET, P.: Un traitement biomécanique de l'arthrose fémoro-patelleire: L'avancement du tendon rotulien. Rev. Rhum. 30, 779 (1963).
31. McKEEVER, D.: Patella Prosthesis. J. Bone Jt Surg. 37 A, 1074 (1955).
32. NASSERI, D., SÜSSENBACH, F.: Therapie der patellofemoralen Arthrose durch Ventralisierung der Tuberositas tibiae. Z. Orthop. 111, 84 (1973).
33. OUTERBRIDGE, R. E.: The etiology of chondromalacia patellae. J. Bone Jt Surg. 46 B, 179 (1964).
34. PRIDIE, K. H.: A method of resurfacing osteoarthritic knee joint. J. Bone Jt Surg. 41 B, 618 (1959).
35. SCOTT, J. C.: Fractures of the patella. J. Bone Jt Surg. 36 B, 553 (1954).
36. WEST, E. E., SOTO-HALL, R.: Recurrent Dislocation of the Patella in the Adult. Endresults of Patellectomy with Quadricepsplasty. J. Bone Jt Surg. 40 A, 386 (1958).
37. WIBERG, G.: Röntgenographic and anatomic Studies on the femoro-patellar Joint with special Reference to Chondromalacia patellae. Acta orthop. scand. 12, 319 (1941).
38. WILES, PH., ANDREWS, P. S., BREMER, R. A.: Chondromalacia of the patella. A Study of later Results of Excision of the Articular Cartilage. J. Bone Jt. Surg. 42 B, 65 (1960).

Abrasio patellae (Indikation, Technik, Ergebnisse)

R. Henche

Anatomische Vorbemerkungen

Zum besseren Verständnis des retropatellaren Knorpelschadens muß kurz auf die anatomischen Besonderheiten des Femurpatellargelenkes eingegangen werden.

Das Gleitlager der Kniescheibe, die Trochlea, hat 2 verschieden große Facetten. Der laterale Anteil der Trochlea ist groß und breitflächig ohne einen proximalen Randwulst (Abb. 1).

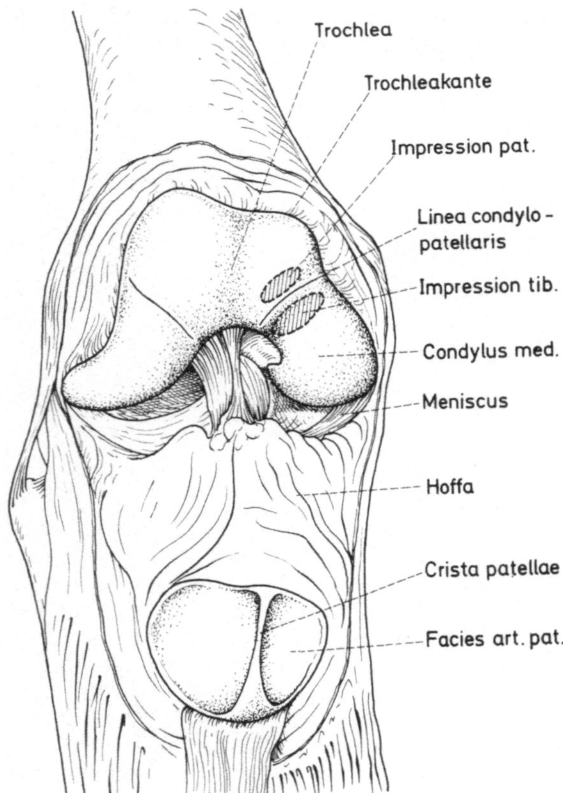

Abb. 1. Kniegelenk mit aufgeklapptem Femoropatellargelenk. Besonders zu beachten sind die beiden typischen Impressionsstellen oberhalb und unterhalb der Linea condylopatellaris medialis

Der mediale Anteil ist dreieckig, wesentlich kleiner als der laterale und mit einer scharfen knorpeligen Kante am proximalen Ende, Übergang Knorpel-Knochengrenze ausgestattet. Beide Flächen werden von der Linea condylopatellaris (medialis et lateralis) gegen die Condylen abgegrenzt. Während die laterale Linie meist relativ waagrecht verläuft, steigt medial diese Knorpelleiste steiler an. Gewöhnlich ist dieser Knorpelrist auch besser erkennbar. Proximal der Linea condylopatellaris medialis können Impressionen durch den unteren Patellarand entstehen (Abb. 2a-c). Distal der Linea condylopatellaris liegt der Ort der medialen Condylenimpression durch den medialen Meniscus und die Tibiavorderkante.

Die Patella wird durch die Crista patellae in zwei ungleiche Hälften geteilt. Die Lateralseite ist groß und flach konkav, während die mediale Facette wesentlich kleiner und nicht unbedingt konkav gestaltet ist. Der Kontakt im Femoropatellargelenk ist auf Grund dieser anatomischen Gegebenheiten lateral großflächig und relativ gut, dagegen medial äußerst variabel und häufig gering. HUETER (20), MIKULICZ (29, VON MEYER (28), MAY (27). Anatomische Formvarianten im Femoropatellargelenk lassen sich auch klinisch und röntgenologisch erfassen.

Eine Chondropathia patellae wird gehäuft beim Hochstand der Kniescheibe, bei Condylenaplasien, bei Drehfehlstellungen des distalen Femurrandes FRUEND (14), bei Genua valga oder bei den von WIBERG (43) und BAUMGARTL (1) beschriebenen Formvarianten gefunden. BRAUNE und FISCHER (3) haben die Theorie aufgestellt, daß dort der Knorpel besonders dick ausgebildet ist, wo besonders große Gelenkinkongruenzen vorliegen. SIMON (40) konnte diese Theorie bestätigen. Wird die physiologische Inkongruenz durch die oben genannten besonderen anatomischen Formen verstärkt, so ist über den Weg einer Störung der Knorpelernährung oder einer verstörkten Anfälligkeit gegenüber Mikrotraumen mit Knorpelschäden zu rechnen, die später in die sog. "Inkongruenzarthrose" einmünden.

Traumatische Knorpelläsionen

Für die Entstehung einer Chondropathia patellae kommt neben den erwähnten anatomischen Ursachen im Femoropatellargelenk auch die traumatische Genese in Frage. Die direkte Knorpelläsion kommt am auffälligsten bei der Patellafraktur zustande. Auch nach stufenloser Knochenheilung bleibt ein Knorpelschaden zurück. Entscheidend für die Ausdehnung dieses Schadens dürfte die Art der Fraktur sein. Entstand diese durch reinen Beugemechanismus, so ist auch der Schaden im Bereich des Knorpels gering. Anders dagegen bei der Fraktur durch Contusion. Hier ist die Schädigung des Knorpels meist so ausgedehnt, daß sich der Abbau des Knorpels auf enzymatischem Wege verselbstständigt und eine ausgedehnte Chondropathia patellae zustande kommt. Schwieriger ist die Diagnostik bei reinen Knorpelfrakturen. Als Beispiel sei hier nur die sogenannte "Flake fracture" genannt.

Weitaus die häufigsten Traumen, die das Femoropatellargelenk betreffen, sind Contusionen des Knorpels ohne knöcherne Fraktur.

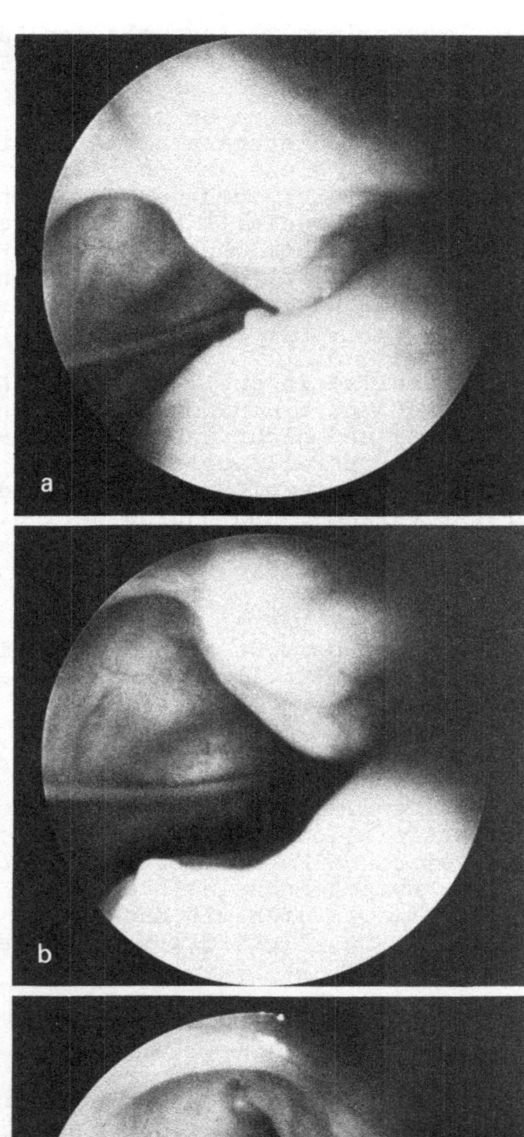

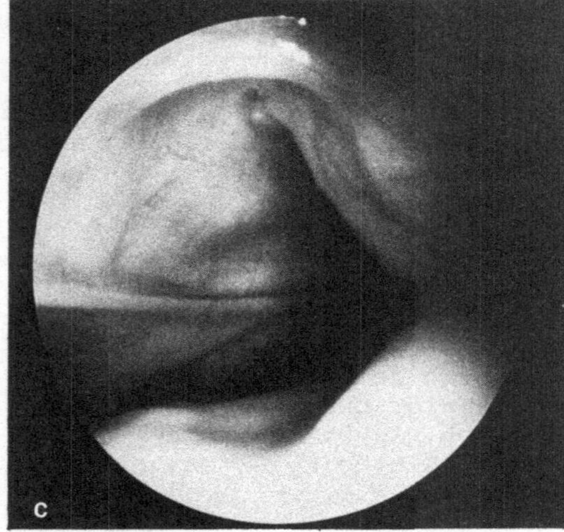

Abb. 2a-c. (a) Arthroskopisches Bild des Femoropatellargelenkes. Die distale Patellakante liegt in der Impression oberhalb der Linea condylopatellaris medialis; (b) Durch Beugung gibt die Patella die Impression frei; (c) Durch Beugung von 90° liegt die Patella im oberen Teil der Trochlea. Die proximal der Linea condylopatellaris liegende Impression ist jetzt voll erkennbar

Es kommt zu Zerstörung der Knorpelzellen mit Freisetzung von proteolytischen Enzymen aus den Lisosomen. Nach CHRISMAN (6) spielt der Katepsin-D-Komplex die entscheidende Rolle bei der nun folgenden enzymatischen Knorpelzerstörung.

Den Nachweis, daß Enzyme den Knorpel schädigen können, wurde von PUHL (37) durch rasterelektronen mikroskopische Untersuchungen erbracht. Dieser autolytische Prozeß verursacht eine Synovitis des Kniegelenkes. Diese Synovitis chondrodendritica ist für die Schmerzen des Patienten verantwortlich zu machen.

Gonarthritis und Hämarthros

Chronische Reizergüsse auf Grund von Kniegelenksentzündungen der verschiedensten Genese, aber auch ein Hämarthros sind auf Grund ihrer Enzymaktivität in der Lage, den Knorpelbelag des Kniegelenkes so zu schädigen, daß Erosionen an der Knorpeloberfläche auftreten. Damit wird die zur Regeneration befähigte Schicht des hyalinen Knorpels geschädigt, so daß eine Restitutio ad integrum nicht möglich ist OTTA (32), MANKIN (25).

Beschwerdebild bei Chondropathia patellae

Die Erkrankung ohne Trauma beginnt meistens schon im jugendlichen Alter. Mädchen sind etwa dreimal so häufig betroffen wie Knaben. Die Symptome sind folgende:

Die Patienten klagen über ein dumpfes Schmerzgefühl im gesamten Kniegelenk. Das Gelenk gibt häufig nach längerer Belastung grundlos nach (Giving away). Langdauernde Beugehaltung im Kniegelenk verursacht Verstärkung der Beschwerden und die Patienten verspüren den Wunsch, ihr Kniegelenk häufiger zu strecken. Charakteristisch ist hierfür die Unmöglichkeit des längeren Sitzens in einer engen Bankreihe. Auch das Treppensteigen verursacht Beschwerdezunahme. Einen Hinweis auf eine Chondropathia patellae gibt vorallem der Schmerz bei längerem Bergabgehen. Es kommt hierbei auch häufig zu einem Schwäche- oder Krampfgefühl in der Oberschenkelmuskulatur. Typisch für die Chondropathia patellae nach einem Unfall (direkte Contusion) ist ein freies Intervall von 3-4 Monaten. Offenbar braucht die Entstehung der oben genannten Synovitis chondrodendritica diesen Zeitraum.

Klinik

Die Diagnose einer Chondropathia patellae wird neben der meist charakteristischen Anamnese durch einen typischen Untersuchungsbefund erhärtet.

Bei der Inspektion fällt häufig eine Synovialisverdickung auf. Charakteristisch ist hierfür das Hervortreten von Synovialispölsterchen lateral und medial des Ligamentum patellae. Inbesondere bei Anspannung des Quadriceps ist dies gut erkennbar. Im Sitzen, d. h. bei rechtwinkelig gebeugtem Knie sollte auf die Lage der Kniescheibe geachtet werden. Beim Hochstand der Patella fällt hier besonders auf, daß die Kniescheibe noch nicht in der Frontalebene steht und ein sogeannntes "spitzes Knie" entsteht.

Die Palpation der Kniescheibe ergibt meistens eine starke Druckschmerzhaftigkeit im Bereich der medialen Patellafacette. Durch Seitbewegung der Kniescheibe können sowohl die mediale als auch die laterale Patellafacette der Palpation zugänglich gemacht werden (Abb. 3).

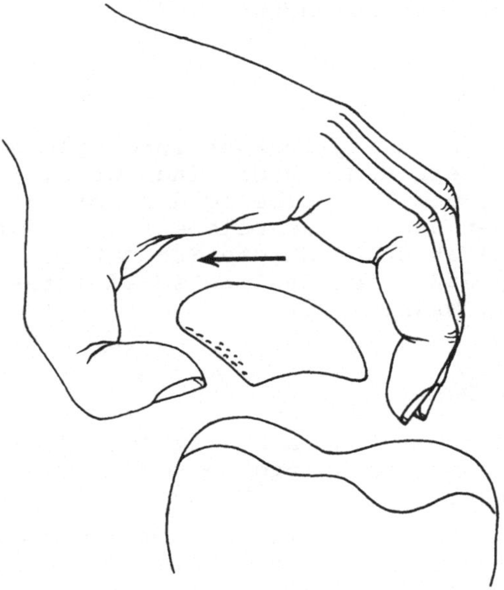

Abb. 3. Durch Medialisation der Patella ist die mediale Patellafacette dem untersuchenden Daumen zugänglich und kann so auf Druckempfindlichkeit geprüft werden

Bei dieser Prüfung kann auch die Frage einer möglichen Luxation bzw. Subluxation als Entstehungsursache der Chondropathia patellae entschieden werden. Es ist darauf zu achten, ob bei Anspannung des Quadriceps die Patella den direkten Weg nach proximal wählt, oder ob eine gewisse Lateralisation und damit Subluxation auftritt. Neben der Druckschmerzhaftigkeit der Patellafacette ist das Zeichen nach "ZOHLEN", der Anpreßschmerz der Patella bei gleichzeitiger Quadricepsspannung, sehr typisch. Das positive Ausfallen dieser Prüfung darf jedoch nicht überbewertet werden. Auch bei gesunden Kniegelenken kann die Prüfung dieses Zeichens durchaus als schmerzhaft empfunden werden. Die Bewegungsprüfung des Kniegelenkes ist meist unauffällig. Häufig ist unter der Patella ein kreptierendes Geräusch fühl- oder hörbar. Die Geräuschintensität verstärkt sich bei Beugung des Kniegelenkes unter Belastung. Ein diskretes Hinweiszeichen auf die Möglichkeit einer Chondropathia patellae bildet außerdem das recht häufig anzutreffende Patellaschnappen bei einem Flexionswinkel zwischen 30° und 40°. Bei stärkerer Ausprägung der Linea condylopatellaris muß die Kniescheibe auf ihrem Weg von der Trochlea bis zu den Condylen diese Leiste überwinden. Bei einer Flexion zwischen 30° und 40° kommt es deshalb häufig zu dieser Kippbewegung.

Sie hat keinen eigenen Krankheitswert, ist jedoch interessant für die klinische Diagnostik von Impressionen am medialen Femurcondylus proximal und distal dieser Linie.

<u>Röntgen</u>

Die Röntgenuntersuchung ergänzt Anamnese und Klinik. Gewöhnlich führen wir bei schmerzhaften Kniegelenken eine Standardknieuntersuchung durch. Sie besteht aus je einer Aufnahme ap und seitlich, einer Brückenaufnahme und 3 axialen Patellaaufnahmen in 30°, 60° und 90° Flexion des Kniegelenkes. Bei der Diagnose einer Chondropathia patellae achten wir auf den Hochstand der Kniescheibe. Die distale Patellaspitze darf bei 30° Flexion nicht mehr als 1 cm von der Blumensaat'schen Linie nach proximal entfernt stehen (JACOBSEN und BERTHEUSSEN (<u>21</u>)). Im seitlichen Strahlengang achten wir außerdem auf die Ausbildung der Haglund'schen Excavation. Diese, meist in der Mitte der Kniescheibe gelegene rundliche Sklerosierung ist allerdings kein sicherer Hinweis auf eine Chondropathia patellae, da sie fast ebenso häufig auch bei gesunden Kniegelenken angetroffen wird. Die Haglud'sche Excavation ist nach unserer Meinung durch die von OUTERBRIDGE (<u>34</u>) so herausgestellte Knorpelknochenleiste im Bereich der medialen proximalen Trochlea hervorgerufen. Bei stärkerer Ausprägung dieser Knorpelknochenkante könnte es zu der in der Mitte der Kniescheibe gelegenen Sklerosezone kommen.

Ein sichereres Hinweiszeichen als die Haglund'sche Excavation ist die Patellaform im axialen Strahlengang. Bei einer Nachuntersuchung von rezidivierenden Patellaluxationen (HENCHE (<u>18</u>)) konnten wir nachweisen, daß in 65% die Patellaform IV nach WIBERG - BAUMGARTL vorlag. In 6% der Fälle konnte die sogenannte Jägerhutform festgestellt werden. Die Normalverteilung der Patellaform IV plus der Sonderformen (Jägerhut) entspreiht nach BENGERT (<u>2</u>) nur 40%. Das Vorliegen einer solchen Patellaform gibt somit im Zusammenhang mit der Klinik einen deutlichen Hinweis.

<u>Konservative Behandlung</u>

Zur Behandlung der Synovis chondrodendritica bieten sich selbstverständlich sämtliche physikalische Therapien an. Je nach Entzündungszustand können mehr Strahlenbehandlungen oder reine antiphlogistisch wirkenden Packungen empfohlen werden. Auf Grund der ermutigenden Veröffentlichungen von CHRISMAN (<u>7</u>) und VOLASTRO (<u>42</u>) haben wir in den letzten beiden Jahren den Versuch gemacht, unseren Patienten Salicylsäure in g-Dosen über Wochen zu verabreichen. Die Salicylsäure soll die Enzymkomplexe, die für die Knorpelzerstörung verantwortlich zu machen sind, in ihrer Aktivität hemmen. Eindeutige klinische Ergebnisse konnten wir hier nicht erzielen.

Von der Injektionsbehandlung der Chondropathia patellae, mit welchen Mitteln auch immer, sind wir abgekommen, da auch hier keine sicheren Erfolge zu erzielen waren.

162

<u>Die Abrasio patellae</u> wird in der Mehrzahl der Fälle im Rahmen
anderer Operationen, wie z. B. Verlagerung der Tuberositas tibiae
ausgeführt. Die Indikation zur alleinigen Abrasio patellae wird
fast ausschließlich durch eine vorgängige Arthroskopie gestellt
(Abb. 4).

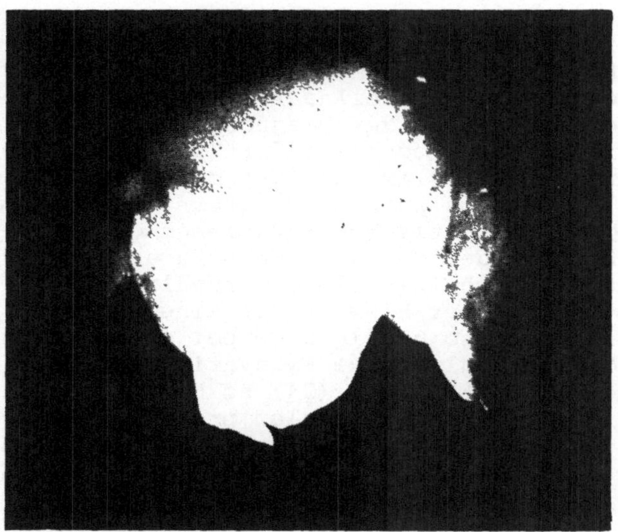

*Abb. 4. Arthroskopisches Bild einer hochgradigen Chondropathia
patellae mit weitgehender Auflösung des Knorpelgewebes*

Es hat sich erwiesen, daß die Klinik und Röntgendiagnostik nicht
in der Lage sind, eindeutige Aussagen über das Stadium der Chondropathia patellae zu machen. Durch die endoskopische Untersuchung kann die Notwendigkeit einer Operation auf Grund der Ausdehnung und Tiefe des Herdes festgestellt werden.

Die Operationstechnik ist einfach. Es wird fast immer ein para-
patellarer medialer Schnitt angelegt. Der Schnitt muß ausreichend
groß sein, um die Kniescheibe für den Operateur gut zugänglich
und vor allen Dingen sichtbar zu machen. Häufig handelt es sich
bei dem Befund um einen Ulcus-ähnlichen Defekt in der medialen
Patellafacette. Die Knorpelränder sind meist unterminiert. Mit
einem gewöhnlichen Messer wird zunächst der Ulcusrand umschnit-
ten und die überragenden Knorpelreste abgetragen.

Nur lose aufliegender Knorpel ist nicht erhaltungswürdig, da der
Ablösungsprozeß in dieser Schicht weitergehen kann. Hat sich der
Operateur überzeugt, daß am Ulcusrand eine feste Verbindung zwischen Knorpelschicht und subchondralem Knochengewebe vorhanden
ist, kann mit Hilfe eines scharfen Löffels oder auch des Messers
das Ulcus im gesamten Grund gesäubert werden. Alle gallertartig
aufgetriebenen Knorpelteile müssen entfernt werden. Der so gesäu-
berte Ulcusgrund reicht in der Regel bis zum subchondralen Knochengewebe. Ist dies der Fall, kann mit Hilfe eines dünnen Boh-
rers die subchondrale verhärtete Knochenlamelle durchbohrt und

so das Aussprossen von Bindegewebe aus dem Markraum gefördert werden. Die Durchbohrung der subchondralen Knochenschicht halten wir für die Defektheilung des Knorpels für außerordentlich wichtig. Reicht das Ulcus nicht bis zum subchondralen Knochen, so empfehlen wir das seitliche Anbohren des Ulcus von außerhalb der Knorpelfläche. Dies kann durch das Ablösen des Ligamentum patellae auf der Vorderseite der Kniescheibe oder durch seitliches Anbohren der Kniescheibe bis unter die Ulcusgegend geschehen.

Beim Verschluß der Wunde führen wir fast immer eine mediale Kapselraffung durch. Die leichte Medialisierung der Patella soll bewirken, daß die mediale Kontaktfläche des Femoropatellargelenkes größer wird und durch die Wechselbelastung des Knorpels die Defektheilung günstig beeinflußt werden kann.

Ergebnisse der Abrasio patellae

In den Jahren 1965 bis 1974 haben wir an unserer Klinik 60 Patienten einer Arthrotomie des Kniegelenkes unterzogen, bei denen lediglich eine Abrasio patellae vorgenommen wurde, d. h. kombinierte Eingriffe sind bei dieser Nachuntersuchung nicht berücksichtigt worden. Das Durchschnittsalter unserer Patienten betrug 26 Jahre. Bei der Geschlechtsverteilung überwogen die weiblichen Patienten im Verhältnis von 3,5:1.

72% der behandelten Patienten glaubten einen Unfall, meist eine direkte Kniescheibencontusion, für ihr Knieleiden verantwortlich machen zu müssen. Bei der Operation fanden wir Knorpeldefekte verschiedenster Tiefe und Größe.

Die Klassifizierung nach OUTERBRIDGE ermöglicht folgende Einteilung:

In 20% Stadium II
In 46% Stadium III
In 34% Stadium IV.

Immer wurde eine mittel- bis hochgradige Synovitis chondrodendritica diagnostiziert.

An alle Patienten haben wir einen Fragebogen versandt. 58 der 60 haben ihn beantwortet. Die Ergebnisse sind folgende:

30% der Patienten sind vollständig beschwerdefrei. 78% geben eine deutliche Verbesserung gegenüber dem Vorzustand an, mehr Sicherheit im Kniegelenk glauben 60% der Patienten zu haben. Demzufolge beurteilen 88% der Patienten den Erfolg der Operation als gut. Immerhin haben noch 70% der Patienten mehr oder weniger Beschwerden, und zwar meist im Sinne des Flexionsschmerzes, d. h. sie können nicht längere Zeit mit gebeugtem Kniegelenk schmerzfrei sitzen. 14 Patienten befinden sich wegen dieser Beschwerden entweder bei uns oder andernorts wieterhin in ärztlicher Behandlung.

Schlußbemerkungen

Die Entstehung des retropatellaren Knorpelschadens kann die verschiedensten Ursachen haben. Fördernd wirkt sich die Inkongruenz

dieses Gelenkes mit der ungewöhnlichen Dicke des Knorpelbelages
vor allen Dingen an der medialen Patellafacette aus. MARONDAS (26)
hat in einer Arbeit über die Ernährung des Gelenkknorpels festgestellt, daß der Knorpel bis zu einer Dicke von 3 mm mit Glucose
ausreichend versorgt werden kann, wenn eine Wechseldruckbelastung
vorhanden ist. Gleich schlechte Diffusions-Ernährungsbedingungen
für Glucose finden sich ohne Druck und bei konstantem Druck. Hier
kann die Knorpelschicht nur etwa bis zu einer Dicke von 1,7 mm
per diffusionem ernährt werden. Zu diesen primär schlechten Voraussetzungen im Femoropatellargelenk kommen die am Anfang erwähnten anatomischen Formvarianten. Insbesondere die Form der Patella
(WIBERG/BAUMGARTL) kann die Chondropathia patellae fördern. Patellafrakturen, massive Patellaknorpelcontusionen und chronische
Ergußbildung können über den Weg von Knorpelzellzerstörung und
somit Freisetzung von Enzymkomplexen die Zerstörung der obersten
Knorpelschicht herbeiführen und somit die Reparation des Gelenkknorpels unmöglich machen.

Eine sichere medikamentöse Therapie zum Bremsen des enzymatischen
Abbaus des Gelenkknorpels oder gar Wiederaufbaus desselben ist
bisher nicht gefunden.

Die Abrasio patellae wird überraschenderweise von fast 90% der
Patienten als ein Erfolg gewertet. Dies ist umso erfreulicher,
als die Abrasio patellae eine Art "Noteingriff" bei der therapeutischen Hilflosigkeit gegenüber dem retropatellaren Knorpelschaden darstellt. Wir sind nicht in der Lage, eine Aussage darüber zu machen, ob beim Erwachsenen sichere Unterschiede zwischen konservativer und operativer Behandlung bestehen. STEIN-
BRECHER hat bei einer Untersuchung über die Entstehung und den
Verlauf der Chondromalacia patellae im Kindesalter festgestellt,
daß nach dem Zeitraum eines Jahres nach Operation bzw. Therapie-
beginn 63 % der operierten Patienten, aber nur 23 % der konservativ behandelten beschwerdefrei waren.

Der Sinn einer Abrasio patellae liegt unserer Meinung nach, vor
allen Dingen darin, die lange Leidenszeit des Patienten abzukür-
zen und den Boden für eine schnellere Reparation zu bereiten.
Die durch die Nachuntersuchung bekannt gewordenen Zahlen können
nur zu aktiverem Vorgehen ermutigen. Eine Heilung dieser Erkrankung durch Medikamente, die die Knorpelregeneration gezielt för-
dert, ist nach dem heutigen Stand unseres Wissens nicht möglich.

Zusammenfassung

Es wird kurz auf die Anatomie des Femoropatellargelenkes eingegangen. Die Entstehungsursachen einer Chondropathia patellae werden gegliedert in anatomische Formvarianten und die verschiedenen
Formen des Traumas. Chronische Synovitis und Gelenkergüsse sind
ebenfalls durch enzymatische Prozesse in der Lage, den oberflächlichen Gelenkknorpel zu schädigen und eine Chondropathia patellae
hervorzurufen.

Das Beschwerdebild der Chondropathia patellae wird geschildert.
Bei der klinischen Untersuchung muß vor allen Dingen auf die Lage
der Kniescheibe und auf deren Bewegung geachtet werden. Wichtige

Zeichen sind der Anpreßschmerz der Patella und die lokale Druckempfindlichkeit der beiden Patellafacetten.

Bei der Röntgenuntersuchung sind die verschiedenen Patellaformen
zu beachten. Die konservative Behandlung ist meist langwierig und
wenig erfolgversprechend.

Es wird über 60 Operationen mit reiner Abrasio patellae berichtet. 88% der Patienten beurteilen den Erfolg der Operation mindestens 1 Jahr nach deren Durchführung als gut. Wegen Restbeschwerden oder gleichbleibenen Beschwerden befinden sich noch 14
Patienten in ärztlicher Behandlung. Insgesamt gesehen muß der Erfolg des "Noteingriffes" als gut angesehen werden.

Literatur

1. BAUMGARTL, F. A.: Das Kniegelenk. Berlin-Göttingen-Heidelberg-
   New York: Springer 1964.
2. BENGERT, O.: Beitrag zur Chondropathia patellae. Arch. orthop.
   Unfall-Chir. 56, 458 (1964).
3. BRAUNE, W., FISCHER, O.: Die Bewegungen des Kniegelenkes. Nach
   einer neuen Methode am lebenden Menschen. Abhandl. kgl. Sächs.
   Ges. Wiss. II, Bd. XVII, S. 77 ff, Leipzig 1891.
4. BÜDINGER, K.: Über traumatische Knorpelrisse im Kniegelenk.
   Dtsch. Z. Chir. 92, 510 (1908).
5. BOLLOUGH, P., GOODFELLOW, J.: The Significance of the fine
   structure of Articular Cartilage. J. Bone Jt Surg. 50 B,
   852 (1968).
6. CHRISMAN, O. D.: Biochemical aspects of degenerative joint
   disease. Clin. Orthop. 64, 77 (1969).
7. CHRISMAN, O. D., SNOOK, G. A., WILSON, T. C.: The protective
   effect of aspirin against degeneration of human articular cartilage. Clin. Orthop. 84, 193 (1972).
8. COTTA, H.: Die posttraumatische Arthrose. Mikromorphologische
   Untersuchungen. Hefte Unfallheilk. 110, 123 (1971).
9. DE PALMA, A. F., McKEEVER, C. D., SUBIN, D. K.: Process of
   repair of articular cartilage demonstrated by histology and
   autoradiography with tritiated thymidine. Clin. Orthop. 48,
   229 (1966).
10. DICK, W., HENCHE, H. R., MORSCHER, E.: Der Knorpelschaden nach
    Patellafraktur. Arch. orthop. Unfall-Chir. 81, 65 (1975).
11. DUSTMANN, H. O., PUHL, W.: Hämarthros und Arthrose. Langen-
    becks Arch. Chir. Suppl. Forum 47, 1972.
12. DUSTMANN, H. O., PUHL, W., SCHULITZ, K. P.: Knorpelveränderun-
    gen beim Hämarthros unter besonderer Berücksichtigung der Ru-
    higstellung. Arch. orthop. Unfall-Chir. 71, 148 (1971).
13. FICAT, P.: Pathologie fémoro-patellaire Paris: Masson 1970.
14. FRÜND, R.: Hinweis zur Röntgendiagnostik der habituellen Pa-
    tellaluxation. Z. Orthop. 90, 191 (1958).
15. HALL, M. C.: Cartilage changes after experimental relief of
    contact in the knee joint of the mature rat. Clin. Orthop. 64,
    64 (1969).
16. HAGLUND, P.: Die hintere Patellacontusion. Zbl. Chir. 53,
    1757 (1926).

17. HENCHE, H. R.: Rez. Patellaluxation und Präarthrose des Femoropatellargelenkes. Z. Orthop. 111, 523 (1973).
18. HENCHE, H. R.: Klinik und Therapie der Chondropathia patellae. Ther. Umschau 30, 255 (1973).
19. HENCHE, H. R.: Die Behandlung der Chondropathia patellae als Präarthrose des Femoropatellargelenkes. Z. Orthop. 112, 630 (1974).
20. HÜTER, C.: Anatomische Studien an den Extremitätengelenken Neugeborener und Erwachsener. Das Kniegelenk. Virchows Arch. path. Anat. 26, 484 (1863).
21. JACOBSEN, K., BERTHEUSSEN, K.: The verical location of the patella. Acta orthop. scand. 45, 436 (1974).
22. KOPTA, J. A., BLOSSER, J. A.: Elasticity of articular cartilage. Clin. Orthop. 64, 2 (1969).
23. LANDELLS, J. W.: The reactions of injured human articular cartilage. J. Bone Jt Surg. 39 B, 548 (1957).
24. LOFF und FRIEDEBOLD: Die habituelle Patellaluxation als präarthrotische Deformität. Ergebn. chir. Orthop. 52, 60 (1968).
25. MANKIN, H. J.: Localisation of tritiated thymidine in articular cartilage of rabbits. J. Bone Jt Surg. 45 A, 529 (1963).
26. MARONDAS, A. et al.: The permeability of articular cartilage. J. Bone Jt Surg. 50 B, 166 (1968).
27. MAY, E. et al.: Knorpelläsionen an den Femurcondylen im Experiment bei Traumatisierung der Patella. Arch. orthop. Unfall-Chir. 54, 301 (1962).
28. MEYER von, H.: Der Mechanismus der Kniescheibe. Arch. Anat. 280, (1880).
29. MIKULICZ, J.: Über individuelle Formdifferenzen am Femur und an der Tibia des Menschen. Arch. Anat., 351 (1878).
30. MORSCHER, E.: Cartilage-bone lesions of the knee joint following injury. Wiederherstellungschir. Trauma 12, 2 (1971).
31. MORSCHER, E.: Mikrotrauma und traumatische Knorpelschäden als Arthroseursache. Z. Unfallmed. Berufskr. 4, 220 (1974).
32. OTTA, P.: Über das Wachstum des Gelenkknorpels. Heidelberg: Hüthig 1965.
33. OUTERBRIDGE, R. E.: The etiology of chondromalacia patellae. J. Bone Jt Surg. 43 B, 752 (1961).
34. OUTERBRIDGE, R. E.: Further studies on the etiology of chondromalcia patellae. J. Bone Jt Surg. 46 B, 179 (1964).
35. PUHL, W.: Rasterelektronenmikroskopische Untersuchungen zur Frage früher Knorpelschädigungen durch leukouytäre Enzyme. Arch. orthop. Unfall-Chir. 70, 87 (1971).
36. PUHL, W., DUSTMANN, H. O.: Der Einfluß intraarticulärer Trasylolinjektionen beim Hämarthros. Z. Orthop. 110, 42 (1972).
37. PUHL, W., DUSTMANN, H. O., SCHULITZ, K. P.: Knorpelveränderungen bei experimentellem Hämarthros. Z. Orthop. 109, 475 (1971).
38. PUHL, W., DUSTMANN, H. O., QUOSDORF, U.: Tierexperimentelle Untersuchungen zur Regeneration des Gelenkknorpels. Arch. orthop. Unfall-Chir. 74, 352 (1973).
39. SIMON, W. H.: Wear properties of articular cartilage in vitro. J. Biomech. 4, 379 (1971).
40. SIMON, W. H.: Scale effects in animal joints. II. Thickness and elasticity in the deformability of articular cartilage. Arthr. and Rheum. 14, 493 (1971).

41. TRIAS, A.: Effect of persistent pressure on the articular cartilage. J. Bone Jt Surg. <u>43 B</u>, 376 (1961).
42. VOLASTRO, P. S., MALAWISTA, S. E., CHRISMAN, O. D.: Protective and destructive effects on injured rabbit cartilage in vivo. Clin. Orthop. <u>91</u>, 243 (1973).
43. WIBERG, G.: Mechanisch funktionelle Faktoren der Arthrosis deformans in Hüft- und Kniegelenk. Z. Orthop. <u>75</u>, 260 (1944).
44. WIGREN, A., WIK, O.: The influence of hyaluronic acid on immobilized knees. Uppsala J. med. Sci. Supp. <u>16</u>, 1974.
45. ZIMNY, M.: An ultrastructural study of patellar chondromalacia in humans. J. Bone Jt Surg. <u>51 A</u>, 1176 (1969).

Retinaculumspaltung (Indikation, Technik, Ergebnisse)

D. Baumann und L. Leichs

Die Chondropathia patellae (2) stellt eine lokale Knorpelläsion der Patellarückfläche dar, wobei drei Stadien unterschieden werden: Das Knorpelödem, das Auftreten von Fissuren und schließlich der Zerfall des Knorpels bis zum subchondralen Knochen unter Ablösung von schuppigen Knorpelteilen. Untersuchungen an Leichenknien (17) zeigen, daß mit steigendem Alter das Auftreten von chondromalazischen Herden zunimmt. Bei 33% wegen Meniscusläsion vorgenommener Arthrotomien (1) wurden ebenfalls chondromalazische Herde gefunden. Ein hoher Prozentsatz von chondropathischen Veränderungen verläuft also klinisch symptomlos. Es bedarf des äußeren Anlasses, um die latente in die manifeste Form der Chondropathia patellae zu überführen. Begünstigt wird das Auftreten der klinischen Symptomatik durch direkte Traumen (Contusionen und Frakturen) und indirekte (Distorsionen) (1, 3, 8, 11, 20). Dysplasien und laterale Fehlstellungen der Patella sowie Dysplasien der Femurcondylen begünstigen das Auftreten der Chondropathia patellae. Dadurch kommt es zu einem gestörten Bewegungsablauf des femoro-patellaren Gleitlagers mit Verkippung der Patella (6). Es kommt zum Syndrom der lateralen Hyperpression, bedingt durch das Überwiegen der lateralen Strukturen (Vastus lateralis und Tractus ilio tibialis) über den häufig atrophischen Vastus medialis (Abb. 1).

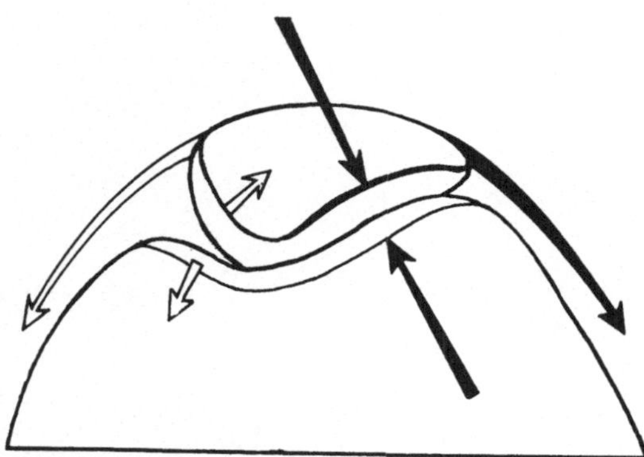

Abb. 1. Laterales Hyperpressionssyndrom (nach FICAT)

Durch die laterale Retinaculumeinkerbung soll das Überwiegen der lateralen Zugkräfte und die Verkippung der Patella beseitigt wer-

den. Durch gleichzeitige mediale Retinaculumeinkerbung unter sorg-
fältiger Schonung des Ansatzes des Vastus medialis wird auch die
mediale Fesselung der Patella augehoben.

Material und Methode

Wir führten zwischen Januar 1970 und 1975 bei 53 Patienten die
Retinaculumeinkerbung durch. Davon konnten 48 Patienten nachuntersucht werden. 57 Knie standen zur Auswertung zur Verfügung,
da 9 Patienten beidseits operiert wurden.

Tabelle 1 zeigt die bei den 57 Knien erhobenen röntgenologischen
Befunde. Die Verteilung der Patellatypen entspricht der Norm.

Tabelle 1. Röntgenbefunde an 57 Knien mit Chondropathia patellae

Patella Typ		
Wiberg I	8	(14,3%)
Wiberg II	33	(57,0%)
Wiberg II/III	8	(14,3%)
(BAUMGARTL)		
Wiberg III	6	(10,7%)
Wiberg IV	2	(3,7%)
Patella bipartita	2	
Patella alta	3	
(Index nach INSALI/SALVATI größer als 1,3)		
Haglund'sche Delle	21	
Hyperpressionssyndrom	32	
(Verkippung der Patella, subchondrale Sklerosierung)		
Subluxation	8	
Femoro-patellare Arthrose	13	
Fraktur	2	
Sudeck	1	
Osteoporose	15	
Femurdysplasie	5	
(Öffnungswinkel nach BRATTSTRÖM über 145°)		
Outerbridge Ridge	10	
Gonarthrose	5	

Eine Patella bipartita fand sich bei zwei Patienten, eine Patella
alta gemessen nach dem Index von INSALL und SALVATI (10) fand
sich bei drei Patienten, eine Haglund'sche Delle bei 21 Kniegelenken. Das Hyperpressionssyndrom mit Verkippung der Patella und
subchondraler Sklerosierung fanden wir bei 32 Kniegelenken, eine
Subluxation lag in 8 Fällen vor, eine femoro-patellare Arthrose
bei 13 Kniegelenken, eine Fraktur der Patella war in 2 Fällen
vorausgegangen, ein Sudeck fand sich bei 1 Patienten und eine

Osteoporose wiesen 15 Patienten auf. Eine Femurdysplasie gemessen nach dem Öffnungswinkel von BRATTSTRÖM (5) ergab sich bei 5 Patienten. Eine Outerbridge Ridge sahen wir in 10 Fällen und eine Gonarthrose leichter Ausprägung bei 5 Kniegelenken. Die Form der Patella und des distalen Femurendes entscheidet über die Richtung der im femoro-patellaren Gleitlagers auftretenden Druckkräfte. Mit zunehmender Verkleinerung der medialen Patellagelenkfacette und Abflachung des medialen Condylus kommt es zu einer Zunahme der nach lateral gerichteten Druckkräfte (Abb. 2).

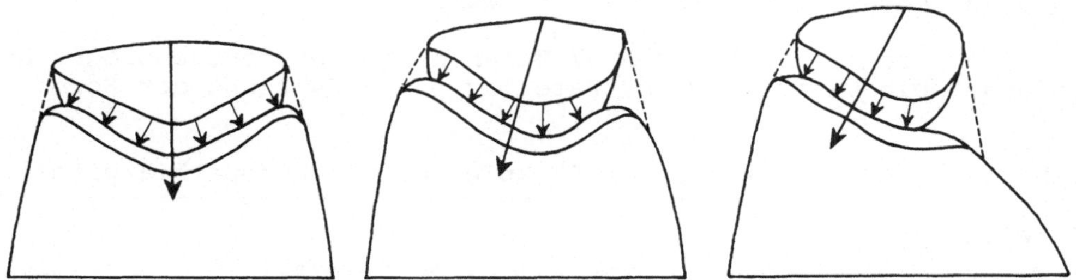

Abb. 2. Formvarianten des Femoro-Patellargelenkes mit der Druckresultierenden

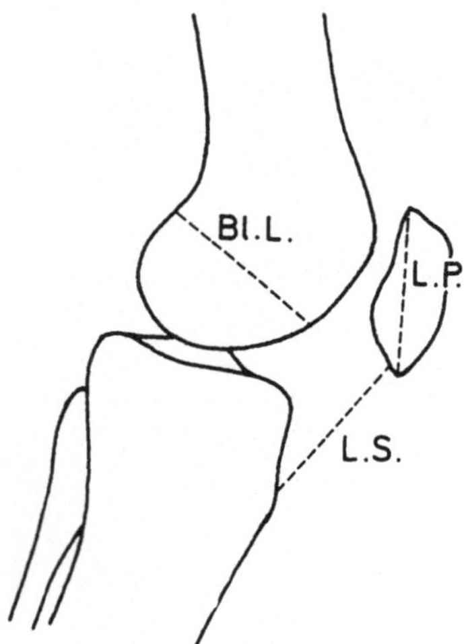

Abb. 3. Bestimmung der Patellahöhe L. S. (Länge der Pat. Sehne) zu L. P. (Diagonale der Pat.) beträgt 1.0 (nach INSALL und SALVATI)

Der Quotient aus der Länge der Patellarsehne und dem Diagnoaldurchmesser der Patella beträgt normalerweise 1 (10). Als obere Grenze der Norm wird ein Quotient von 1,3 eingesetzt (Abb. 3). Das laterale Hyperpressionssyndrom (6) besteht in einer Verkippung der Patella nach lateral mit Verbreiterung des medialen Gelenkspaltes und Verschmälerung des lateralen, wobei die Patella weiterhin zentriert bleibt. Bei einem Öffnungswinkel von über 145° besteht eine Dysplasie der distalen Femurcondylen (5) (Abb.4).

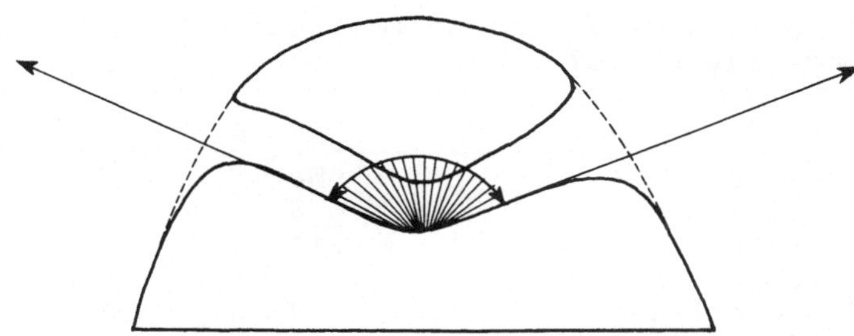

Abb. 4. Öffnungswinkel der Trochlea (nach BRATTSTRÖM) 130° (125° bis 145°)

Die klinische Diagnose der Chondropathia patellae stellten wir
anhand des Patellarsyndroms, wobei der retropatellare Spontanschmerz sowie die provozierten Schmerzen mit schmerzhafter Palpation der Facetten, Druck am Oberrand der Patella, die schmerzhafte Percussion der Patella und das Hyperpressionssyndrom bei
längerem Sitzen und Treppensteigen berücksichtigt werden. Tabelle 2 zeigt die prä- und postoperativen Beschwerden.

Tabelle 2. Prä- und postop. Klinik der Chondropathia patellae
bei 57 Knien

	präop.	postop. gleich	gebessert
Retropat. Spontanschmerz	57	12	23
Provozierter Schmerz			
Palpation der Facetten	49	3	23
Druck am Oberrand der			
Patella (Zohlen)	51	3	21
Perkussion d. Patella	51	3	23
Hyperpression			
- nach läng. Sitzen	48	9	13
- beim Treppensteigen	52	7	15

In Tabelle 3 werden die sekundären Phänomene der Chondropathia
patellae aufgeführt und prä- und postoperative Befunde nebenein-
andergestellt. Auf Befragen behaupteten 33 Patienten (58%), mit
dem Ergebnis der Operation sehr zufrieden zu sein, d. h. sie
wurden wieder voll sport- und berufsfähig und hatten auch bei
längerer Belastung keine Beschwerden. Lediglich zufrieden mit
dem Ergebnis waren 10 Patienten (17,5%), die noch über gelegent-
liche Beschwerden nach stärkerer Belastung jedoch bei sportlicher
und beruflicher Aktivität klagten. 14 Patienten (24,5%) dagegen
waren mit dem Ergebnis der Operation nicht zufrieden, es war zu
keiner Besserung der präoperativen Beschwerden gekommen. Sport-
fähigkeit bestand nicht. Die Patienten waren beruflich behindert.
Die Ergebnisse sind in Tabelle 4 zusammengestellt. Zur objektiven
Beurteilung gliederten wir die Patienten in drei Gruppen. In Gruppe I nahmen wir nur Patienten auf, die subjektiv und objektiv beschwerdefrei waren. In Gruppe II gliederten wir Patienten mit

Tabelle 3. Prä- und postoperative Klinik der Chondropathia
patellae bei 57 Knien

	präop.	postop.
Krepitation	54	52
Einklemmungen	8	O
Gelenkerguß	11	1
Atrophie über 2 cm	23	14
Unsicherheit	9	2
Meniscus-Zeichen	11	O
Bänderlockerung	4	1

Tabelle 4. Subjektive Beurteilung der Operationsergebnisse

sehr zufrieden	voll sport- und berufsfähig keine Beschwerden	33 (58,0%)
zufrieden	gelegentlich Beschwerden nach stärkerer Belastung, jedoch noch sportlich und beruflich voll aktiv	10 (17,5%)
unzufrieden	keine Besserung durch die Operation, nicht sportfähig, beruflich behindert	14 (24,5%)

Tabelle 5. Ergebnisse

Gruppe I	subjektiv und objektiv beschwerdefrei	29 (50%)
Gruppe II	leichte bis mäßige Beschwerden im Sinne des Patellarsyndroms (Spontanschmerz, provozierter Schmerz, Atrophie)	13 (23%)
Gruppe III	unveränderte Beschwerden keine Besserung durch die Operation	15 (27%)

leichten bis mäßigen Beschwerden im Sinne des Patellarsyndroms,
während Patienten mit unveränderten Beschwerden ohne Besserung
durch die Operation in die Gruppe III fielen. 29 Patienten (50%)
gliederten wir danach in Gruppe I, 13 Patienten (23%) in Gruppe
II und 15 Patienten (27%) in Gruppe III (Tabelle 5). Wir unterzogen die Versager einer gesonderten klinischen und radiologischen Analyse, wobei bei der röntgenologischen Beurteilung ein
höherer Prozentsatz Patellatypen Wiberg III und IV sowie Femur-
dysplasien gefunden wurden. Die Hälfte der Patienten mit femoro-
patellarer Arthrose zeigte ebenfalls ein schlechtes Ergebnis und
beide Patienten mit Zustand nach Patellafraktur waren nicht beschwerdefrei geworden.

Wir sehen die Indikation für die Retinaculaeinkerbung daher bei
Versagen der konservativen Therapie bei klinischer eindeutiger

Diagnose, nachweisbar anhand des Patellarsyndroms, der Krepitation und Atrophie, bei röntgenologischen Zeichen des lateralen Hyperpressionssyndroms sowie negativen röntgenologischen Zeichen der Dysplasie und der femoro-patellaren Arthrose (Tabelle 6).

Tabelle 6. Indikation für die Retinacula Einkerbung

1. Versagen der konservativen Therapie
2. Klinisch eindeutige Diagnose
   (Patellarsyndrom, Krepitation, Atrophie)
3. Röntg. Zeichen des lateralen Hyperpressionssyndroms
4. Neg. Röntg. Zeichen der Dysplasie
5. Neg. Röntg. Zeichen der femoro-patellaren Arthrose

Eine Kontraindikation zur Retinaculaeinkerbung sehen wir in den Dysplasieformen der Patella vom Typ Wiberg III, IV sowie den Dysplasien des distalen Femurendes. Sekundäre Veränderungen des femoro-patellaren Gleitlagers im Sinne der Arthrose bzw. posttraumatischer Zustände (Frakturen) stellen ebenfalls Kontraindikationen zur Retinaculaeinkerbung dar. Ausgeprägte assoziierte Bandinstabilitäten sollten vorrangig vor der Chondropathie behandelt werden. Der Sudeck stellt prinzipiell eine Gegenindikation zur Operation dar (Tabelle 7).

Tabelle 7. Kontraindikationen zur Retinacula-Einkerbung

1. Dysplasien des femoro-patellaren Gleitlagers
   a) Patella Typ Wiberg III/IV
   b) Dysplasien des distalen Femurendes
2. Die femoro-patellare Arthrose
3. Zustände nach Patella Frakturen
4. Ausgeprägte assoziierte Bandinstabilitäten
5. (Sudeck)

Tabelle 8. Vorteile der Retinacula Einkerbung

1. Es handelt sich um einen kleinen Eingriff
2. Eine postop. Ruhigstellung ist nicht erforderlich
3. Der Weg für weitere operative Maßnahmen bleibt offen
4. Bei kritischer Indikation ergibt sich eine hohe Erfolgsquote (73% gut bzw. befriedigende Ergebnisse)

Die Retinaculaeinwirkung bietet folgende Vorteile: (Tabelle 8) Es handelt sich um einen kleinen Eingriff, der gleichzeitig beidseits durchgeführt werden kann. Eine postoperative Ruhigstellung entfällt. Der Weg für weitere operative Maßnahmen bleibt offen. 73% gute bzw. befriedigende Ergebnisse sprechen für die Methode. Mit einer Heilung der Knorpelläsion ist vermutlich nur im Stadium I, dem Stadium des Ödems, zu rechnen, während bei fortgeschrittener Knorpelläsion lediglich die Überführung eines manifesten Leidens in ein klinisch latentes Stadium erfolgt.

174

Literatur

1. ALEMAN, O.: Chondromalacia posttraumatica patellae, Acta
   chir. scand. 63, 149 (1928).
2. BÜDINGER, K.: Über Ablösung von Gelenkteilen und verwandt.
   Prozesse. Dtsch. Z. Chir. 84, 311 (1906).
3. BANDI, W.: Chondromalacia patellae und femoro-patellare
   Arthrose. Helvetia Chirurgica Acta, Suppl. 11, Basel: Schwabe 1972.
4. BAUMGARTL, F.: Das Kniegelenk, Berlin-Göttingen-Heidelberg-
   New York: Springer 1964.
5. BRATTSTRÖM, H.: Shape of the intercondylar groove normally
   and in recurrent dislocation of the patella. Acta chir. scand.
   Suppl. 68, 1 (   ).
6. FICAT, P.: Pathologie femoro-patellaire. Paris: Masson Cie,
   1970.
7. FÜRMEIER, A.: Beitrag zur Ätiologie der Chondropathia patellae
   Arch. orthop. Unfall-Chir. 46, 178 (1953).
8. HAGLUND, P.: Die hintere Patellacontusion. Zbl. Chir. 53,
   1757 (1926).
9. HENCHE, H. R.: Klinik und Therapie der Chondropathia patellae
   Therap. Umschau, Band 30, Heft 3 (1973).
10. INSALL, J., SALVATI, E.: Patella Position in the Normal Knee
    Joint. Radiology 101, 101 (1971).
11. KARLSSON, S.: Chondromalacia patellae. Acta chir. scand. 83,
    347 (1939).
12. KEYL, W., VIERNSTEIN, K.: Zur Behandlung der Chondropathia
    patellae beim Sportler. Münch. med. Wsch. 31, 1384 (1972).
13. LNUTSON, F.: Über die Röntgenologie des Femoropatellargelen-
    kes sowie eine gute Projektion des Kniegelenkes. Acta radiol.
    (Stockholm) 22, 371 (1941).
14. MAQUET, P.: Biomechanische Aspekte der Femur-Patella Bezie-
    hungen. Z. Orthop. 112, 620 (1974).
15. MERCHANT, A., et al.: Roentgenographic Analysis of Patello-
    femoral Congruence. J. Bone Jt Surg. 56 A, 1391 (1974).
16. OUTERBRIDGE, R. E.: Thetiology of chondromalacia patellae.
    J. Bone Jt Surg. 43 B, 752 (1961).
17. OWRE, A.: Chondromalacia Patellae. Acta chir. scand. Vol. 77,
    Suppl. 41 (1936).
18. ROHLEDERER, O.: Ätiologie und Symptomatologie der Präluxa-
    tio Patellae. Zbl. Chir. 76, I. 103 (1951).
19. SILFVERSKIÖLD, N.: Chondromalacia of the Patella. Acta orthop.
    scand. 9, 214 (1938).
20. VIERNSTEIN, K., WEIGERT, M.: Chondromalazia patellae beim
    Leistungssportler. Z. Orthop. 104, 432 (1968).
21. WIBERG, G.: Roentgenographic and Anatomic Studies on the
    Femoropatellar Joint. Acta orthop. scand. 12, 319 (1941).
22. WILES, P., et al.: Chondromalacia patellae. J. Bone Jt Surg.
    38 B, 95 (1956).

Vorverlagerung der Tuberositas tibiae bei Chondromalacia patellae und femoro-patellarer Arthrose

W. Bandi

Einleitung

Jede Läsion des funktionell gebauten hyalinen Gelenkknorpels kann zu einer Arthrose führen. Sie verdient daher unsere diagnostische Aufmerksamkeit und unser therapeutisches Bemühen.

Einer der häufigsten Knorpelschäden am Kniegelenk ist die Chondromalacia patellae (Cm. p.). Sie ist unseres Erachtens häufiger als die Meniscusläsionen und nimmt daher in der Pathogenese der Gonarthrose eine wichtige Stellung ein.

Wesen der Chondromalacia patellae

Aspektmäßig zeigt die Cm. p. drei Schweregrade:

1. Grad: Umschriebene gelblich-bräunliche Verfärbung und Mattigkeit des Knorpels mit Elastizitätsverlust.

2. Grad: Lamelläre und zottige Aufsplitterung des Knorpels, Knorpelschuppen im Liquor synovialis, Synovitis chondrodetritica (villosa).

3. Grad: Ulceröser Zerfall des Knorpels mit freiliegenden, sklerosierten, subchondralen Knochenpartien und Einwachsen eines Pannus auf die Patellagelenkfläche. Aus dem Markraum sproßt gefäßreiches Bindegewebe in die degenerierten, basalen Knorpelschichten ein und führt zur Bildung von Osteophyten: Übergang zur Arthrose.

Physikalisch besteht eine meßbare Verminderung der Elastizität in diesen Bezirken.

Chemisch eine Reduktion des Gehaltes an Chondroitin-Schwefelsäure, nicht nur in den oberflächlichen, sondern auch in der Perpendiculär- oder Druckzone.

Histologisch werden die kollagenen Fibrillen in der Interzellularsubstanz sichtbar (demaskiert), und die Chondrocyten zeigen beim 1. Grad Zeichen der Proliferation, bei den Schweregraden II und III zunehmende Zerfallserscheinungen.

Funktionell hat der Elastizitätsverlust eine Beeinträchtigung der Ernährung zur Folge, da die für die Diffusion nötige Durchwalkung

nicht mehr genügt. Zugleich wird der Reibekoeffizient erhöht mit
gesteigertem mechanischem Verschleiß. Zerrüttung und Ernährungsstörung potenzieren sich in einem Circulus vitiosus. Die den genannten Prozeß einleitenden pathogenenetischen Faktoren werden
wir später darstellen.

Klinik der Chondromalacia patellae

Die Cm. p. kommt häufiger vor als bisher angenommen (ALEMAN (1),
OWRE (14), CROOKS (7), FRUND (10), DE MONTOMOLLIN (12), OUTERBRID-
GE (13), SCHNEIDER (15), VIERNSTEIN (16)). Die autopisch häufig
gefundene Läsion des Patellarknorpels läßt annehmen, daß viele
dieser Fälle unter Bildung eines festen Faserknorpels spontan
ausheilen, ohne klinisch manifest zu werden. Trifft ein Trauma in
dieses Latenzstadium, so führt es zum sofortigen Symptomenbild
des retropatellären Schadens, ganz im Gegensatz zu jenen Fällen,
wo das Trauma einen gesunden patellaren Gelenkknorpel trifft.
Hier beobachtet man das Abklingen des initialen Unfallschmerzes
und erst nach einem Latenzstadium von 6-12 Wochen das Auftreten
des chondromalazischen Symptombildes. Denn die mechanische Schädigung eines gesunden Gelenkknorpels führt erst nach mehreren
Wochen zum Vollbild der Cm. p. (die richtige Interpretation dieser Latenzzeit ist wichtig für die Unfallbegutachtung).

Während die femoropatellare Arthrose (Fp. A.) radiologisch eindeutig zu diagnostizieren ist, bietet die Diagnose der Cm. p.
mehr Schwierigkeiten. Das Symptombild wird von FICAT (8) unter
dem Namen Patellarsyndrom zusammengestellt:

1. Spontanschmerz: Lokalisation unter der Patella, selten an ihrem medialen Rande, hie und da auch in der medialen Gelenkspalte
(Verwechslung mit Meniscusschaden).

2. Provozierter Schmerz: Schmerz bei Palpation der Patellagelenk-
flächen von dorsal her bei Verschieben der Patella nach medial
oder lateral (wahrscheinlich durch die entzündete Tunica synovialis bedingt).

Schmerz bei Schlag auf die Patella bei gekrümmtem Kniegelenk
(Fründ'sches Zeichen, nicht zuverlässig).

Zeichen nach ZOHLEN (17): Schmerz bei Hochreißen der Patella
(die vom Untersucher nach dorsal gedrängt wird), indem der
Patient das im Kniegelenk gestreckte Bein von der Unterlage
abhebt.

Hyperpressionsschmerz: Statisch als retropatellarer Schmerz
im Sitzen, dynamisch beim Treppenauf- und -absteigen.

Aufstehphänomen: Relative Schmerzfreiheit beim Erheben aus
tiefer Kniebeuge mit gleichzeitig nach vorn übergeneigtem
Oberkörper, deutlich stärkere Schmerzen, wenn die gleiche
Bewegung mit aufgerichtetem Oberkörper, d. h. nach rückwärts
verlagertem Schwerpunkt ausgeführt wird (BANDI (2).

3. Reduktion der Gleitfähigkeit. Krepitation, Hobelphänomen. Giving-way-Syndrom: plötzliches Einknicken im Kniegelenk beim Treppenabsteigen, aber auch beim Gehen auf der Ebene.

Als zuverlässig haben sich die Hyperpressionszeichen, insbesondere das Zeichen nach ZOHLEN und das Aufstehphänomen, ferner das retropatellare Reiben und das Giving-way-Syndrom erwiesen.

Diagnostische Bedeutung der Rö-Aufnahmen

Zu beurteilen ist die Stellung der Patella in Bezug auf ihre Höhe und - in der Frontalebene - ihre Zentrierung zwischen den Femurcondylen. Wichtig ist die tangentiale Aufnahme des femoropatellaren Gelenkes bei 30, 60 und 90° Beugestellung.

Eine Dysplasie der Patella nach Wiberg III und IV (Jägerhutpatella) und die flache, sog. Kieselsteinpatella sprechen indirekt für die Chondromalacie. Eine Lateralisation der Patella ist meistens mit einer Überlastung der lateralen Facette und - infolge ungenügenden Gegendruckes und schlechter Durchwalkung - mit degenerativen Knorpelveränderungen auf der medialen Facette behaftet. Häufig erkennt man dementsprechend eine deutliche Verschmälerung der Gelenkspalte lateral und sekundäre Degenerationserscheinungen (Verkalkungen, Osteophytbildungen an der medialen Facette, bzw. am Rande des medialen Condylus). Als ein weiteres indirektes Zeichen der Cm. p. sei die strähnige Struktur der Patella erwähnt, die an das radiologische Bild eines Sudeck erinnert.

Jede radiologische Untersuchung des Kniegelenkes sollte mindestens eine tangentiale Aufnahme einschließen, insbesondere bei der Beurteilung traumatischer Schädigungen. Nicht selten findet man dabei eine sonst nicht erfaßbare Randfraktur der Patella mit ihren sekundären degenerativen Veränderungen.

Pathogenese

Die Pathogenese der Cm. p. ist schwer zu erkennen. Aspektmäßig bietet sie das Bild einer degenerativen Knorpelveränderung, doch ist sie nicht selten auch die Folge eines einmaligen Traumas. Der folgende Vorgang scheint uns mit Knorpelbau und klinischer Erfahrung vereinbar zu sein.

Die primäre Läsion erfolgte an den Tangentialfasern des hyalinen Gelenkknorpels und stört seine Struktur, die nach BENNINGHOFF eine Voraussetzung für seine Funktion ist. Durch die Läsion der Struktur kommt es zu Elastizitätsverlust, Erhöhung des Reibekoeffizienten und Reduktion der Ernährung.

Die oberflächliche Tangentialschicht kann rein traumatisch, durch Dauerdruck oder enzymatisch (Hämarthros, entzündliches Exsudat) geschädigt werden, eine Ernährungsstörung aber durch fehlenden Druck und fehlende Durchwalkung des Knorpels entstehen (Ruheschäden). Im folgenden Schema geben wir einen Überblick über die möglichen pathogenetischen Einflüsse (Tabelle 1).

Tabelle 1. Pathogenese der Chondromalcia patellae und der femoro-patellaren Arthrose

Mechanische Über- beanspruchung			Gestörte Regeneration
exogene (Trauma)		endogene	
direkte	indirekte		
Akut:	Akut:	Dysplasie der Patella	1. Veränderung der Synovia
Knorpel:	Distorsion	Wiberg III	Infektion, hämatogene,
- Contusion			posttraumatische
- Ruptur (Abscherung)	Hämarthros	Patella parva, magna,	autotoxisch
Knochen:	posttraumat.	partita	Autoimmunreaktion: PcP
- Fraktur	Fixationen und	Fehlstellung d. Patella	2. Veränderung der Zirkul.
Patella ⎫	Versteifungen	Lateralisation	Arteriosklerose
Condyli ⎬ Stufe		chronische Subluxation	Thrombose
⎭	Chronisch:	rezidivierende Luxation	neurogener M. Sudeck
Schaft ⎫ Achsen- und		Patella alta	3. Endokrin
Condyli ⎬ Rotations-	posttraumat.,		postklimakterische
Tibiakopf ⎭ fehlstellung	neuromuskuläre	Dysplasie der Femur-	Osteoporose
	Ausfälle	condylen	Hypothyreose
Chronisch		mediale Stufe	
Überbelastung	posttraumatischer		
- Sport	M. Sudeck	Rotationsfehler	
- Beruf			
- Gewicht			

Viele der hier dargestellten Faktoren haben als gemeinsamen Nenner einen übermäßigen femoropatellaren Druck. Während FICAT jene Noxen auszuschließen versucht, welche durch Fehlstellungen in der Frontalebene entstehen, haben wir es unternommen, den femoropatellaren Druck als generelle Ursache einiger Noxen zu reduzieren (2). Bevor wir auf die Therapie eingehen, möchte ich noch die pathogenetische Bedeutung der Patella alta beleuchten.

Gelenkmechanik der Patella alta

Als Patella alta (P. a.) bezeichnen wir eine Kniescheibe, deren Apex bei einer Beugestellung des Kniegelenkes von 50° oberhalb der Linie von BLUMENSAAT (6) steht. Diese Linie ist die Fortsetzung der bandförmigen radiologischen Verdichtung im Massiv der Condylen, welche der Corticalis am Grunde der Fossa intercondylica entspricht. (BLUMENSAAT selbst setzt diese Grenze bei einer Beugestellung des Kniegelenkes von 30° fest. Nach unserer Beobachtung wäre aber die Patella alta dann außerordentlich häufig. Um Grenzfälle zu vermeiden, haben wir daher strengere Bedingungen zu ihrer Definition gewählt) (Abb. 1).

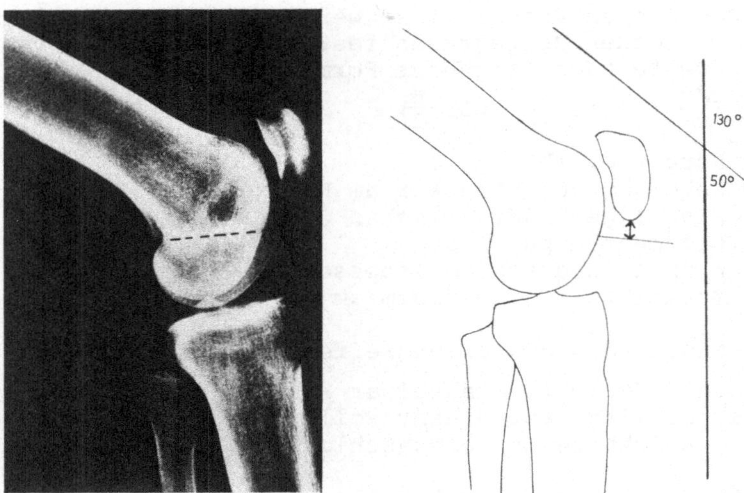

Abb. 1. Modifikation der Kriterien von Blumensaat zur Bestimmung der Patella alta (s. Text)

Die P. a. erzeugt unseres Erachtens einen femoro-patellaren Überdruck. Dafür spricht:

1. Die bei der P. a. oft vorhandene Haglund'sche Delle, eine Excavation und Sklerose in der Patellagelenkfläche.
2. Das gehäufte Vorkommen der P. a. in unserem Patientenkollektiv. In unserem noch zu beschreibenden Krankengut von 100 Patienten mit Cm. p. und fp. A. fanden wir in 40% eine Patella alta. In einer Gruppe gleichen Durchschnittalters ohne Kniebeschwerden 20% (10 Patella alta auf 50 Fälle). Die für Cm. p. und fp. A. pathogenetische Bedeutung der P. a. dürfte damit erwiesen sein.

Gelenkmechanische Überlegungen

Die Patella alta steht bei vergleichbarem Beugegrad des Kniegelenks definitionsgemäß höher vor den Condylen als die Normalpatella. Der Winkel zwischen Quadricepssehne und Ligamentum patellae wird dadurch kleiner, die Resultante im Parellelogramm der Druckkräfte länger, der femoropatellare Druck also größer.

Zudem wird bei hohem Beugegrad des Kniegelenkes die Quadricepssehne um die Femurcondylen gewickelt. Dadurch geht ein Teil der Streckkraft als Druck auf die Femurcondylen über und entlastet das femoropatellare Gelenk. Diese Erscheinung nennen wir Umwicklungseffekt. Dieser Umwicklungseffekt tritt an der Quadricepssehne bei Patella alta später auf als bei der normalen Patella. Das femoropatellare Gelenk wird also gerade im Bereiche der hohen Kniebeugegrade mit ihren großen Druckkräften belastet, s. auch (11).

Sowohl im Modellversuch als durch Berechnung des Umwicklungseffektes ergab sich für die Patella alta ein zusätzlicher Druck von 20 bis 40%.

Modellversuch: Es werden Modelle nach den Rö-Bildern eines Kniegelenkes vor und nach Korrektur der Altastellung hergestellt. Die geometrischen Verhältnisse werden durch vertikale Fotografie bei verschiedenen Beugegraden festgehalten und die femoropatellaren Druckwerte nach folgender Formel berechnet:

$$D = \frac{2Mq}{r} \cdot (\cos \frac{\gamma}{2} \quad \cos \frac{\beta}{2})$$

q = Körpergewicht
r = Hebelarm der Strecker am Kniegelenk
γ = Winkel gebildet zwischen Quadricepssehne und
    Ligamentum patellae
ß = Winkel in der Quadricepssehne bei der Umwicklung
M = Muskelkraft · Hebelarm am Ober- und Unterschenkel (2)

Berechnung des Umwicklungseffektes:

Hängen 2 Gewichte M an einer Schnur, die über eine Rolle geleitet wird, so liegt auf dieser Rolle der Druck 2M cos $\frac{\gamma}{2}$. wobei γ der von den Schnurenden eingeschlossene Winkel ist (Abb. 2a).

Läuft die Schnur über 2 Rollen, so ist der Druck über Rolle 1:2M cos $\frac{\gamma}{2}$ und über Rolle 2:2M cos $\frac{\beta}{2}$, wobei γ und ß die von den Schnurenden eingeschlossene Winkel sind. Liegen die Rollen symmetrisch zueinander, so addieren sich ihre Drucke voll (Abb. 2b), liegen sie asymmetrisch, so summieren sich die Drucke nach dem Kräfteparallelogramm (Abb. 3a).

Nach der Berechnung ergibt sich für eine Kniebeugestellung von 78° (nach einem Rö-Bild) ein Verhältnis der femoropatellaren Druckwerte bei Normalstellung der Patella zur Altastellung (Abb. 3b) von 1:1,34. Die Patella alta erzeugt also eine Drucksteigerung von 34%, einen Wert gleicher Größenordnung wie beim Modellversuch.

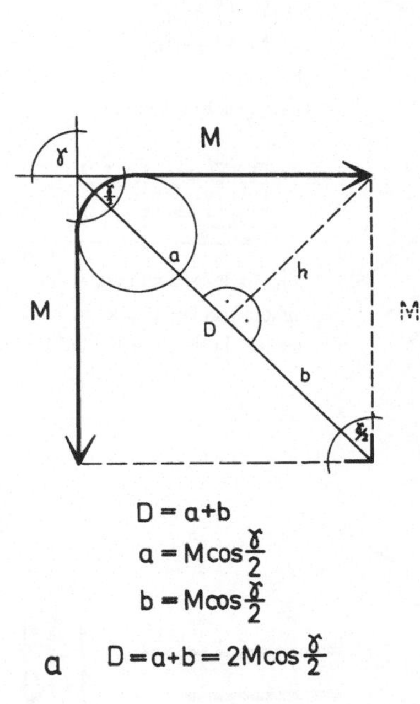

$$D = a+b$$
$$a = M \cos \frac{\gamma}{2}$$
$$b = M \cos \frac{\gamma}{2}$$

a $\quad D = a+b = 2M \cos \frac{\gamma}{2}$

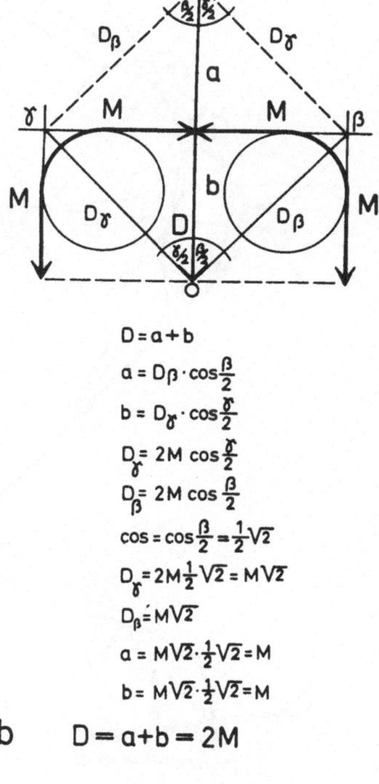

$$D = a+b$$
$$a = D_\beta \cdot \cos \frac{\beta}{2}$$
$$b = D_\gamma \cdot \cos \frac{\gamma}{2}$$
$$D_\gamma = 2M \cos \frac{\gamma}{2}$$
$$D_\beta = 2M \cos \frac{\beta}{2}$$
$$\cos = \cos \frac{\beta}{2} = \frac{1}{2}\sqrt{2}$$
$$D_\gamma = 2M \frac{1}{2}\sqrt{2} = M\sqrt{2}$$
$$D_\beta = M\sqrt{2}$$
$$a = M\sqrt{2} \cdot \frac{1}{2}\sqrt{2} = M$$
$$b = M\sqrt{2} \cdot \frac{1}{2}\sqrt{2} = M$$

b $\quad D = a+b = 2M$

Abb. 2a u. b

Behandlung

Der gemeinsame pathogenetische Nenner der Chondromalazie und femoropatellaren Arthrose ist der aus welchen Gründen auch immer allgemein oder lokal erhöhte femoropatellare Druck.

Seine Reduktion bedeutet eine wirksame kausale Therapie. Wir erstreben diese Druckreduktion durch Verbesserung des Drehmomentes, bzw. Verlängerung des Hebelarmes der Streckmuskulatur.

Die gelenkmechanische Begründung dieser Therapie haben wir festgelegt. Ich zeige Ihnen hier die Resultate der seinerzeit durchgeführten

Berechnung (ohne Berücksichtigung des Umwicklungseffektes) eines Modellversuches und schließlich von Verletzungen am Leichenknie, die ich mit Herrn Kollegen I. BRENNWALD durchgeführt habe (Abb. 4).

Die Vorverlagerung der Tuberositas tibiae um 10 mm ergibt also eine Druckreduktion von 20 bis 40% im femoralen Patellargelenk (2).

Operationstechnik (Abb. 5). Von einem lateralen parapatellaren Schnitt aus wird das Gelenk breit freigelegt und inspiziert. Malazischer Knorpel und Osteophyte werden abgetragen. Je nach Befund werden weitere Maßnahmen durchgeführt (Menisectomie, Synovektomie, etc.). Dann wird die Tunica synovialis geschlossen und die fibröse

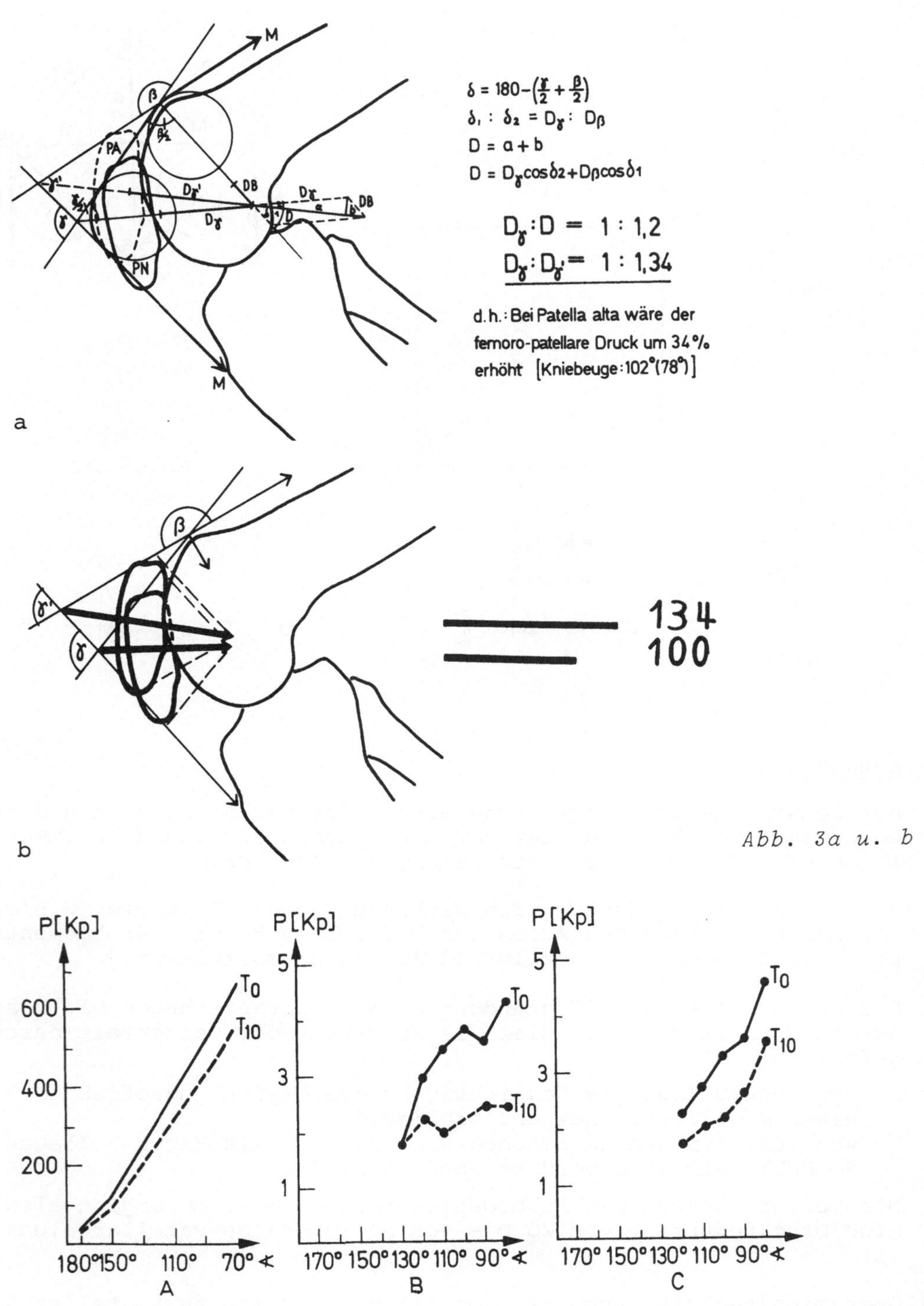

Abb. 4a-c. Femoro-patellare Druckwerte vor und nach Vorverlagerung der tuberositas tibiae. (a) Nach Berechnung; (b) Am Modell gemessen; (c) Am Leichenknie gemessen. (T_0: tub. tibiae in situ. T_{10}: tub. tibiae um 10 mm nach ventral gekippt)

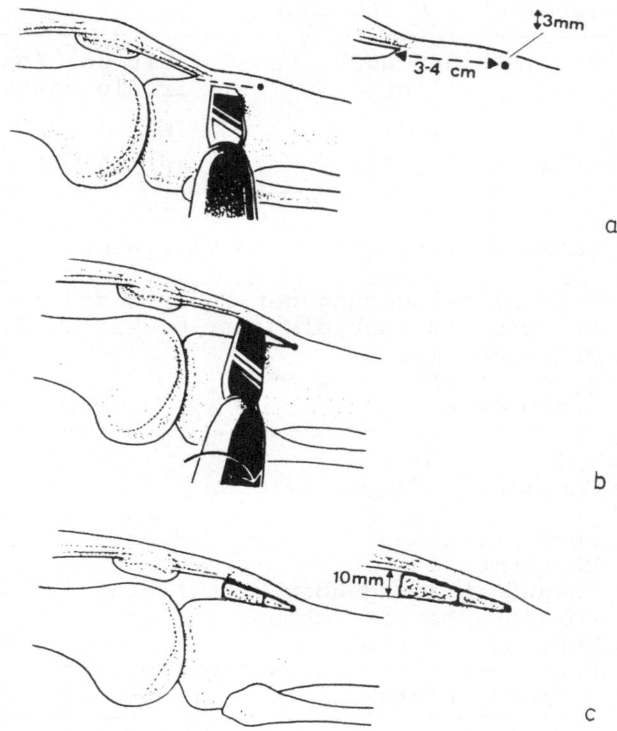

Abb. 5a-c. Technik der Vorverlagerung

Kapsel nur bis auf Höhe des oberen Patellarrandes vernäht, kaudal
bleibt sie bis zum Ligamentum patellae offen. Nach Freilegen der
Tuberositas tibiae wird diese 4-5 mm dorsal ihres ventralen Randes mit dem Meißel in der Frontalebene durchschlagen und nach Drehen des Meißels nach vorne abgehoben. Darunter wird ein keilför-
miger corticospongiöser Span von 1 cm Höhe aus der Crista ilei
eingeklemmt und durch die zurückfedernde Tuberositas tibiae festgehalten. Nähere Beschreibung und Angaben über Nachbehandlung s.
(2).

Resultate

Krankengut: Zur Beurteilung der Resultate steht uns eine geschlos-
sene Serie von 100 Patienten zur Verfügung, welche zwischen 1966
und Ende 1971 operiert wurde (2 verstorbene Patienten wurden durch
die chronologisch 2 nächsten Patienten ersetzt). Von den 100 Patienten sind 56 Männer und 44 Frauen.

86 Patienten wurden persönlich, klinisch und radiologisch nachuntersucht, 14 wurden durch Fragebogen kontrolliert.

Tabelle 2. Krankengut

N = 100	Durchschnitts- alter	Zeit der Kon- trolle postop.	Spitalaufent- halt in Tagen
♂ 56	52 J.	Ø 5 J.	Ø 27
♀ 44	(19-75)	(8,5-3)	(12-82)

Tabelle 3. Eingriffe am Kniegelenk

Ventralverlagerung der Tuberositsa tibiae	100
Abrasio des Knorpels (Cm. p. II. u. III. Gr.)	89
Meniscektomie	21
Synovektomie	18
Osteotomie	16

Tabelle 4. Komplikationen

Resorption des (Kieler) - Spanes	2
Hämatome	3
Sekundärheilung über Tub. tibiae	1
Vorübergehender Schmerz an der Tuberositas tibiae	3
Ungenügende Ventralverlagerung mit späterer Korrektur	1
	10

Kriterien für die Beurteilung der Resultate:

Die Bewertung des Behandlungsresultates erfolgte durch den Vergleich des präoperativen mit dem jetzigen Zustand. Die Besserung
bis zur Norm ergab Note 1 - mit Erhöhung um Dezimalen je nach bestehenden Restbeschwerden bis zu 2,0 welche Note für einen unveränderten Zustand gesetzt wurde. Bei Beschwerden, die stärker waren
als ante op., stieg die Bewertung bis 3,0 an. Mit einer dieser No-
ten wurde jedes der folgenden Kriterien versehen:

1. Gehstrecke
2. Schmerz in Ruhe
3. Schmerz beim Gehen auf der Ebene
4. - beim Treppenaufsteigen
5. - beim Treppenabsteigen
6. Gehsicherheit (Giving-way)
7. Rezidivierende Ergüsse
8. Bewegungsumfang
9. Arbeitsfähigkeit

Aus der Summe der 9 Bewertungen wurde das arhythmetische Mittel
gezogen. Das Resultat 1 bis 1,4 erhielt die gesamte Bewertung:
gut, 1,5 bis 1,9: mäßig, 2: unverändert, Werte über 2: schlecht.

Als Grund für die schlechten Resultate glauben wir zu erkennen:

Zwei Mal: Vernachlässigung der Korrektur einer Lateralisation der
Patella, bei einem Fall war die Indikation zur Knieoperation

Tabelle 5. Resultate

N = 100	
gut (1 - 1,4)	70
mäßig (1,5 - 1,9)	18
unverändert (2)	6
schlecht (> 2)	6

schlecht (gleichseitige Coxarthrose). Zwei Fälle gingen in das
Bild einer PCP über, und beim letzten Fall waren die Gründe für
die angeblich starken Beschwerden nicht erkennbar.

Wendet man die gleichen Kriterien für die Altersgruppe von 19 bis
40 Jahre an, so ergibt sich folgendes Resultat:

N = 23, gut 20, mäßig 3. Unverändert und schlecht 0.

Es scheint sich zu lohnen, die Indikation der Op. bei retropatellaren Schäden nicht zu spät zu stellen.

Wir haben versucht, eine Beziehung zu erkennen zwischen objekti-
vem Befund (insbesondere Verhalten der arthrotischen Veränderungen) und der Entwicklung des Beschwerdebildes während der Beobachtungszeit, wobei "Zunahme" und "Abnahme" der Beschwerden eine
Aussage über den Verlauf nicht über deren Intensität bedeutet.

Tabelle 6. Veränderung des subjektiven und objektiven Resultates
während der Beobachtungszeit von 5 Jahren

		N = 100
1	Arthrosezunahme Beschwerdenzunahme	12
2	Arthrosezunahme Beschwerden konstant	18
3	Arthrosezunahme Beschwerdenabnahme	10
4	Arthrose konstant Beschwerdenzunahme	2
5	Arthrose konstant Beschwerden konstant	30
6	Arthrose konstant Beschwerdenabnahme	24
7	Arthroseabnahme Beschwerden konstant	2
8	Arthroseabnahme Beschwerdenabnahme	2

Wichtig erscheinen uns in Tabelle 6 die Gruppen 2 und 3, sowie
5 und 6 mit einem Total von 82% der Patienten, deren Beschwerden
unabhängig vom Verlauf der Arthrose konstant blieben, oder sich
gebessert haben.

Sie belegen unsere klinische Erfahrung an zahlreichen Fällen, daß Patienten mit einer radiologisch ausgesprochenen femoropatellaren Arthrose - offenbar dank der Druckentlastung durch die Vorverlagerung - auffallend wenig Beschwerden zu beklagen haben.

Daher scheint uns die Indikation zur Patellektomie, wie sie von einigen Autoren bei der femoropatellaren Arthrose empfohlen wird, äußerst selten gegeben zu sein, um so mehr, als ältere Menschen im Gegensatz zu jüngeren, sportlichen Typen große Mühe haben, nach der Patellektomie eine volle Streckfunktion wieder zu erlangen.

Aufgrund der gezeigten Resultate halte ich es für vertretbar, die Ventralverlagerung der Tuberositas tibiae als Therapie der Chondromalacie und der femoropatellaren Arthrose weiterhin zu empfehlen.

Literatur

1. ALEMAN, O.: Chondromalacia of the Patella. Acta chir. scand. 66, 149 (1928).
2. BANDI, W.: Chondromalacia patellae und femoro-patellare Arthrose. Helv. chir. Acta, Suppl. 11, 1972.
3. BENNINGHOFF, A.: Form und Bau der Gelenkknorpel in ihren Beziehungen zur Funktion. I. Mitteilung: Die Modellierenden und formerhaltenden Faktoren des Knorpelreliefs. Z. Anat. Entwick. Gesch. 76, H.I./361925.
4. BENNINGHOFF, A.: 2. Teil: Der Aufbau des Knorpels in seinen Beziehungen zur Funktion. Z. Zellforsch. 2, H.5 (1925).
5. BENNINGHOFF, A.: Der funktionelle Bau des Hyalinknorpels. Ergebn. Anat. Entwickl. Gesch. 26 (1925).
6. BLUMENSAAT, C.: Die Lageabweichungen und Verrenkungen der Kniescheibe. Ergebn. Chir. 31, 183 (1938).
7. CROODS, L. M.: Chondromalacia patellae. J. Bone Jt. Surg. 49 B, 495 (1967).
8. FICAT, P.: Pathologie femoro-patellaire. Paris: Masson 1970.
9. FICAT, P.: Les Déséquilibres rotuliens, de l'hyperpression á l'arthrose. Paris: Masson 1973.
10. FRÜND, H.: Traumatische Chondropathia der Patella, ein selbständiges Krankheitsbild. Zbl. Chir. 53, 707 (1926).
11. GOYMANN, V., MÜLLER, H. G.: New calculation of the biomechanics of the patellafemoral joint. Recent advances in basic research and clinical aspects. Proceedings of the internat. Congress, Rotterdam, Sept. 13-15, 1973, p 16.
12. MONTMOLLIN DE, B.: Chondromalacie de la rotule. Rev. Orthop. 37, 41 (1951).
13. OUTERBRIDGE, R. E.: The etiology of chondromalacia patellae. J. Bone Jt Surg. 43 B, 752 (1961).
14. OWRE, A.: Chondromalacia patellae. Acta chir. scand. Suppl. 41, 1 (1936).
15. SCHNEIDER, G.: Die Früharthrose im Femoropatellargelenk des Leistungssportlers. Ein Beitrag zur Pathogenese degenerativer Gelenkerkrankungen. Arch. orthop. Unfall-Chir. 54, 401 (1968).
16. VIERNSTEIN, K., WEIGERT, M.: Chondromalacia patellae beim Leistungssportler. Z. Orthop. 104, 432 (1969).
17. ZOHLEN, E.: Chondropathia patellae, über ihre Bedeutung u. Wesen. Bruns Beitr. klin. Chir. 69, 174 (1942).

Arthroskopische Befunde bei Vorverlagerung der Tuberositas tibiae

O. Wruhs

W. BANDI schreibt 1972 in seiner Monographie "Chondromalacia patellae und femoro-patellare Arthrose": "die Arthroskopie des Kniegelenkes scheint für die Frühdiagnose der Chondromalacia patellae
geeignet zu sein". Mit dieser Darstellung soll gezeigt werden,
daß die Gelenkendoskopie sowohl für die Frühdiagnose, sowie die
optische Kontrolle während Verlagerungsoperationen des Ansatzes
des Ligamentum patellae, als auch die Verlaufskontrolle aller Prozesse im Femoropatellargelenk informativer ist, als andere diagnostische Verfahren.

Gehen wir von der Tatsache aus, daß Form und Funktion der verschiedenen Anteile des Femoropatellargelenkes von Individuum zu
Individuum höchst unterschiedlich sind (Patellarformen z. B.: Wiberg I - III, Größenbeziehungen und Form der femoralen Gleitfläche, Prominenz der Tuberositas tibiae) und der Auflagedruck in
manchen Bewegungsbereichen stets nur sehr umschriebene Flächen
trifft, so erklärt sich daraus der Unterschied in der mechanischen
Belastung der verschiedenen Knorpelareale. Daraus resultieren die
mitunter erheblichen lokalen Unterschiede im Knorpelverschleiß
beim alternden Individuum, aber auch die durch die forcierte Belastung des jugendlichen Sportlergelenkes entstandenen circum-
scripten Knorpelschäden.

Treffen einmalige oder wiederholte Traumen den patellaren oder
femoralen Gelenkknorpel, kommt es ebenfalls meist nur zu umschriebenen Läsionen, die von der diskreten Eindellung bis zum Knorpel-
bruch, oder bei Bruch der Knochengrenzlamelle zur subchondralen
Blutung und zum Hämarthros führen können, ohne daß es vorerst klinisch oder röntgenologisch möglich ist, Art und Ausdehnung der
Veränderung zu erfassen. Erst die Spätfolgen lassen sich mit den
konventionellen diagnostischen Methoden erkennen, weshalb kausale
therapeutische Konsequenzen meist erst bei ausgebildeten irreversiblen Folgeschäden am Gelenkknorpel einsetzen.

Die Gelenkendoskopie dagegen erlaubt bereits die frühzeitige Erfassung von degenerativen und traumatischen Knorpelschäden und
ermöglicht daher die zeitgerechte Anzeigestellung zu entlasten-
den Maßnahmen wie z. B. Verlagerungen der Tuberositas tibiae.

Indikation zur diagnostischen Arthroskopie

Die endoskopische Gelenkuntersuchung soll und kann keines der bewährten diagnostischen Verfahren ersetzen. Sie soll aber dann an-

gewandt werden, wenn es mit den üblichen Methoden nicht gelingt, eine exakte Diagnose zu stellen.

Ferner ist die Arthroskopie indiziert, wenn wir die Diagnose wohl kennen, uns aber über das Stadium und die räumliche Ausdehnung, etwa einer Chondromalazie, Informationen für die Entschlußfassung zum operativen Vorgehen verschaffen wollen.

Technik

Bei Verdacht auf traumatische oder degenerative Veränderungen im Femoropatellargelenk, wird aus dem Zugangsweg 1 (dem Recessus superior) vorerst mit der orthograden Optik der craniale mediale Patellarrand aufgesucht.

Findet man einen blutigen oder trüben Erguß, so wird dieser aus der Trokarhülse abgelassen und der Gelenkraum mit Ringerlösung gespült, bis klare Sichtverhältnisse geschaffen sind.

Nach Orientierung über die Lage der Spitze des Endoskopes wird steril filtrierte Luft instilliert. Dadurch kommt es zur Entfaltung der Gelenkkapsel und damit auch zur Abhebung der Patella. Nun kann der ganze femoropatellare Gelenkraum überblickt werden (Abb. 1).

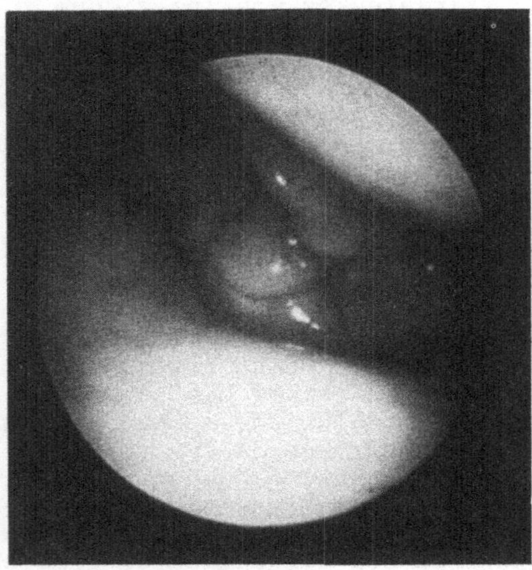

Abb. 1. Blick durch das Femoropatellargelenk vom Recessus superior auf den Hoffaschen Fettkörper

Läßt man die Luft wieder entweichen, können in den verschiedenen Beugestellungen des Kniegelenkes die Lage der Patella in der Gleitfurche beurteilt und Inkongruenzen zur Ansicht gebracht werden.

So lassen sich frische und alte Knorpelschäden nach Traumen sehr genau beurteilen:

<u>Subchondrale Blutungen</u> entstehen nach direktem Patellartrauma
sowohl an der patellaren als auch der femoralen Gelenkfläche,
wenn die Knochengrenzlamelle bricht und Blut aus der subchondralen Spongiosa unter oder auch durch den Knorpel austritt. Mitunter kommt es zur Aufwulstung des Gelenkknorpels (Abb. 2).

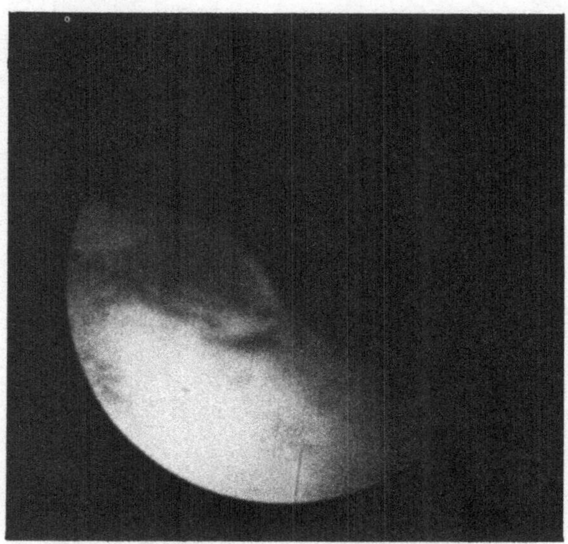

*Abb. 2. Subchondrale Blutung nach direktem Patellartrauma mit
deutlicher Aufwulstung des Gelenkknorpels*

Nach direkten und indirekten Traumen beobachten wir oft schon
nach kurzer Zeit die bekannten <u>chondromalazischen Veränderungen</u>,
häufiger an der Patella, seltener aber auch am Gelenkknorpel der
Gelenkfurche.

Dabei lassen sich Veränderungen des Stadiums 1 nicht immer hinsichtlich ihrer Ausdehnung exakt beurteilen. Seit kurzem benütze
ich daher eine Farblösung, die unter Sicht des Endoskopes auf die
Gelenkfläche aufgebracht wird. Der Überschuß wird durch Spülung
entfernt. Der Bezirk des malazisch veränderten Knorpels wird dadurch gut sichtbar und vor allem hinsichtlich seiner Ausdehnung
beurteilbar.

Die ersten Stadien der <u>femoro-patellaren Arthrose</u> lassen sich
endoskopisch bereits erfassen, ehe röntgenologisch die reaktiven Veränderungen nachweisbar sind. Mitunter handelt es sich um
isolierte Knorpelaufwulstungen am Patellarrand, bei noch intakter korrespondierender femoraler Gelenkfläche (Abb. 3). Ähnliche,
vorerst reine Knorpelaufwulstungen können umschrieben auch ausschließlich an den Rändern der Gleitfurche und mitunter nur in
einem Teil ihres Verlaufes beobachtet werden (Abb. 4).

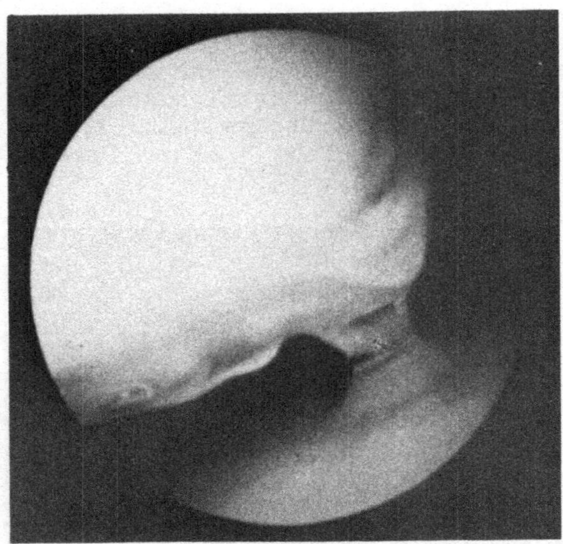

*Abb. 3. Beginnende femoropatellare Arthrose mit isolierter Knor-
palaufwulstung des Patellarrandes*

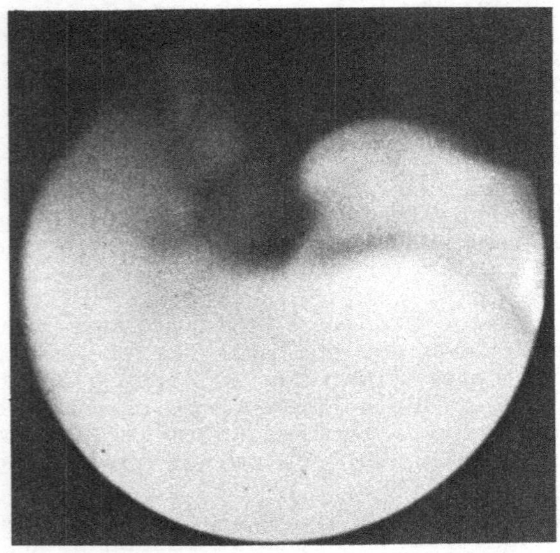

*Abb. 4. Beginnende femoropatellare Arthrose mit mächtigen Knor-
pelverdickungen der Gleitfurche*

Endoskopische Kontrolle der Vorverlagerung der Tuberositas tibiae

Aus den so gewonnenen arthroskopischen Befunden ergibt sich erst
die Indikation zur druckentlastenden Verlagerungsoperation. Bei
liegendem Arthroskop wird unter Sichtkontrolle die Unterfütterung

der Tuberositas tibiae von einem zweiten Operateur ausgeführt.
Wir gehen dabei rein extraarticulär vor. Aus einem Querschnitt
wird ein Corticalis-Spongiosaspan aus dem medialen Tibiacondyl
entnommen und in der von BANDI (1) beschriebenen Weise einge-
bolzt. Der Effekt der Ventralisation wird durch die endoskopische
Kontrolle in verschiedenen Beugestellungen überwacht. Nur bei
einem Teil der Fälle handelt es sich um Knorpelschäden die alle
Abschnitte des Femoropatellargelenkes gleichmäßig betreffen. Nur
in solchen Fällen scheint die reine Ventralisation sinnvoll (Abb.
5).

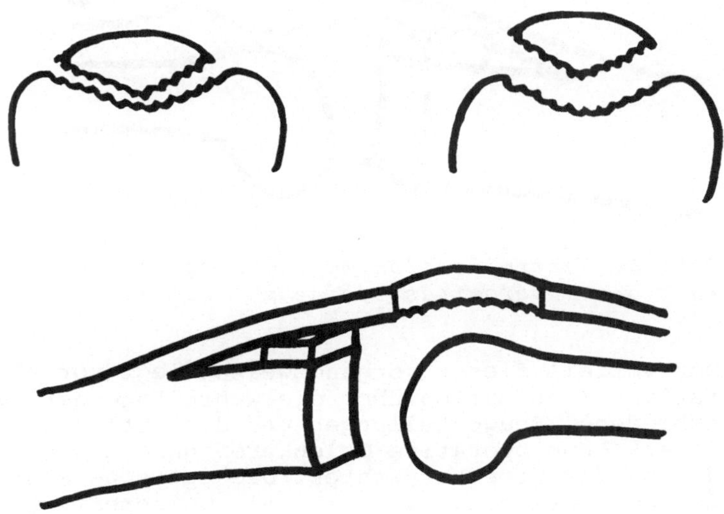

*Abb. 5. Reine Ventralisation der Patella durch Unterfütterung
der Tuberositas tibiae mit einem Knochenwürfel*

Finden wir dagegen die chondromalazischen oder arthrotischen Veränderungen vornehmlich medial, so unterfüttern wir mit einem lateral verschmälerten Span. Wir erreichen dadurch eine größere
Entlastung der medialen Gelenkflächen. Durch die Einbolzung des
medial dickeren Keiles, kommt es zu einer geringen Verwindung
des Ligamentum patellae und durch die Verbesserung des Kontaktes
der lateralen Patellarfläche zur Verminderung des Auflagedruckes
(Abb. 6). Um diese endoskopisch bestimmte neue "ideale" Position
der Patella zu sichern, wird der asymmetrisch unter die Tuberositas tibiae eingebolzte Knochenspan mit zwei Bohrdrähten fixiert.
Jetzt kann ohne Gefahr der Verschiebung die neue Lage der Kniescheibe in den verschiedenen Beugestellungen endoskopisch kontrolliert werden. Mitunter ist dazu allerdings die Benützung eines
zweiten Zugangsweges aus dem Gelenkspalt medial erforderlich. Es
ist erstaunlich, wie sehr kleine Veränderungen der Lage des unter-
fütternden Keiles bereits merkbare Veränderungen der Stellung der
Patella ergeben. Erst wenn man von der richtigen Lage und vom ent-
lastenden Effekt der Verlagerung und Verwindung der Patella überzeugt ist, soll der Eingriff beendet werden.

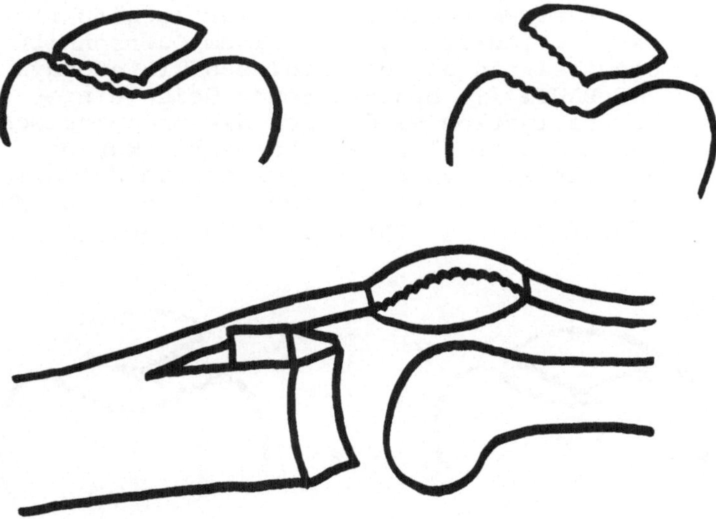

Abb. 6. Ventralisation mit Kippung der Patella durch Unterfütterung der Tuberositas tibiae mit einem Knochenkeil

Der Vorteil dieser Vorgangsweise liegt vor allem in der präoperativen Information über die wahre Lage der Patella in den verschiedenen Beugestellungen und die örtlichen Veränderungen im Gelenk ohne operative Gelenkeröffnung und vor allem ohne Schädigung des Streckapparates. Die optische Kontrolle des Effektes des Korrektureingriffes ist ein weiterer Vorteil, weil nur dadurch das erforderliche Maß der Unterfütterung bestimmt werden kann. Nur durch die intraoperative endoskopische Kontrolle ist es möglich, eine Überkorrekutr, bzw. eine Ventralisation von Gelenkabschnitten zu vermeiden, die der Entlastung nicht bedürfen.

Die Nützlichkeit dieses Vorgehens liegt in der Vereinfachung der Technik und Reduzierung der Ventralisation auf einen rein extraarticulären Eingriff. Daraus resultiert auch eine erhebliche Verkürzung des Krankenhausaufenthaltes. Wir haben die reine Ventralisation in der beschriebenen Technik bei 21 Fällen ausgeführt (Tabelle 1).

Tabelle 1. Endoskopische Diagnose bei Verlagerungen der Tuberositas tibiae

Chondromalacie II	3	Zusätzliche	–
Chondromalacie III	7	Arthrotomie	1
Femoro-patellare Arthrose	8		3
Frische Knorpelimpressionen			
u. subchondrale Blutungen	3		
	21		4

Nicht enthalten sind 4 Fälle, bei denen wir wegen wiederkehrender Patellarluxationen und femoro-patellarer Arthrose die Medialisie-

rung der Tuberositas tibiae nach ROUX mit der Ventralisation ebenfalls unter endoskopischer Kontrolle ausgeführt haben.

Der durchschnittliche Krankenhausaufenthalt betrug 12,4 Tage und
liegt damit erheblich unter den von MAQUET und BANDI angegebenen
Spitalsperioden. Unser Krankengut setzt sich allerdings in der
Mehrzahl aus jungen Patienten und Verletzten zusammen. Zudem haben wir bei 13 Fällen eine Gipshülse nach der Nähteentfernung angelegt und damit die Patienten früher, als ohne Ruhigstellung,
entlassen können.

Findet man freie Gelenkkörper, so soll versucht werden, diese
unter endoskopischer Sichtkontrolle mit der Faßzange zu ergrei-
fen und aus einer zweiten Trokarhülse zu extrahieren (Abb. 7).
Das gelingt nicht, wenn der kleinste Durchmesser des Körpers größer ist als die lichte Weite der Hülse und in solchen Fällen versuchen wir den freien Körper in den Recessus superior zu diri-
gieren und ihn mit der Faßzange gegen den Vastus lateralis vor-
zupressen. Gelingt dies, kann aus einer kleinen Incision die Entfernung des Gelenkkörpers vorgenommen werden. Lediglich, wenn
wir eine Egalisierung der Gelenkfläche mit dem Meißel oder eine
Abrasio ausführen wollen, ist die große Arthrotomie bei Vorverlagerungen der Tuberositas tibiae erforderlich.

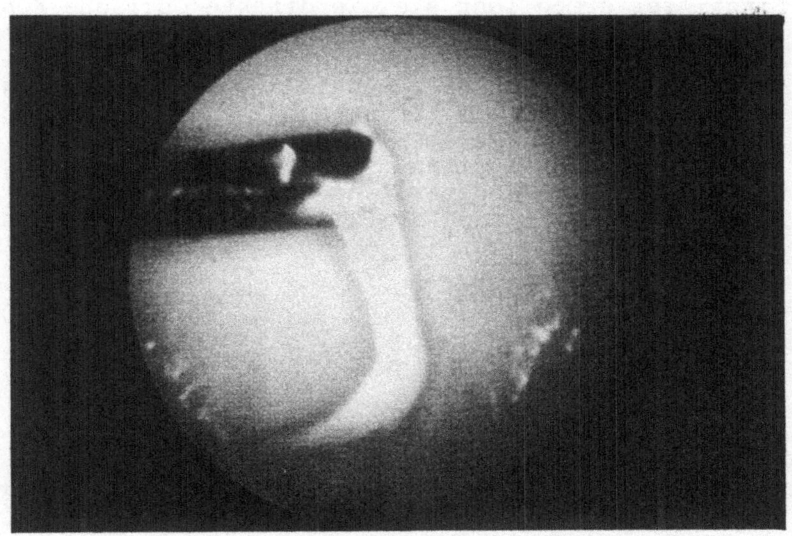

*Abb. 7. Mit der Faßzange arretierte Knorpelschuppe, die durch die
Trokarhülse des Operationsarthroskopes entfernt werden kann*

Kontrollarthroskopie

Von den 21 operierten Fällen haben wir bei acht 6 bis 10 Monate
nach der Operation endoskopische Kontrollen durchgeführt. Einen
endoskopisch völlig normalen Knorpelbefund haben wir lediglich
bei zwei Fällen nach einer frischen Knorpelimpression und einer

subchondralen Blutung erhoben. In allen anderen 6 Fällen (3 Arthrosen, 3 Chondromalacien) bot sich am Knorpel ein ähnliches Bild, wie wir es bei der Endoskopie vor und während der Vorverlagerungsoperation sahen. Dagegen haben wir bei diesen Fällen die ursprünglich sehr eindrucksvolle Synovitis mit petechialen Blutungen in der membrana synovialis und düsterroter Verfärbung nur mehr in 2 von sechs Fällen bei der Kontrolle in geringem Maße gesehen. Soweit aus diesen wenigen endoskopisch nachuntersuchten Fällen ein allgemeiner Rückschluß zulässig ist, scheint die Vorverlagerung jedenfalls einen positiven Einfluß auf die reaktiven Veränderungen der membrana synovialis zu haben. Inwieweit es zur Rückbildung der Knorpelveränderungen selbst kommt, wird erst durch weitere Kontrollendoskopien zu klären sein.

Zusammenfassung

Die Arthroskopie erlaubt eine Frühdiagnose der Chondromalacie, sowie frischer traumatischer Knorpelschäden im Femoropatellargelenk. Sie ermöglicht die exakte Beurteilung des Grades und der Ausdehnung der Veränderungen zu einem Zeitpunkt, zu dem röntgenologisch eine Diagnose noch nicht möglich ist. Auf Grund unserer Erfahrungen bietet die Arthroskopie beste Voraussetzungen für einen Operationsplan, der den oft nur umschriebenen Veränderungen im Femoropatellargelenk Rechnung trägt. Während des Eingriffes ermöglicht sie die direkte optische Kontrolle des Entlastungseffektes und eine Vermeidung einer unerwünschten Separation nicht veränderter Berührungsflächen. Damit bietet die Arthroskopie gute Voraussetzung für eine Reduzierung des Auflagedruckes. Durch Kontrollarthroskopien war es möglich, in der Mehrzahl der nachuntersuchten Fälle endoskopisch nach einer Vorverlagerung der Tuberositas tibiae ein Abklingen der reaktiven Synovitis zu sehen. Besserungen des Knorpelbefundes waren dagegen bis zu 10 Monaten nach dem Eingriff endoskopisch nicht sicher nachzuweisen.

Literatur

1. BANDI, W.: Chondromalacia patellae und femoro-patellare Arthrose. Basel-Stuttgart: Schwabe 1972
2. BANDI, W.: Zur Frage der traumatischen Auslösung der Chondromalacia patellae, Orthopäde $\underline{3}$, 201 (1974).
3. WRUHS, O.: Der Informationswert der Endoskopie des Kniegelenkes. Wien: Brüder Hollinek 1974.

Operation nach Elmslie (Indikation, Technik, Ergebnisse)

B. Noesberger und P. Freiburghaus

Die Chondromalazie als Folge einer Fraktur, einer Contusion und
einer Abscherung des Knorpels ist bekannt, und man nimmt an, mittels Abrasio, Pridie-Bohrung, Retinaculum-Spaltung, Vorverlagerung
u. a. eine - zwar nicht kurative - aber doch in vielen Fällen wirksame Therapie in der Hand zu haben. Weniger evident ist die Chondropathie, die auf endogenen Faktoren beruht.

Die Inkongruenz im Femoropatellargelenk

Allen endogenen Formen der Chondropathie liegt eine Inkongruenz
im Femoropatellargelenk zugrunde. Eine kleinflächige Kongruenz
zwischen Patellafacetten und Gelenkflächen der Femurcondylen hat
eine Vergrößerung des femoro-patellaren Drucks pro cm^2 zur Folge. BANDI ([1]) berechnet für eine Flexion von $90°$ - je nach Lage
des Schwerpunktes 300-500 Kp. Diese Zahl ist umso eindrücklicher,
wenn man bedenkt, daß jeweils nur ein Drittel der Patellarückfläche in Kontakt mit den Femurcondylen ist. Es scheint daher naheliegend, bei den dysplastischen Formen der Patella, bei den kleinen Patellae, bei der Lateralstellung der Patella oder bei der
Hypoplasie des lateralen Femurcondylus eine Druckerhöhung als Ursache der Schädigung des Knorpels anzunehmen. Eine ganze Reihe
von Faktoren kann als Beweismaterial für diese Hypotese herbei-
gezogen werden.

    Verschmälerung des lateralen Gelenkspaltes auf den Defilee-
    Aufnahmen
    Osteophyten am lateralen Rand der Patella
    Verkalkungen des lateralen Retinaculums
    Subchondrale Sklerosierung im lateralen und Demineralisation
    im medialen Kompartiment

sind alles Zeichen einer vermehrten Druckbeanspruchung.

Bei genauer Beobachtung dieses Hypertensions- und Hyperpressions-
zeichens FICAT ([4]) finden wir oft einen lateral schmalen, in der
Patellamitte breiteren und medial - bedingt durch die Kippstellung, die Lateralisation oder die Dysplasie der Patella - breiten und klaffenden femoro-patellaren Gelenkspalt. Intraoperativ
sehen wir aber die Knorpelschädigung in der Mitte der Patella
oder häufig auf der medialen Facette. Die Knorpelschädigung ist
also durchaus nicht immer auf der lateralen Fläche der Patella,
wo man plausible Gründe dafür hätte, sondern oft medialseits,
wo der Gelenkspalt klafft und ein Kontakt zwischen Patella und

196

Femurcondylen fehlt. Eine Druckerhöhung kommt als Ursache des
Knorpelschadens medialseits nicht in Frage. Wie kann die Chondropathie der Patella in einer Zone verminderten Druckes erklärt werden? Nach FICAT (3) soll bei der Patelladysplasie Typ Wiberg III,
wo die mediale Facette wenig oder nicht belastet wird, die Fort-
pflanzung des intrachondralen Drucks an den unbelasteten Knorpelteilen durch Auswalkung eine Protuberanz und ein Ödem erzeugen,
auf deren Boden es zur Ernährungsstörung des Knorpels komme. BAN-
DI (1) vergleicht den Vorgang mit dem Fensterödem im umschrieben
eröffneten Gipsverband. Wir glauben, daß die Knorpelschädigung
auf fehlender Walkbewegung ruht. Die Walkbewegung pumpt die Synovialflüssigkeit in den Gelenkknorpel und gewährt dadurch die
Vitalität des Knorpels. Knorpel, der ohne Gegendruck bleibt, d. h.
nicht belastet wird, wird gleich wie bei länger dauernder Immobilisation in der Ernährung gestört. Ein Knorpelödem und eine Erweichung entstehen und bei mechanischer Beanspruchung treten eine
Fibrillation und Erosion auf.

Beim Versuch, die Chondromalazie ätiologisch zu zergliedern, findet man unter den endogenen Formen ein gemeinsames Charkateristi-
kum: Das Gleichgewicht zwischen medialer und lateraler Gelenkfacette ist gestört. Die laterale Gelenkfacette überwiegt punkto
Größe und liegt breit auf, die mediale ist kurz und zeigt fehlenden Kontakt mit der Femuroberfläche. Die physiologische Val-
gusstellung des normalen Kniegelenkes bedingt an sich schon bei
Kontraktion des Quadriceps eine Lateralisierung der Patella, da
der Streckapparat (Quadriceps - Patella - Ligamentum patellae)
einen nach außen offenen Winkel Q von ca. 170° aufweist (Abb. 1).

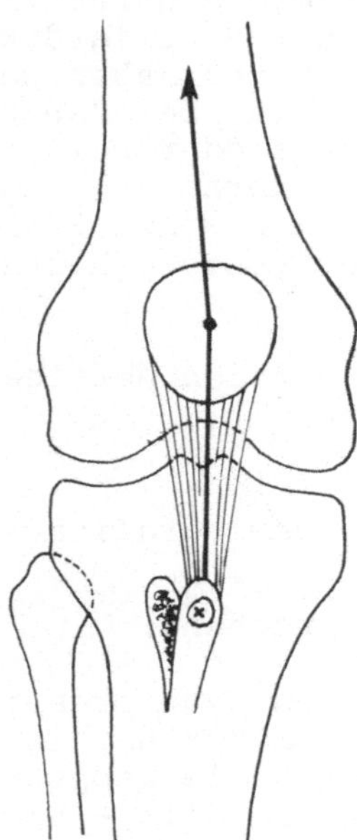

Abb. 1. Die Achsen des Streckapparates zeigen beim normalen Kniegelenk einen nach lateral offenen Winkel Q von 170°

Dazu kommt, daß das laterale Retinaculum viel stärker entwickelt
ist als das mediale. Der von der Fascia lata ausgehende Zügel zur
Patella kann abnorm verdickt sein. Die derbe, aponeurotische bis
2 mm messende Verdickung, die meist fast horizontal in die Patella
einstrahlt, verstärkt den Zug nach außen und kann durch den Gegen-
spieler, den Vastus medialis, nicht kompensiert werden. Auch wenn
die Krete der Patellarückfläche auf der intercondylären Delle zentriert ist, kann - insbesondere bei Patelladysplasie - durch Hy-
perplasie der lateralen Patellahälfte eine funktionelle Lateralisation vorhanden sein. Dabei muß der laterale Patellarand den Femurcondylus nicht überlappen.

Prinzipiell handelt es sich bei allen diesen, zum Teil diskreten
anatomischen Veränderungen um die gleichen Anomalien wie bei der
habituellen Patellaluxation, nur sind sie häufig wenig ausgeprägt,
oder sogar an der Grenze von normal und pathologisch. Klinisch findet man fast immer eine charakteristische Deformierung des Streckapparates im Sinne einer Bajonettstellung (Abb. 2).

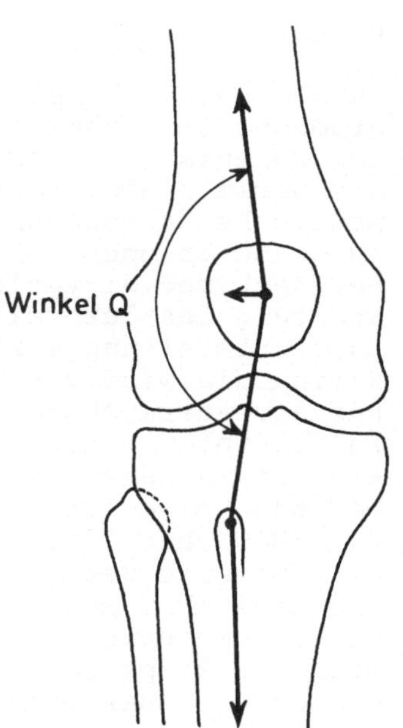

*Abb. 2. Die Bajonettstellung des Streck-
apparates bedingt durch die Lateralstellung der Tuberositas tibiae hat eine ge-
störte Gleitbahn der Patella zur Folge*

Die Tuberositas tibiae steht zu weit lateral. Die Achsen des
Streckapparates (Quadriceps - Patella - Ligamentum patellae) bilden einen nach außen kleineren Winkel Q, und zusammen mit der Achse der Tibiavorderkante zeigen sie bajonettförmigen Verlauf. Bleibt
die Patella permanent außerhalb der normalen Gleitbahn, so tritt
zwar in vielen Fällen keine Subluxation oder Luxation auf, aber
auf lange Zeit wird der Knorpel durch ungleichmäßige Belastung
doch geschädigt. Nach BRATTSTRÖM (2) ist die Patelladysplasie Typ
II (60%) und Typ III (25%) nach WIBERG häufiger vorhanden als die
als normal bezeichnete Patella. Weshalb es zur Manifestation der
klinischen Symptome in gewissen Fällen kommt, bei anderen aber
nicht, ist möglicherweise auf eine momentane Überbeanspruchung
oder ein Bagatelltrauma zurückzuführen. Nicht selten finden wir

radiologisch einen absolut symmetrischen Befund. Die klinische
Symptomatik ist meistens nur einseitig, was für ein auslösendes
Moment spricht.

Das Patellarsyndrom

Der klinisch manifest werdende Symptomenkomplex wird als Patellarsyndrom beschrieben. Das Syndrom umfaßt Spontanschmerzen meist
medial parapatellar, Druckschmerzen der Patellafacetten, Patella-
klopfdolenz, Schmerz bei längerer Position in Flexion (signe du
cinéma) und vor allem beim Abwärtsgehen. Wiederholte Gelenkergüsse, gelegentliches Einknicken, Pseudoblockierung im Sinne von
momentanen Verhakungen - sei es beim Aufwärtsgehen, sei es beim
Aufstehen nach längerem Sitzen - sind charakteristisch. Dazu finden wir gelegentlich eine Kippstellung der Patella und typischerweise eine Bajonettstellung des Streckapparates.

Prinzip der Methode

Handelt es sich um eine funktionelle Lateralisierung mit Druckerhöhung im lateralen Kompartiment oder um ein mediales Klaffen
des Gelenkspaltes, das therapeutische Ziel muß darin bestehen,
die normale Gleitbahn der Patella wiederherzustellen. Der therapeutische Grundgedanke ist, den Streckapparat wieder in normale
Achse zu bringen. Die lateral stehende Tuberositas tibiae muß daher nach medial verlagert werden. Gelegentlich kann allein durch
Spaltung des lateralen Retinaculums eine teilweise Korrektur der
Bajonettstellung erreicht werden. Die Durchtrennung der lateralen
Retinacula wird von FICAT u. a. als vordringlich und im allgemeinen als ausreichend für die Korrektur erachtet. Unsere experimentellen Untersuchungen haben gezeigt, daß nach Durchtrennung der
Retinacula häufig diese lateral stehende Tuberositas tibiae immer noch eine funktionelle Lateralisation der Patella zur Folge
hat. ROUX hat 1888 erstmals eine operative Technik angegeben, die
als Therapie der rezidivierenden Patellaluxation gedacht war, deren Ziel aber auch eine Rezentrierung der Patella war. ELMSLIE
hat die Methode modifixiert, indem er die Tuberositas tibiae nach
medial gekippt hat, wobei distal die Tuberositas am Ligamentperi-
ostlappen inseriert bleibt (Abb. 3). Dies erlaubt eine Medialverschiebung, die eine genaue Wiederherstellung der Achsen zuläßt
und verhindert insbesondere eine zu starke Distalverlagerung. Die
Verlagerung der Tuberositas tibiae muß aber immer mit einer Spaltung des lateralen Retinaculums kombiniert werden, da ohne Spaltung eine Wiederherstellung der physiologischen Achsenverhältnisse
nicht möglich ist.

Technik

Der Eingriff wird in Blutleere ausgeführt. Den Zugang wählen wir
in der Regel medial. Inzision parapatellar leicht gebogen, entlang dem Ligamentum patellae und ca. 6 cm weiter medial der vorderen Tibiakante. Wir bevorzugen den medialen Zugang, da wir routinemäßig eine Arthrotomie vornehmen, um die Exploration der femoro-patellaren Gleitflächen und auch der Meniscen zu ermöglichen.

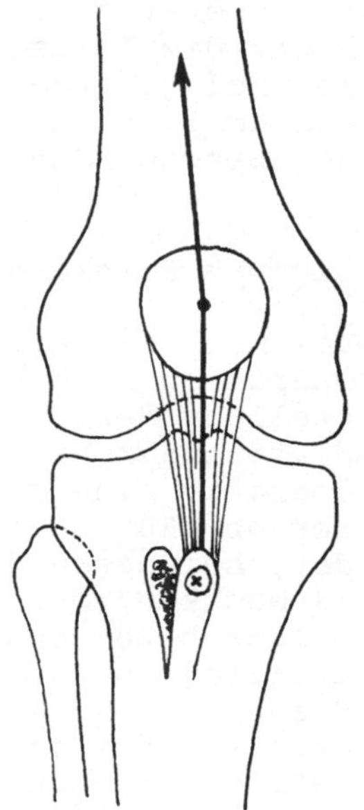

*Abb. 3. Durch Medialverschiebung der
Tuberositas tibiae und lateraler
Retinalulumspaltung werden die Achsen
des Streckapparates wieder normalisiert*

Zusätzliche intraarticuläre Eingriffe sind nicht selten notwendig
und beeinträchtigen erfahrungsgemäß das Resultat nicht, sondern
ersparen spätere Revisionen. Als erster Schritt wird das laterale
le Retinaculum längs gespalten. Nach distal verläuft die Schnitt-
führung entlang des lateralen Randes des Ligamentum patellae und
der lateralen Tibiakante. Meist entsteht eine deutliche Dehiszenz
im Retinaculum, da die Patella nun spontan nach medial weichen
kann. Es folgt die Darstellung der medialen Seite des Ligamentum
patellae. Die mediale Tibiafläche wird mit einem Raspatorium drei-
eckförmig vom Periost befreit. Der craniale Ansatz des Ligamentum patellae an der Tuberositas tibiae muß sichtbar sein, um die
Osteotomie der Tuberositas vorzunehmen. Von cranial her wird die
Tuberositas zungenförmig mit dem Meißel abgelöst. Die Knochenschale, ca. 5 mm dick und 5 cm lang, muß distal gegen die Tibiavorderkante auslaufen und nur noch am Ligament - Periostlappen fixiert
sein. Mit dem Meißel wird die Knochenschale nach vorne umgebogen,
wobei die vorderste, meist noch intakte Knochenbrücke einbricht.
Von Hand drückt man das Fragment cranial mit sanfter Gewalt nach
medial. Der antero-mediale Rand der Tibiakante wird abgemeißelt,
damit die Tuberositas guten Kontakt am neuen Platz bekommt. Bei
Flexions-Extensionsbewegungen des Knies wird nun die richtige Position der Tuberositas gesucht. Eine vorübergehende Fixation der
Tuberositas mit einem Kirschnerdraht gestattet uns eine genaue
Prüfung der Gleitbahn der Patella. Erfahrungsgemäß sollte man nie
weniger als 10 mm medialisieren. Zur definitiven Fixation wird
eine Kleinfragmentschraube verwendet. Der Phillipskopf der AO-
Kleinfragmentschraube trägt wenig auf und behindert die Patienten
später beim Knien nicht. Das abgeschobene Periost der Tibiafläche
wird über die Knochenschale vernäht. Eine Redon-Drainage verhindert unliebsame Hämatome, die wegen der blutenden Spongiosa möglich sind.

Postoperativ wird für 5 Tage ein dicker Wattepolsterverband angelegt. Die Patienten stehen am 1. postoperativen Tag auf und dürfen bei gestrecktem Knie teilbelasten. Bei Entlassung, in der Regel am 6. postoperativen Tag, dürfen die Patienten nach Maßgabe
der Beschwerden vollbelasten.

Eigenes Krankengut

Vom Mai 1973 bis 31. März 1975 haben wir bei 34 Patienten die
Operation nach ELMSLIE durchgeführt, und zwar wegen Bajonettstellung des Streckapparates 34 mal, darunter 11 mal wegen rezidivierender Patellasubluxation. Bei 26 Patienten konnte intraoperativ eine Chondropathie Grad II oder schlimmer festgestellt
werden. Für unsere Arbeit haben wir nur diejenigen Fälle verwendet, bei denen die Operation mindestens 5 Monate zurücklag. Die
33 Nachkontrollen waren durchschnittlich nach 12 Monaten (maximal nach 28 Monaten). Eine Patientin konnte nicht mehr nachkontrolliert werden. Die 33 nachkontrollierten Fälle umfassen 21
Frauen und 12 Männer im Durchschnittsalter von 22,5 Jahren (jüngster Patient 14 Jahre, ältester 38 Jahre). Die Beschwerdedauer
betrug durchschnittlich 4 Jahre (minimal 1 Monat bei Status nach
Patellaluxation, maximal 15 Jahre).

Durchgeführte Operationen

In allen 34 Fällen wurde die Tuberositas tibiae medialisiert und
die lateralen Retinacula gespalten. Folgende Zusatzoperationen
wurden durchgeführt:

- Abrasio des Knorpels   8 mal
- Pridiebohrungen   4 mal
- Vastus medialis-Verlagerung 3 mal
- Bandrekonstruktionen   4 mal
- Meniscektomie   2 mal
- Femurosteotomie   1 mal
- Gelenktoilette   1 mal

Jene Fälle, in denen mit der Medialverschiebung auch eine Vorverlagerung durchgeführt wurde, sind absichtlich nicht miterfaßt worden. Die Dauer des Spitalaufenthaltes betrug durchschnittlich 9
Tage (minimal 5, maximal 20 Tage). Die 100 prozentige Arbeitsun-
fähigkeit dauerte durchschnittlich 3,2 Monate (mindestens 3 Wochen,
maximal 15 Monate).

Tabelle 1 gibt über den Schmerzzustand vor und nach der Operation
Auskunft.

Die relativ große Anzahl der Patienten, die präoperativ keine oder
nur schwache Schmerzen hatten, ist damit zu erklären, daß bei 11
Patienten eine Patellasubluxation oder -luxation vorausgegangen
war, mit meist nur kurzfristigem Beschwerdebild anläßlich der Subluxation.

Bei den Nachkontrollen waren von 11 aktiven Sportlern 10 wieder
aktiv. Von 16 Hobbysportlern treiben 11 wieder Sport.

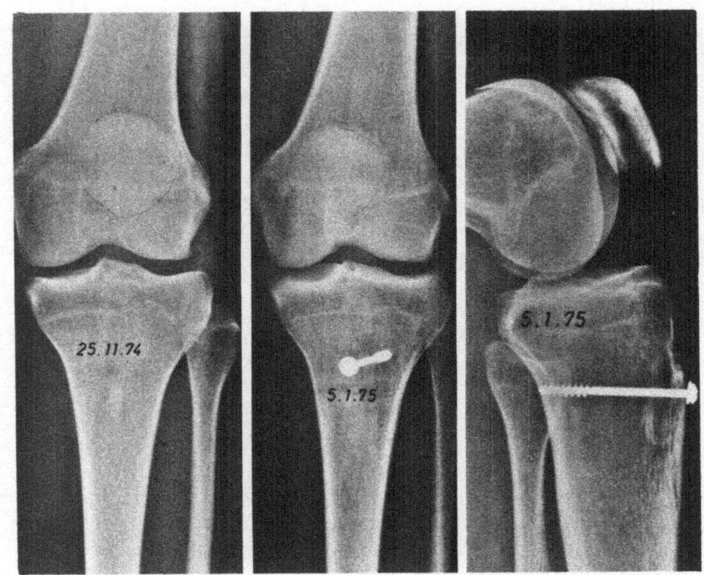

Abb. 4. Die lateral stehende Patella steht nach der Korrektur an normaler Stelle

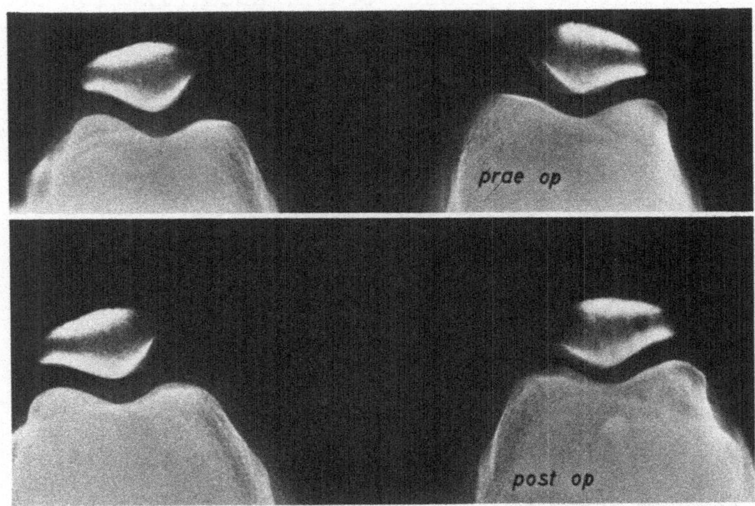

Abb. 5. Präoperative Chondropathiebeschwerden links bei funktioneller Lateralisierung ohne Subluxation. Medial klaffender Gelenkspalt mit fehlendem Gegendruck. Postoperativ gleichmäßige Druckverteilung

Tabelle 1

Schmerzen	präoperativ	postoperativ
stark	48%	3%
mittel	21%	18%
schwach oder keine	31%	79%
Ruheschmerz	21%	12%
Treppab	72%	21%
Treppauf	60%	18%

Ein genu valgum wurde in 48% ein genu varum in 15% gefunden. 37% wiesen physiologische Beinachsen auf. Subjektiv zufrieden gaben sich 85%, nicht zufrieden 15% der Patienten.

Die Analyse der schlechten Resultate (Patient subjektiv nicht zufrieden) ergab interessante Aspekte. Ursachen waren einmal eine falsche Indikation bei einer psychisch alterierten Patientin. Bei 3 Patienten war intraoperativ eine ausgeprägte Gonarthrose vorhanden, 2 davon waren auch schon voroperiert. Ein schlechtes Resultat beruhte auf einer Patellareluxation.

Postoperative Komplikationen

Intraoperativ ist 2 mal die Tuberositas tibiae vollständig vom Periostlappen abgelöst worden. Nach Fixation der Tuberositas mit 2 Kleinfragmentschrauben konnten die Patienten in üblicher Weise nachbehandelt werden.

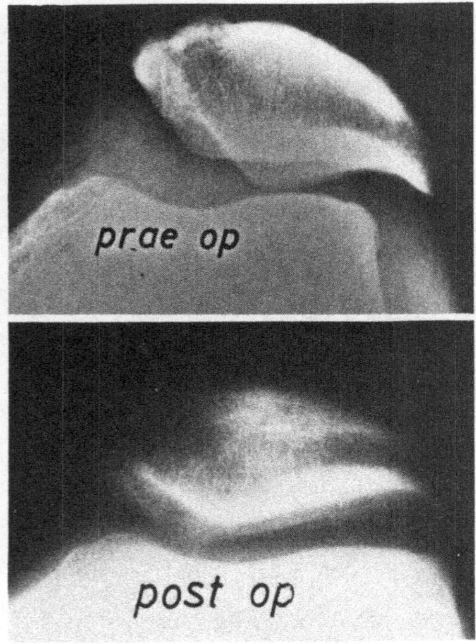

Abb. 6. Bei habitueller Subluxation wird durch die Modifikation nach ELMSLIE eine vollständige Reaxation der Patella erreicht

Als Narkose-Folge hatten wir eine akute Hyperthermie zu verzeichnen, die glücklicherweise folgenlos ausgeheilt ist.

Nach Spitalentlassung trat einmal eine Thrombose auf, die das Resultat nicht beeinflußte.

Eine Patella-Reluxation mußte reoperiert werden.

Bei der Nachkontrolle zeigten nur 3 Patienten Schmerzhaftigkeit beim Knien.

Die Resultate der Operation nach ELMSLIE sind ermutigend. Die Methode gestattet eine gezielte Therapie bei derjenigen Chondropathie, die auf einem gestörten Gleichgewicht der Patella und einer Desaxation des Streckapparates beruht.

Literatur

1. BANDI, W.: Chondromalacia patellae und femoro-patellare Arthrose. Helv. chir. Acat Suppl. 11 (1972).
2. BRATTSTRÖM, H.: Shape of the intercondylar groove. Acta orthop. scand. Suppl. 68 (1964).
3. FICAT, P.: Pathologie fémoro-patellaire Paris: Masson 1970.
4. FICAT, P.: Les déséquilibres rotuliens Paris: Masson 1973.
5. TRILLAT, A.: Dejour, H Couette, A. Diagnostic et traitement des subluxations récidivantes de la rotule. Rev. Chir. orthop. 50, 813 (1964).
6. TRILLAT, A.: Chirurgie du genou. Villeurbanne: Editions Simep 1971.

Ergebnisse nach Vorverlagerungsoperationen der Tuberositas tibiae (nach Bandi)

B. Brunner, C. Burri, P. Freiburghaus, U. Holz, U. Knapp, H. Kolbow,
G. Muhr, B. Noesberger, R. Püschel und C. Westermann

a) "Bergmannsheil" Bochum

Bis zum 1. Sept. 1974 haben wir die Bandi'sche Kniescheibenvorver-
lagerungsoperation 37 mal durchgeführt. 30 Patienten haben wir
jetzt kurzfristig nachuntersuchen können. Das Operationsergebnis dieser nachuntersuchten 30 Fälle war in 16 Fällen als gut
zu bezeichnen, in 5 Fällen mäßig und in 9 Fällen schlecht. Für
gut hielten wir eine wesentliche, anhaltende Besserung des Beschwerdebildes, für mäßig eine geringe oder nur vorübergehende
Besserung und für schlecht keine Änderung des Befundes. Es handelte sich um 23 Männer und 7 Frauen. Eine auffällige Häufung
war vor allem im 4. Lebensjahrzehnt zu beobachten (16 Fälle),
darüber hinaus wurden eher jüngere als ältere Patienten gezählt
(2. und 3. Lebensjahrzehnt 10 Fälle, 5. und 6. Lebensjahrzehnt
4 Fälle). Durchschnittsalter 42 Jahre.

Hinsichtlich der Ätiologie konnten wir das Kollektiv in 3 Grup-
pan unterteilen:

1. Eine deutliche berufliche Disposition als wesentlichste Teilursache,
2. ein früheres Knietrauma als wesentlichste Teilursache und
3. innere Ursachen.

Die erste Gruppe war gleichzeitig die umfangreichste mit 12 Fällen. Hierbei handelte es sich bei uns ausschließlich um Bergleute mit einem durchschnittlichen Untertageeinsatz von 18 Jahren.
Bei 7 dieser Patienten war eine Berufserkrankung der laufenden
Nr. 42 nach Entfernung degenerativ veränderter Menisci bereits
anerkannt, für alle übrigen hatten wir die Femoropatellargelenk-
arthrose zur Anerkennung im Sinne der BK 42 vorgeschlagen. Wir
sind der Meinung, daß die kniestrapazierende Tätigkeit des Berg-
mannes das ganze Kniegelenk und hierbei in hohem Maße das Femoropatellargelenk betrifft und nicht nur ausschließlich das Menis-
cusgewebe. Obwohl ganz offenbar die 8. Neufassung der Berufs-
krankheiten-Verordnung in diesen Tagen ohne Berücksichtigung dieses Gesichtspunktes abgeschlossen wurde, sollte man diesbezüglich
gegenüber dem Gesetzgeber doch weiter am Ball bleiben. Nach Auskunft verantwortlicher Herren beim Hauptverband der gewerblichen
Berufsgenossenschaften gelte es nun zunächst einmal die genannten
Behauptungen auf eine theoretische Grundlage zu stellen. Bei den
12 Bergleuten unseres Bandi-Kollektives fanden wir lediglich in

3 Fällen umschriebene Erweichungsherde, der Rest bot schwere bis
schwerste diffuse Arthrosen. Lediglich in 2 Fällen lag eine nen-
nenswerte Gleitwegsdysplasie der Kniescheiben vor.

Ein initiales Knietrauma mit entsprechender Brückensymptomatik
fand sich bei weiteren 11 Fällen. Im Durchschnitt lag das Trauma 6,6 Jahre zurück. Bei diesem Kollektiv fanden wir 10 mal eine
deutliche Gleitwegsdysplasie, 3 mal waren in der Vorgeschichte
wiederkehrende Luxationen festzustellen, bei weiteren 4 Fällen
dürfte aufgrund des Befundes und der Vorgeschichte davon ausge-
gangen werden, daß es initial zu einer Kniescheibenluxation oder
zumindest zu einer Subluxation gekommen war. 4 mal konnten freie
Gelenkkörper mit entsprechendem Mausbett am Patellafirst entfernt
werden. Bei 8 Fällen fanden wir nun eine deutlich umschriebene
Knorpelerweichung oder Defektbildung und lediglich bei 3 Fällen
diffuse arthrotische Abschliffveränderungen.

Verbleibt schließlich eine Gruppe von 7 Fällen, bei denen eine
äußere Ursache nicht nachzuweisen war. Bei allen 7 Fällen fanden wir mehr oder weniger deutliche Gleitwegdysplasien und weitere anlagemäßige Dispositionen im Sinne von allgemeiner Binde-
und Stützgewebsschwäche und Adipositas. Einmal lag dazu eine Patella alta vor. Einen umschriebenen malazischen Herd fanden wir
in 4 Fällen, eine allgemeine Arthrose in 3 Fällen.

Unterteilt man nun diese 3 Gruppen noch einmal hinsichtlich der
pathologisch-anatomischen Kniescheibenveränderungen (diffuse allgemeine Arthrose oder deutlich umschriebene Erweichungsherde), so
zeigt sich, daß die schlechteren Ergebnisse beim Vorliegen dif-
fuser Femoropatellargelenksarthrosen angetroffen wurden und die
besseren beim Vorliegen umschriebener Defekte oder Erweichungen.
Insgesamt fanden wir bei vorwiegend arthrotischen Kniescheibenveränderungen 5 gute, 1 mäßiges und 8 schlechte Ergebnisse. Bei
deutlich umschriebenen malazischen Veränderungen fanden wir 10
gute, 4 mäßige und nur 1 schlechtes Ergebnis. Im einzelnen fanden wir bei vorwiegend arthrotischer Veränderung der Kniescheibe
in der Gruppe I (berufliche Disposition) 3 gute, 1 mäßige und 5
schlechte Ergebnisse, in der Gruppe II (nach Trauma) 3 gute und
1 schlechtes Egebnis und in der Gruppe III (endogen) 2 schlechte
Ergebnisse. Bei deutlich umschriebener Malazie fanden wir in der
Gruppe I 2 gute und 1 mäßiges Ergebnis, in der Gruppe II 4 gute,
2 mäßige und 1 schlechtes Ergebnis und in der Gruppe III 4 gute
und 1 mäßiges Ergebnis.

Schließlich war noch festzustellen, daß die Ergebnisse mit der
Zunahme der Kniescheibengleitwegsdysplasie ebenfalls schlechter
wurden. Bei Kniescheibenformen der Gruppe Wiberg I (nicht ge-
störte Kniescheibengleitbahn) fanden wir 7 gute Ergebnisse, 1
mäßiges und 3 schlechte. Bei Kniescheibendysplasien der Gruppe
Wiberg II fanden wir 6 gute Ergebnisse, 1 mäßiges und 2 schlechte und bei Kniescheiben der Gruppe Wiberg III bis Jägerhut fanden wir 3 gute, 3 mäßige und 4 schlechte Ergebnisse (Tabelle 1).

Hinsichtlich der Operationstechnik und des postoperativen Verlaufes bleibt festzuhalten, daß wir 6 mal die Incision von lateral und 24 mal die Incision von medial gewählt hatten. Häufig
war die mediale Incision durch Narben, frühere Operationen oder

Tabelle 1. Operationen nach Bandi 1973 und 1974
30 Nachuntersuchungen

Kniescheibengleitwegsdysplasie:

	gesamt	gut	mäßig	schlecht
Wiberg I	11	7	1	3
Wiberg II	9	6	1	2
Wiberg III	10	3	3	4

unklare Indikationsstellungen vorgegeben. Praktisch bei allen 24
Patienten fanden wir Sensibilitätsstörungen in der Umgebung der
Tuberositas tibiae, die als unangenehm empfunden wurden. 10 mal
entnahmen wir den gemischten Span aus dem Tibiakopf, vor allem
im Jahre 1973. Es hat sich jedoch gezeigt, daß die Spongiosa des
Tibiakopfes wenig widerstandsfähig ist, so daß wir 1974 nur noch
Beckenkammspäne einsetzten. In 6 Fällen kam es zu einer oberflächlichen Wundheilungsstörung, eine nachhaltigere Infektion sahen
wir nie. In 10 Fällen wurden freie Gelenkkörper entfernt. In weiteren 5 Fällen der Innenmeniscus, in 1 Fall zusätzlich der Außen-
meniscus. 4 mal wurde eine Teilsynovektomie vorgenommen, 2 mal
eine Hoffa-Resektion. 1 mal wurde gleichzeitig eine varisierende
Tibiakopfumstellung durchgeführt, 1 mal eine zusätzliche Cambpell-
sche Fascienzügelung der Kniescheibe. 2 mal kam es zu einem Ab-
bruch der Tuberositas tibiae, 1 mal davon wurde die Tuberositas
mittels einer Spongiosaschraube fixiert. Beide Fälle wurden für
6 Wochen in einer Gipshülse ruhiggestellt. Die Beweglichkeit war
bis auf 2 Fälle mit erheblichem Vorschaden immer frei. Mit Bewegungsübungen wurde im Durchschnitt nach 5-6 Tagen begonnen,
nach 2 bis 3 Wochen wurde eine Teilbelastung gestattet. Die sta-
tionäre Verweildauer betrug im Durchschnitt 2,5 Wochen, die ambu-
lante Übungsbehandlung 2,5 Monate (Tabelle 2).

Tabelle 2. Operationen nach Bandi 1973 und 1974. Gesamt 37
Nachuntersucht 30 Mindestbeobachtungszeit 12 Monate

Ergebnisse:

gut 16	mäßig 5	schlecht 9

gut: Wesentliche, anhaltende Besserung
mäßig: Geringe oder nur vorübergehende Besserung
schlecht: Keine Besserung

Eine Untersuchung der 9 schlechten Ergebnisse zeigte 8 mal eine
schwere bis schwerste diffuse Arthrosis deformans des Femoropatellargelenkes und meistenteils auch des ganzen Kniegelenkes und
1 mal eine erhebliche Gleitwegsdysplasie mit einer Jägerhutpatella und Luxationstendenz. Bis auf den letzgenannten Fall handelte
es sich um Berufserkrankungen oder Arbeitsunfallfolgen mit Ren-
ten zwischen 20 und 40%. In diesen Fällen waren die objektiven
Befunde nicht immer so schlecht wie die subjektiv vorgetragenen.

Zusammenfassend kann nun festgestellt werden, daß die Knieschei-
benvorverlagerungsoperationen nach BANDI bei entsprechender In-

dikationsstellung durchaus gute Ergebnisse erzielen kann. Die Indikation dürfte dann immer klar sein, wenn eine umschriebene Defektbildung oder Erweichung im Bereich der Patella vorliegt und
keine allzu ausgeprägte Gleitwegsdysplasie. Für diesen Fall und
vor allem für die fortgeschrittenen diffusen Arthrosen des Femoropatellargelenkes sind keine anhaltend guten Ergebnisse zu
erwarten. Dies zeigen die Ergebnisse unserer Bergleute mit entsprechender Knievorschädigung und femoropatellarer Arthrose deutlich. Bei der Wiberg III Patella mit malazischem Herd wird man ab-
warten müssen, ob die Bandi'sche Vorverlagerung bei gleichzeitiger Medialisierung entsprechend bessere Ergebnisse zu erzielen
vermag.

b) B. G. Unfallklinik Tübingen

Schon unter physiologischen Bedingungen bei regelrechter Form
und Oberfläche des retropatellaren Gelenkes ist die Kontaktfläche der Patella relativ klein und beträgt nach jüngsten Untersuchungen von TOWNSEND, ROUX, ROSE und RADIN (5) zwischen vol-
ler Streckung und 90° Beugung nie mehr als 50% der gesamten Pa-
tellagleitfläche. Eine besonders ungleiche Druckverteilung wurde an der medialen Facette gemessen und hier ist auch klinisch
meist der Beginn der Chondropathia patellae (C. p.) zu erkennen.
Durch Formveränderungen der Patella bei Dysplasien oder nach Traumen (Stufenbildung, Knorpelläsionen) werden die örtlichen Druck-
amplituden erhöht und der weiteren Knorpelschädigung zweifellos
Vorschub geleistet.

Operative Verfahren, die eine Verlangsamung der Entwicklung zur
femoropatellaren Arthrose (f. p. A.) anstreben, müssen demnach
für eine möglichst großflächige und gleichmäßige Druckverteilung
im femoropatellaren Gelenk sorgen. Abgesehen von Operationen zur
Verbesserung der Patellagleitbahn (z. B. ROUX) ist dies nach den
Untersuchungen von MAQUET und BANDI (1, 2, 3) durch die Ventralkippung und Anhebung der Tuberositas tibiae möglich.

Glättungen der Patellarfläche und der Femurcondylen werden häufig mit diesem Eingriff kombiniert.

Von Sept. 1971 bis März 1975 haben wir bei 20 Patienten wegen
einer C. p. und f. p. A. eine Ventralkippung der Tuberositas tibiae zur Vorverlagerung der Patella durchgeführt. Die Operation
war stets mit einer Inspektion des Kniegelenkes verbunden. Zwölf
mal erfolgte gleichzeitig eine Glättung der veränderten Patellar-
und Condylenfläche. Bei der Patellaluxation wurde außerdem eine
Fasciendiscision und Doppelung vorgenommen.

Methodisch haben wir uns im wesentlichen an den Vorschlag von
BANDI gehalten und den Ansatz des Ligamentum patellae um 10 bis
15 mm angehoben und corticospongiöse Eigen- oder Fremdspäne unterfüttert. Der Knochenspan wurde nicht nur verkeilt, sondern zusätzlich durch eine Navikularschraube fixiert. Postoperativ erfolgte eine Ruhigstellung für 6 Tage im Gipstutor. Anschließend
ist eine krankengymnastische Behandlung mit Betonung des Trai-

nings der Quadricepsmuskulatur betrieben worden. Bei Gelenkergüssen fand die lokale Anwendung von Eis Verwendung. Der statio-
näre Aufenthalt betrug im Mittel 22 Tage (Minimum 14 Tage, Maximum 37 Tage).

Bei den 14 männlichen und 6 weiblichen Patienten war 15 mal das
rechte und 5 mal das linke Kniegelenk betroffen.

Die Beschwerden im retropatellaren Gelenk wurden auf folgende
Ursachen zurückgeführt:

Traumen:	Patellafrakturen	9
	Luxation der Patella	1
	Contusion	1
Dysplasie:	Wiberg III	1
Andere:	Sport	3
	Unbekannt	5

Eine Chondropathie I.-III. Grades lag 8 mal vor. Zur Anamnese ge-
hörten zwei Traumen (Patellaluxation und Contusion) und 3 sportliche "Überbelastungen" (aktive Sportlehrer). Die übrigen fanden
sich bei Patienten ohne besondere Disposition. Das Durchschnittsalter betrug 24,7 Jahre (17-34 Jahre).

Die femoropatellare Arthrose (12) fand sich 9 mal nach Patellafrakturen, die zumeist unter röntgenologisch sichtbarer Stufenbildung verheilt sind (2 obere Polfrakturen, 7 Frakturen durch
die Patellamitte), ein mal bei der Wiberg III Dysplasie und zwei
mal bei beginnenden Gonarthrosen im Alter von 44 und 48 Jahren.

Ergebnisse

Die Nachuntersuchung erfolgte durchschnittlich 15 Monate (Minimum 3, Maximum 45 Monate) nach der Operation.

Bewertet wurden die subjektiven Angaben zum verschiedenartigen
Auftreten und zur Intensität der Schmerzen, zur Gehstrecke und
zur Klopfempfindlichkeit der Patella. Bei den objektiven Veränderungen wurden Funktion, Muskulatur und Kniegelenksumfang über-
prüft (Tabellen 1-3).

Patellaklopfschmerzen wurden vor der Operation 17 mal und bei
der Nachuntersuchung 14 mal angegeben. Die Gehstrecke blieb 13
mal unverändert und besserte sich bei 7 Patienten. Die vorver-
lagerte Tuberositas tibiae war 7 mal druckempfindlich.

Die erfolgreiche Reduktion der Schmerzen, die Verlängerung der
Gehstrecke und die Besserung der Funktion nach der Ventralisation der Tuberositas tibiae sind auch bei vorsichtiger Interpretation unserer kleinen Patientenzahl geeignet, die biomecha-
nischen Untersuchungen Bandis zu bestätigen und stehen in einer
Reihe mit den günstigen Ergebnissen der Autoren dieser Operationsmethode zur Behandlung der C. p. und f. p. A. Neben der Druckentlastung spielt dabei wahrscheinlich die veränderte Druckauflage-
fläche (Umverteilung) eine wichtige Rolle.

Tabelle 1. Schmerzen bei besonderen Belastungen (wurden Dauer-
schmerzen bejaht, entfielen alle weiteren Angaben; ohne Dauer-
schmerz mußten alle übrigen Angaben mit ja oder nein beantwortet
werden)

Schmerzen	vor der OP	Zeitpunkt der NU
dauernd	12	3
in Ruhe	2	O
beim Anlaufen	2	5
aufwärts	6	4
abwärts	7	7
Sport	4	2
Hockstellung	6	7
Giving-way	1	O
keine	O	3

Tabelle 2. Funktion

	vor der OP	Zeitpunkt der NU
Seitengleich	8	14
Beugedefizit gegen- über der gesunden Seite		
- 10 Grad	4	3
- 20 Grad	2	2
- 30 Grad	3	O
- 40 Grad	3	1

Tabelle 3. Muskulatur

	vor der OP	Zeitpunkt der NU
Seitengleich	12	13
und Differenz > 1		
Muskelminderung		
$1 < 2$	8	7

<u>Literatur</u>

1. BANDI, W.: Chondromalacia patellae und femoropatellare Arthrose. Helv. chir. Acta, Suppl. 11/1972.
2. BANDI, W.: Zur Frage der traumatischen Auslösung der Chondromalacia patellae. Orthopäde <u>3</u>, 201 (1974).
3. MAQUET, P.: Un traitement biomecanique de l'arthrose femoro-
   patellaire: L'avancement du tendon rotulien. Rev. Rhum. <u>30</u>,
   779 (1963).
4. MAQUET, P., SIMONET, J., DE MARCHIN, P.: Biomechanique du genou et gonarthrose Rev. Chir. orthop. <u>53</u>, 111 (1967).
5. TOWNSEND, P. R., RAUX, P. R., ROSE, R. M., RADIN, E. L.: Pa-
   tello-Femoral Contact Areas and the Prediction of Joint Reac-
   tion Force J. Bone Jt Surg. <u>57 A/4</u>, 572 (1975).

c) Orthopädie, Bern

Vom November 1970 bis Februar 1975 haben wir 10 Patienten wegen
Chondropathie und Femoropatellararthrose nach der Technik nach
BANDI (1) mit Vorverlagerung der Tuberositas tibiae operiert.
Bei der Nachkontrolle lagen die Eingriffe durchschnittlich 8 Monate zurück, d. h. wir führten im frühesten Falle eine 4-Monate-,
im spätesten Falle eine 1 1/2-Jahreskontrolle durch. Das Durchschnittsalter der Patienten lag bei 36 Jahren, der jüngste war
28 jährig, der älteste 55 jährig. Davon waren 6 Männer und 4
Frauen.

Die Operationsindikation wurde gestellt aufgrund folgender Pathogenese:

1. Chondropathiebeschwerden endogenen Ursprunges in 5 Fällen,
   zum Beispiel bei Patelladysplasien vom Typus Wiberg II-III.
   2 davon zusätzlich mit rezidivierenden Patellaluxationen.
2. 5 Fälle wegen eines posttraumatischen Zustandes: 2 davon wegen Patellafrakturen, 3 wegen direkter Contusion der Patella
   ohne radiologische Zeichen einer Läsion. Die 5 posttraumatischen Fälle zeigten sonst keine Begleitverletzungen im Bereich des Kniegelenkes und der unteren Extremitäten.

Die Anamnese mit dem Auftreten der ersten Beschwerden bis zur
Operation zeigte in der Gruppe mit den posttraumatischen Fällen
im Durchschnitt eine Zeitdauer von einem Jahr (0,2 bis 3 Jahre).
Unter der Gruppe mit den Dysplasien mit Chondropathiebeschwerden
geht die Anamnese im Durchschnitt auf 2 Jahre zurück (1-8 Jahre).

Durchgeführte Operationen

In den 10 Fällen haben wir die Tuberositas tibiae um 1 cm nach
ventral verlagert. Dabei erfolgte die Spanentnahme 6 mal aus dem
Beckenkamm, 2 mal aus dem Tibiakopf und 2 mal haben wir homologe
Späne verwendet. Als zusätzliche Eingriffe haben wir durchgeführt: In allen Fällen, d. h. 10 mal, eine Abrasio der Patellarückfläche und der Condylen, 7 mal haben wir eine Pridie-Bohrung
durchgeführt, in 1 Fall wurde eine zusätzliche Medialisierung von
1 cm vorgenommen.

Operationsbefunde

in 2 Fällen schwere Femoropatellararthrose
in 3 Fällen Chondropathie II.-III. Grades im medialen sowie im
       lateralen Patellabereich
in 5 Fällen Chondropathie I. Grades, vorwiegend im Bereich der
       medialen Patellarückfläche

Postoperative Therapie

In einem Sir Robert Jones-Verband (Schottenverband) haben wir
die Patienten am 2. postoperativen Tag voll mobilisiert unter

Vollbelastung bei gestrecktem Knie. Am 5. Tag erfolgte die Entfernung des Verbandes. Eine aktive Flexion war bis zu 45° bis zur ersten Röntgenkontrolle 8 Wochen postoperativ erlaubt. Schon präoperativ haben wir ein intensives Quadricepstraining instruiert, das sofort postoperativ weitergeführt wurde.

Der Spitalaufenthalt betrug an unserer Klinik im Durchschnitt 8,8 Tage (der kürzeste 7, der längste 14 Tage).

Eine Röntgenkontrolle wurde 8 Wochen postoperativ durchgeführt. Wir haben dabei gesehen, daß Profilaufnahmen bei 30° und 60° häufig nicht sicher verwertet werden konnten wegen einer Überschattung durch vorgelagerte Tuberositas tibiae.

Postoperative Komplikationen

Als Frühkomplikation hatten wir 1 Fall mit einem Ausriß der Tuberositas. Es war übrigens der einzige Fall, bei dem die Tuberositas mit 2 Schrauben fixiert wurde.

In 2 Fällen traten noch während des Spitalaufenthaltes Thrombophlebitiden am Unterschenkel auf, die folgenlos ausheilten.

Auswertung und Resultate

Die Bewertung des Operationserfolges wurde entsprechend dem Vorschlag von BANDI (Tabelle 1) durchgeführt, indem die dort dargestellten prä- und postoperativen Befunde verglichen wurden. Dabei wurde Beschwerdefreiheit mit 1 Punkt, unveränderter Zustand mit 2 Punkten und eine Verschlechterung mit 3 Punkten bezeichnet. Aus der Punktsumme wurde das arithmetische Mittel gezogen.

Punktzahl:

1,0 - 1,3   erhielt das Prädikat "gut" (volle Arbeitsfähigkeit, keine oder nur leichte Beschwerden).
1,31 - 1,6   "befriedigend" (voll arbeitsfähig, jedoch mit zeitweisen, arbeitsabhängigen Beschwerden).
1,6 - 2,0   "wenig gebessert" (teilarbeitsfähig geblieben, Beschwerden gebessert).
2,01 u. mehr "nicht gebessert" (weder Besserung der Arbeitsfähigkeit, noch der Beschwerden).

Die Auswertung gemäß Tabelle 1 nach BANDI ergab bei unseren 10 am Kniegelenk operierten Patienten:

gut   1 Fall
befriedigend   5 Fälle
wenig gebessert   1 Fall
nicht gebessert   3 Fälle

Aufgeschlüsselt auf die Anamnese resp. auf die Ätiologie der Femoropatellararthrose resp. Chondropathie fanden wir bei den posttraumatischen Fällen:

gut   0   wenig gebessert   1
befriedigend   2   nicht gebessert   2

Tabelle 1

Name: Vorname: Jahrgang:	Datum der Operation
Beruf: Adresse:	Dauer des Spitalaufenthaltes
	Datum der Kontrolle: Monate postop.
Ante op.: Dauer der Beschwerden Jahre Monate	Post op. Komplikationen
km Min.	km Min.

1.Gehstrecke   a) mit Stock:
                  b) ohne Stock:
	1. Gehstrecke: a) mit Stock:
	                   b) ohne Stock:

2. Schmerzen: stark mittel   schwach
   a) in Ruhe
   b) nur im Gehen   Treppenaufstieg
      in der Ebene   Treppenabstieg
	2. Schmerzen stark mittel schwach
	   a) in Ruhe
	   b) nur im Gehen Treppenaufstieg
	      in der Ebene Treppenabstieg

3. Gehsicherheit: sicher   Einknicken
                              Blockierung
	3. Gehsicherheit: sicher Einknicken
	                              Blockierung

4. Schwellung:	4. Schwellung:
5. Bewegungsumfang:	5. Bewegungsumfang:

Arbeitsfähigkeit:
          100%
          50%
          0%
	Arbeitsfähigkeit: Summe
	          100%
	          50%
	          0%

1 = gebessert seit Op. Summe durch 6 = 2 = unverändert Gesamtbeurteilung 3 = schlechter	Patient ist zufrieden ist nicht zufrieden

Note 1-3

Gruppe der Patelladysplasien mit Chondropathien

gut   1
befriedigend   3
wenig gebessert   O
nicht gebessert   1

Anhand der so aufgeschlüsselten 10 Fälle zeigt sich ein schlechteres Resultat für die posttraumatischen Fälle gegenüber den Fällen mit Chondropathie endogener Ätiologie.

Werden die Operationsbefunde verglichen, so finden wir bei den
posttraumatischen Zuständen bei ungefähr gleich starken subjektiven Beschwerden eine wesentlich ausgeprägtere Femoropatellararthrose als bei den Patelladysplasien. D. h. die posttraumatischen Fälle wurden bei einem wesentlich vorgerückteren Arthrose-
stadium operativ behandelt, dies erklärt, weshalb der Erfolg nur
mäßig ist. Ein weiterer Grund für die mäßigen Resultate mag darin liegen, daß wir die 10 Fälle im Durchschnitt nach 8 Monaten
nachkontrolliert haben und daß wir keine Spätresultate vorzeigen
können. Beim 1970 operierten Fall wurde nach 1 Jahr die Patella
entfernt wegen sehr starker Beschwerden bei ausgeprägter Femoropatellararthrose. Zudem ist die Zahl von 10 Fällen statistisch
wenig signifikant. In mehr als der Hälfte der Fälle hat die Vorverlagerung zu einem objektiv und subjektiv befriedigenden bis
guten Resultat geführt.

Literatur

1. BANDI, W.: Chondromalazia patellae und femoro-patellare Arthrose. Helv. chir. Acta, Suppl. II, Basel/Stuttgart: Schwabe
   1972.
2. BOITZY, A.: Traitement chirurgical de la gonarthrose. Rév.
   Thér. $\underline{10}$, 5.17 (1968).
3. FICAT, P.: Pathologie femoro-patellaire. Paris: Masson 1970.
4. GSCHWEND, N., BISCHOFSBERGER, R. J.: Die Chondropathia patellae. Praxis $\underline{60}$, 562 (1971).
5. MORSCHER, E., PFEIFFER, K. M.: Spätschäden nach Knochen- und
   Knorpelläsionen am Kniegelenk. Z. Unfallmed. Berufskr. $\underline{63}$,
   47 (1970).

d) Unfallchirurgie, Ulm

Von 27 Fällen mit einer Operation nach BANDI konnten 25, die in
der Zeit von Juni 1971 bis Oktober 1974 operiert worden waren,
nachkontrolliert werden. Das Patientengut bestand aus 6 Frauen
und 19 Männern, deren Alter zwischen 16 und 66 Jahren (Mittel
53 Jahre) lag. Die Indikation zur Operation war in 24 Fällen
eine femoro-patellare Arthrose, die in 18 degenerativ,in 6 posttraumatisch aufgetreten war. Bei einem der Nachuntersuchten wurde die Indikation sofort nach einer Patellatrümmerfraktur gestellt.

Präoperative Beschwerden wurden zwischen O und 144 Monaten (Mittel 41 Monate) angegeben. Die Nachuntersuchung erfolgte nach 6-24 Monaten (Mittel 16 Monate) postoperativ.

Anhand von vergleichenden Röntgenuntersuchungen stellten wir eine mittlere Vorverlagerung der Tuberositas um 8,8 mm fest.

Subjektiv wurde von den 25 Patienten in 12 Fällen eine eindeutige Besserung angegeben, 10 bezeichneten ihren Zustand als mehr oder weniger unverändert, eine Verschlechterung gaben 3 der Nachuntersuchten an (Tabelle 1). Von den 10 Patienten, die ihre Beschwerden postoperativ als unverändert angaben, waren 6 zunächst (im Mittel über 10 Monate) zufrieden.

Tabelle 1. Subjektives Ergebnis

Indikation	n	besser	gleich	schlechter
Degenerativ	17	6	9	2
Posttraumatisch	7 (+1)	6	1	1
Total	25	12	10	3

Tabelle 2. Objektiv

Bewegung	23 voll
	2 eingeschränkt
Schwellung	13 keine
	10 Abnahme
	1 gleich
	1 Zunahme

Tabelle 3. Röntgenbefund

Arthrosegrad		
gleich	17	(17 Monate)
Zunahme	6	(16 Monate)
fraglich	2	(12 Monate)

Objektiv haben wir bei der Nachuntersuchung die Bewegungseinschränkung, die Schwellung und die Grade der Arthrose röntgenologisch prä- und postoperativ miteinander verglichen: Dabei wurde festgestellt, daß der Bewegungsumfang nur bei 2 Patienten postoperativ abgenommen hatte, in 5 Fällen wurde das Bewegungsausmaß deutlich verbessert. Bei 10 Patienten war der Bewegungsumfang prä- und postoperativ gleich (Tabelle 2). In 10 Fällen kam es zu einer Abnahme der Schwellung, in einem Fall blieb sie gleich und einmal hatte sie deutlich zugenommen. Bei 13 Patienten war vor und nach der Operation kaum eine Schwellung nachzuweisen.

Röntgenologisch konnte nur in 6 Fällen nach durchschnittlich 16 Monaten eine Zunahme der Arthrose festgestellt werden, bei 17 blieb der Arthrosegrad gleich, eine fragliche Zunahme wurde bei 2 der Nachuntersuchten verzeichnet (Tabelle 3).

Werden die subjektiven und objektiven Kriterien zusammengefaßt,
so glauben wir uns die Aussage erlauben zu können, daß der Eingriff in ungefähr 60% einen Erfolg gebracht hat.

e) Unfallchirurgische Klinik der Medizinischen Hochschule, Hannover

Unklare Schmerzzustände des Kniegelenkes sind wesentlich häufiger chondropathiebedingt als gemeinhin angenommen (4). Zwar findet diese Tatsache in der jüngsten Literatur zunehmend Beachtung,
die notwendigen therapeutischen Konsequenzen sind jedoch unein-
heitlich.

Entsprechend der Polygenese (3) solcher Schäden kommen folgende
Operationsverfahren einzeln oder auch kombiniert in Frage:

1. Abrasio (4)
2. Bohrung nach PRIDIE (5)
3. Ventralisation des Lig. patellae nach BANDI (1, 2)
4. Retinaculaspaltung
5. Medialisation des Lig. patellae
6. Synovektomie
7. Patellateil- oder -totalresektion

In der Literatur der letzten Jahre finden sich wenig Veröffentlichungen über Ergebnisse der operativen Chondropathiebehandlung.
Der nachfolgende Bericht analysiert die Nachuntersuchungsergebnisse von 80 operativ behandelten retropatellaren Knorpelschäden.

Krankengut

Von Oktober 1972 bis März 1975 wurden an der Unfallchirurgischen
Klinik der Medizinischen Hochschule Hannover insgesamt 89 Patienten wegen isoliertem retropatellaren Knorpelschaden operativ behandelt (Tabelle 1).

Tabelle 1. Operativ versorgter retropatellarer Knorpelschaden

		Ventralisat.	Abrasio
Gesamtzahl	89	34	55
Nachuntersucht	80	31	49
NU zwischen 7 - 12 Mon.	27	5	22
postop. 13 - 25 Mon.	41	14	27
26 - 38 Mon.	12	12	-
durchschn. n. Monaten p.op		23,5	13
Durchschnittsalter z. Ztpt. d. OP. 38		40	36
Altersgipfel i. Jahren		30-40	20-30

80 konnten nachuntersucht werden. Es handelte sich um 41 Frauen
und 39 Männer. Ihr Alter lag zwischen 16 und 69 Jahren, das Durchschnittsalter betrug 38 Jahre. Die rechte Seite (37 mal) war in
etwa gleich häufig betroffen, wie die linke Seite (43 mal). 16
mal handelte es sich dabei um ein "voroperiertes" Knie.

Bezüglich der Genese ließ sich 4 mal berufliche und 31 mal eine
sportliche Disposition eruieren (6).

Eine relevante Unfallanamnese wurde retrospektiv 41 mal festgestellt. 28 mal handelte es sich dabei um direkte und 13 mal um
indirekte Unfallmechanismen, dabei waren 9 mal Frakturen im Knie-
bereich und 13 mal Meniscusschäden aufgetreten.

Über die in der Literatur bekannte "Brückensymptomatik" mit be-
schwerdefreiem Intervall ließ sich keine Aussage gewinnen.

Die allein oder in Kombination durchgeführten operativen Verfahren lassen sich der Tabelle 2 entnehmen.

Tabelle 2. Angewandte Operationsverfahren

	Ventralisation	Abrasio
insgesamt	31	49
ohne zusätzliche Maßnahmen:	13	9
mit zusätzlichen Maßnahmen:		
Medialisierung	5	–
Retinaculaspaltung	–	13
Abrasio	8	–
Bohrung	2	18
Synoviektomie	1	2
Meniscektomie	4	17
Patellateilresektion	–	2

Demnach können 2 Patientenkollektive unterschieden werden:

<u>Die Ventralisation nach BANDI</u>

Daten über stationären Aufenthalt und Nachbehandlung lassen sich
der Tabelle 3 entnehmen.

Der Span der Unterfütterung der Tuberositas tibiae wurde 25 mal
dem Becken entnommen, in den restlichen Fällen an der Tibiae. 13
mal wurde er verschraubt, 18 mal verklemmt. Die Verschraubungen
erfolgten 5 mal wegen gleichzeitiger Medialisierung. Eine postoperative Gipsfixation wurde 12 mal für durchschnittlich 6 Wochen durchgeführt, davon 1 mal wegen Infekt.

Folgende <u>Komplikationen</u> hatten sich ergeben:

rezidivierende Ergüsse	4	tiefe Thrombosen	1
oberflächliche Infekte	2	Patellektomien	2
		(11 bzw. 15 Mo später)	

Tabelle 3. Stationärer Aufenthalt, Nachbehandlung und Arbeitsfähigkeit (gemittelte Werte)

	Ventralisation	Abrasio
Zeit zwischen ersten Beschwer-den und Operation	41,5	39,5 Monate
Stationärer Aufenthalt	14,0	11,0 Tage
Physikalische Nachbehandlung	6,5	8,0 Wochen
Entlastung	6,0	6,0 Wochen
Teilbelastung	5,5	3,5 Wochen
Vollbelastung nach	11,5	9,5 Wochen
Arbeitsfähig	6,5	4,5 Monate

Abrasio und zusätzliche andere Maßnahmen

Vergleichende Zahlen enthält Tabelle 3. Ein Gips wurde nur 1 mal
für 2 Wochen angelegt.

Komplikationen:
rezidivierende Ergüsse	4
oberflächliche Infekte	2
Thrombosen	1
Narbenneurinome	2
Patellektomie	2
(6 bzw. 10 Mo später

Ergebnisse

Ventralisation nach BANDI

Von den 31 Patienten gaben 22 eine deutliche Besserung der präoperativ bestandenen Beschwerden an. Bei 9 Patienten war das Beschwerdebild gleich oder schlechter (Tabelle 4).

Im Einzelnen wurden angegeben:

Ruheschmerzen	7 mal	
Nachtschmerzen	5 mal	
Belastungsschmerzen	21 mal	
davon	16 mal	beim Gehen in der Ebene
	20 mal	Treppauf
	21 mal	Treppab
	19 mal	beim Aufstehen nach längerem Sitzen

18 mal fand sich eine eingeschränkte Gehstrecke. Das Hinknien war
wegen der dabei auftretenden retropatellaren Schmerzen und der operativ bedingten Prominenz der Tubersoitas tibiae bei allen Patienten schlecht möglich. 11 Patienten berichteten über eine Gehun-
sicherheit, 14 über ein "giving-way" Syndrom. Bei 10 Patienten
war die Tuberositas tibiae sehr druckschmerzhaft, in 5 Fällen
ließ sich eine extreme Prominenz feststellen. Ein Gelenkerguß
bestand 1 mal, eine diffuse Gelenkverdickung 5 mal.

Tabelle 4. Ergebnisse

	Ventralisation	Abrasio
Beschwerden gebessert	22	36
Beschwerden gleich o. schlechter	9	13
Belastungsschmerzen	21	21
eingeschränkte Gehstrecke	18	19
schlechtes Knievermögen	31	35
Gehunsicherheit	11	11
Patelladruckschmerz	12	17
Quadricepsathropie	18	20
Gelenkfunktion frei	20	39
endgr. eingeschr.	4	4
deutl. eingeschr.	7	5
Subjektiv zufrieden	25	39
nicht zufrieden	2	1
keine Angaben	4	9
Objektives Ergebnis gut	8	28
zufriedenst.	6	10
mäßig	13	11
schlecht	4	–

In 12 Fällen fand sich über der Patella ein Druckschmerz, davon
1 mal diffus, 2 mal am oberen Pol, 10 mal am unteren Pol, 8 mal
innenseitig und 4 mal außenseitig.

Der Fründ'sche Perkussionsschmerz ließ sich 9 mal nachweisen. Ein
Patellagleitschmerz unter Belastung (ZOHLEN) wurde 18 mal gefunden, jedoch ohne Signifikanz zur Gegenseite. Krepitation und "Hobelphänomene" wurden 16 bzw. 4 mal bemerkt. Eine Quadricepsatropie bestand in 18 Fällen.

Die Beweglichkeit des Kniegelenkes war 20 mal frei und seitengleich. Bei 4 Patienten konnte ein endgradiger Bewegungsausfall
ohne Streckdefizit, bei weiteren 7 eine ausgeprägte Bewegungseinschränkung von über 50 Grad nachgewiesen werden. Von einem
Berufswechsel wurde 3 mal berichtet. Sportliche Tätigkeit war
nur in 3 Fällen wieder aufgenommen worden.

Subjektiv waren mit dem erreichten Operationsergebnis 25 Patienten zufrieden, 2 waren nicht zufrieden, 4 machten keine Angaben.

Objektiv wurden aufgrund der erhobenen Befunde mit besonderer
Berücksichtigung von Beweglichkeit, Gebrauchsfähigkeit des Beines und Beschwerdebild des Patienten

  8 gute
  6 zufriedenstellende
13 mäßige und
  4 schlechte Operationsergebnisse gefunden.

Abrasio und zusätzliche andere Maßnahmen

In dieser Gruppe gaben 36 Patienten eine Besserung ihrer Beschwerden und 13 ein gleiches oder schlechteres Beschwerdebild an (Tabelle 4).

Im einzelnen fanden sich

Ruheschmerzen	10 mal	
Nachtschmerzen	9 mal	
Belastungsschmerzen	21 mal	
davon	15 mal	beim Gehen in der Ebene
	23 mal	Treppauf
	24 mal	Treppab
	19 mal	bei Aufstehen nach längerem Sitzen

19 mal wurde über eine eingeschränkte Gehstrecke berichtet. Das
Hinknien war 35 mal eingeschränkt bis schlecht. Eine Gehunsicher-
heit wurde 11 mal, ein "giving-way" Syndrom 13 mal angegeben. Ein
Gelenkserguß wurde 1 mal, eine Knieverdickung 8 mal festgestellt.
Ein Patelladruckschmerz konnte 17 mal nachgewiesen worden, davon
 1 mal diffus
 3 mal am oberen Pol
13 mal am unteren Pol
11 mal innenseitig
 6 mal außenseitig.

Der Fründ'sche Perkussionsschmerz bestand 9 mal, ein Patellagleitschmerz unter Belastung (ZOHLEN) 25 mal, ebenfalls ohne
Signifikanz zur Gegenseite. Krepitation und "Hobelphänomene"
fanden sich 28 resp. 5 mal. Eine Quadricepsatropie wurde 20 mal
gemessen.

Die Beweglichkeit des Kniegelenkes war in 39 Fällen frei und
seitengleich, 4 mal endgradig und 5 mal deutlich eingeschränkt.
Ein Fall entzog sich der Beurteilung wegen eines Gipsverbandes
aus anderen Gründen. Ein Berufswechsel hatte 5 mal stattgefun-
den, 8 mal war früher ausgeübte sportliche Tätigkeit wieder aufgenommen worden.

Subjektiv waren 39 Patienten mit dem erreichten Operationsergebnis zufrieden, 1 war nicht zufrieden, 9 machten keine Angaben.

Objektiv fanden sich 28 gute
                     10 zufriedenstellende und
                     11 mäßige Operationsergebnisse.

Diskussion

Eine einheitliche Wertung des Krankengutes gestaltet sich schwierig. Es handelt sich, wie ersichtlich, um 2 voneinander verschiedene, schlecht vergleichbare Krankenkollektive.

Die Gruppe "Abrasio" besteht aus jüngeren Patienten mit einem Altersgipfel im 2. Lebensjahrzehnt. Die Zeit zwischen ersten Beschwerden und Operation betrug durchschnittlich 39,5 Monate. Hingegen fand sich bei der Gruppe "Ventralisation" ein Altersgipfel
im 3. Lebensjahrzehnt. Die durchschnittliche Zeit zwischen ersten Beschwerden und Operation verlängerte sich auf 41,5 Monate. Also setzt sich die Gruppe "Ventralisation" aus älteren Patienten mit längerer Anamnese zusammen.

Ein Wandel in der Indikationsstellung und bei der Wahl des Operationsverfahrens ließ sich insofern feststellen, als in den Jahren 1972 bis 1973 der Span verschraubt und anschließend eine Gipsfixation des operierten Beines durchgeführt wurde. Ab Mitte 1973 und später wurde der Span nur noch verklemmt und das Knie funktionell nachbehandelt. Letzteres Vorgehen brachte günstigere Endergebnisse bezüglich Funktion und Gebrauchsfähigkeit des operierten Kniegelenkes. Von den insgesamt 17 schlechten und mäßigen Resultaten wurden 1972 und 1973 11 operiert, 9 davon verschraubt und gegipst.

Die Indikation zur Verlagerung der Tuberositas tibiae wurde also sehr weit gestellt und schließt auch Fälle von femoropatellaren Arthrosen mit ein.

Da sich sehr bald eine Überforderung dieses Verfahrens bei ausgedehnten Knorpelschäden herausstellte, wurde die Patellektomie in das therapeutische Spektrum mit einbezogen. So erklärten sich die schlechteren Ergebnisse der Operation nach BANDI, die jedoch weniger der Methode, als einer zu weit gezogenen Indikation und abgeänderten Operationstechnik anzulasten sind. Die Korrektur dieser Faktoren ab 1974 wird durch die deutliche Reduktion der negativen Resultate betont.

Auf Grund unserer Nachuntersuchungsergebnisse sind wir der Meinung, daß durch rechtzeitiges und differenziertes operatives Vorgehen in Verbindung mit einer kritischen Indikationsstellung hinsichtlich der Ätiologie dem weiteren Fortschreiten des Knorpelschadens durchaus Einhalt geboten werden kann.

Literatur

1. BANDI, W.: Chondromalacia patellae und femoropatellare Arthrose. Helv. chir. Acta Suppl. 11 (1972).
2. BANDI, W., BRENNWALD, J.: The significance of femoropatellar pressure in the pathogenesis and treatment of chondromalacia patellae and femoropatellar arthrosis. Excerpta medica S. 63 Amsterdam 1974.
3. FICAT, P.: Degeneration of the patellofemoral joint Excerpta medica S. 73 Amsterdem 1974.
4. GSCHWEND, N., BISCHOFSBERGER, R. J.: Die Chondropathia patellae. Praxis 60, 562 (1971).
5. PRIDIE, K. H.: A method of resurfacing osteoarthritic knee joints J. Bone Joint Surg. 41 B, 618 (1959).
6. VIERNSTEIN, K., WEIGERT, M.: Die Chondromalacie beim Leistungssportler. Z. Orthop. 104, 432 (1968).

Diskussionsbemerkungen und Empfehlungen aller Teilnehmer
(Leitung: C. Burri)

Zusammengefaßt und redigiert von A. Rüter und C. Burri

Diagnostik

Die Diagnose "Patella alta" nach den Richtlinien von BLUMENSAAT
ist sicher nicht mehr aufrechtzuerhalten. Nach diesen Kriterien
bestände nämlich bei 50% aller Menschen ein Patellahochstand.
Man kann die Treffsicherheit dieser Diagnose dadurch verbessern,
indem das Kniegelenk bei 50° Beugung geröntgt wird und nur die
Fälle als Patella alta bezeichnet werden, bei denen der untere
Patellapol über der Strukturlinie des Femurs liegt.

Größere Aussagekraft hat das Verfahren nach INSALL und SALVATI,
das den Quotient zwischen Länge des Ligamentum patellae einerseits und Länge der Patella andererseits berücksichtigt. Liegt
dieser Quotient über 1,3 - handelt es sich um eine Patella alta.

LORIN hat als Diagnostikum eine Röntgenaufnahme des Kniegelenkes
bei Rechtwinkelbeugung beschrieben. Die Orientierungslinie ist
dann die Tangente an die ventrale Begrenzung des Femurschaftes.
Bei normalen Verhältnissen soll der obere Rand der Patella diese Linie nicht überragen.

Wenn man die Einteilung nach WIBERG zugrundelegt, haben nur 10%
der Menschen eine Patella vom Typ I, nach WIBERG der Normalform.
Bei den übrigen 90% müßte von einer Patelladysplasie gesprochen
werden. Die Richtigkeit dieser Klassifizierung erscheint doch
zweifelhaft. Es ist wohl richtiger, auch den Typ Wiberg II als
normal zu bezeichnen. wodurch sich der Prozentsatz der Patelladysplasien auf unter 50% verringert.

Heute ist man sich weitgehend darüber einig, daß die Knorpelveränderungen an der medialen Facette der Patella nicht als Über-
lastungsschäden, sondern als Folge eines reduzierten Kontaktes
mit dem medialen Femurcondylus und damit fehlender Durchwalkung
des Knorpels an dieser Stelle angesehen werden müssen. Diese Ansicht wird durch tierexperimentelle Befunde unterstützt: Wurde
bei Versuchstieren ein Femurcondylus entfernt, fanden sich nach
wenigen Wochen bereits erhebliche arthrotische Veränderungen an
dem zugehörigen Tibiaplateau, die nur als Folge der fehlenden
Wechseldruckbelastung und damit reduzierten Knorpeldurchsaftung
interpretiert werden können.

Die Entstehung und Bedeutung der Haglund'schen Delle ist weithin
unklar. Man findet sie so häufig an vollkommen beschwerdefreien
Kniegelenken, daß sie wahrscheinlich als Formvariante ohne Krankheitswert angesehen werden kann. Die in letzter Zeit häufig dis-
kutierte Entstehung über einen Art Reibeeffekt durch die von
OUTERBRIDGE beschriebene Knorpelwulstung am medialen Femurcondylus kann nicht überzeugen. Zwar liegt bei gestrecktem Kniegelenk die Delle direkt über dieser Stelle. Gerade in dieser Stellung wirken jedoch keine Druckkräfte auf das femoropatellare Lager ein, so daß diese Theorie wohl ihrer mechanischen Grundlage
entbehrt.

Therapie

Abrasio patellae

Die Schaffung glatter Flächen ist mit einem normalen Skalpell oft
schwierig. Leichter läßt sich dies bei Verwendung eines Menisco-
toms oder des beiseits schneidenden Stryker-Messers erzielen. Gut
geeignet ist auch ein scharfer Meißel, den man mit einem Hand-
griff versehen und dann wie einen Stichel einsetzen kann.

Bohrungen

Auch wenn über die Qualität des aus den Bohrlöchern sprossenden
Ersatzgewebes keine sicheren Aussagen gemacht werden können, erscheint ein Versuch mit diesem Vorgehen doch in den Fällen gerechtfertigt, in denen vollständig knorpelfreie Areale an der
Patellahinterfläche bestehen. Es sind keine Untersuchungen bekannt, welcher Lochdurchmesser optimal ist. Die von PRIDIE ursprünglich angegebene Bohrung mit 6 mm Bohrern erscheint doch
recht groß. Die Mehrzahl der Diskussionsteilnehmer verwendet
3,2 und 2,0 mm Bohrer. Die von INSALL empfohlene Nachbehandlung
mit 3 g Salicylaten über 6 Wochen läßt sich in der Praxis meist
nicht durchführen, da die Patienten die Medikation wegen Magen-
beschwerden selbständig abbrechen. Wenn man sich dennoch zu dieser Nachbehandlung entschließt, müßten gleichzeitig Puffersub-
stanzen verabreicht werden.

Vorverlagerungsoperationen

Die Spaltung der Retinacula hat vielleicht einen zusätzlichen
Effekt darin, daß sie durch eine teilweise Denervierung des Kniegelenkes die Schmerzübermittlung ausschaltet. Andererseits ist
aber zu bedenken, daß bei der Spaltung des lateralen Retinaculums der Nervus genus lateralis superficialis verletzt werden
kann. Gelegentlich bildet sich dadurch ein schmerzhaftes Neu-
rom, das sich durch isolierte Schmerzen am proximalen Viertel
der lateralen Kniescheibencircumferenz zu erkennen gibt. Diese
Veränderung kann aber auch nach stumpfen Verletzungen auftreten.
Bekannt ist die Entwicklung von Rankenneuromen dieses Nerven nach
Kniecontusionen von lateral.

1. Abrasio der Patella
2. Bohrungen
3. Retinaculumspaltung lateral

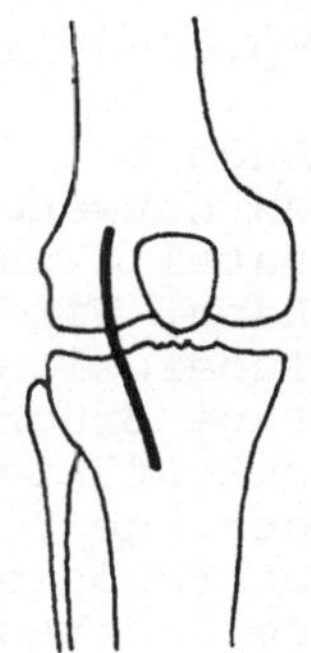

Spaltung von Oberrand der Patella
bis zur Tuberositas tibiae

4. Ventralverlagerung der Tuberositas tibiae nach BANDI

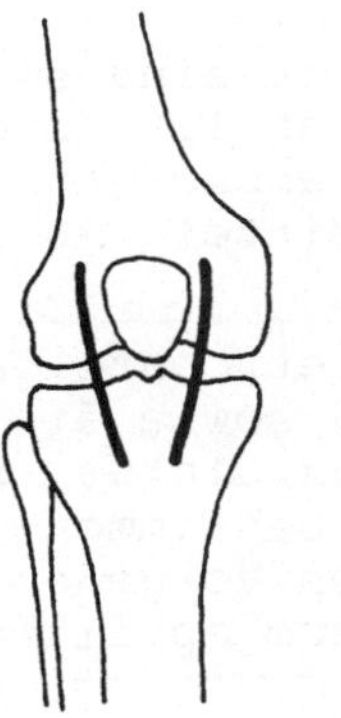
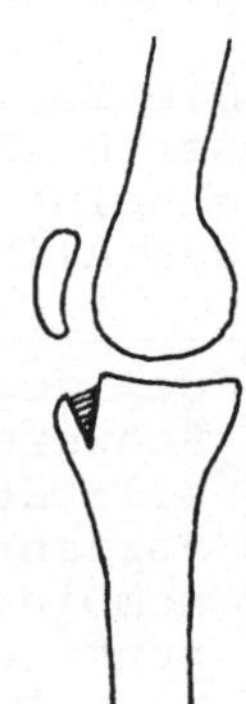

Beidseitige Retinaculumspaltung
und Vorverlagerung um 10-12 mm

5. Operation nach ELMSLIE

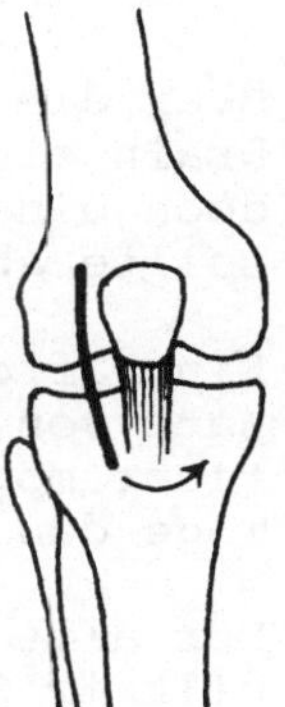

Laterale Retinaculumspaltung und Verlagerung des Ansatzes des Ligamentum patellae

*Abb. 1. Operative Verfahren bei der Chondropathia patellae und
der retropatellaren Arthrose*

Bei den retropatellaren Arthrosen findet sich gelegentlich das punctum maximum der Schmerzen an der proximalen Hälfte der lateralen Circumferenz. Diese Schmerzen können im Sinne einer Tendoperiostose gedeutet werden. Die Retinaculumspaltung hat hier evtl. denselben Effekt wie die Hohmann'sche Operation bei der Epicondylitis radii (Abb. 1).

Auch bei der Vorverlagerung der Tuberositas tibiae nach BANDI ist es notwendig, die Retinacula beidseits bis an den Oberrand der Patella zu spalten, da nur so die Vorverlagerung wirksam werden kann. Wird, wie es BANDI vorschreibt, die distale Begrenzung der Tuberositas nicht mitosteotomiert, sondern bleibt hier eine kräftige Brücke stehen, ist es nicht notwendig, die Tuberositats nach Unterfütterung mit einer Schraube zu fixieren. Bestehen allerdings geringe Zweifel an der Festigkeit dieser Brücke, sollte eine Schraube ohne Unterlagsscheibe eingebracht werden. In speziell gelagerten Fällen scheint die Operation nach ELMSLIE angezeigt (s. S. 195).

Die subjektiven Beschwerden des Patienten gehen hauptsächlich von der begleitenden Synovitis aus. Daher empfiehlt sich häufig, gleichzeitig eine partielle Synovektomie durchzuführen.

Die Teilnehmer sind sich darin einig, daß es nicht der Sinn dieser Diskussion ist, die Vorteile der einzelnen Verfahren so gegeneinander abzuwägen, daß zum Schluß eine Operationsmethode als das Allheilmittel empfohlen werden kann.

> Bei jeder retropatellaren Arthrose muß die Ätiologie und der Schweregrad sowie die allgemeine Gelenksituation (Achsen, Stabilität, Muskulatur, Synovia) die Wahl des einzuschlagenden Verfahrens bestimmen. In den allermeisten Fällen führt nur ein kombiniertes Vorgehen - allerdings mit unterschiedlichen Schwerpunkten - zum optimalen Ergebnis.

Nachbehandlung

Über die Notwendigkeit und Berechtigung, ein intraarticuläres Drain einzulegen, bestehen unterschiedliche Meinungen. Wurde jedoch eine Bohrung durchgeführt, ist diese Drainage unerläßlich, sollte aber nach spätestens 24 Stunden entfernt werden.

Eingriffe an der unteren Extremität sind mit einem hohen Prozentsatz von tiefen Venenthrombosen belastet. Deswegen sollte der Patient möglichst noch am Abend der Operation, spätestens aber am Tage danach erstmals aus dem Bett genommen werden.

Für alle operativen Maßnahmen bei der retropatellaren Arthrose gilt im Grunde dasselbe Nachbehandlungsschema:

> 3 Wochen Abrollbewegungen, danach für weitere 3 Wochen zunehmende Teilbelastung. Nach 6 Wochen Vollbelastung. Entsprechend dem klinischen Verlauf können, abgesehen von den Bohrungen, diese Zeiten von Fall zu Fall unterschritten werden.

Beurteilung

Die vorgestellten Statistiken zeigen Therapieerfolge zwischen
50 und 80%, unabhängig vom gewählten Vorgehen.

Hierbei ist zu berücksichtigen, daß es ohne Zweifel spontane
Besserung der Beschwerden bei der retropatellaren Arthrose, insbesondere aber bei der Chondromalazia patellae gibt.

Gelegentlich findet sich auch ein Rückgang der subjektiven Beschwerden bei röntgenologisch eindeutiger Progredienz der Arthrose. Dieses Phänomen ist nicht geklärt. Vielleicht beruht es
auf der zunehmenden venösen Stase in der Patella bei fortschrei-
tender Arthrose.

Bei der Beurteilung der Ergebnisse nach Vorverlagerung der Tuberositas ist zu berücksichtigen, daß anfänglich ein Teil der
Patienten mit dem Operationsergebnis unzufrieden ist, da zunächst eine gewisse Unsicherheit beim Berg- und Treppabsteigen
besteht. Dies verliert sich in den meisten Fällen nach wenigen
Monaten. Wird der Zeitpunkt der Nachuntersuchung zu früh gewählt, findet diese Besserung keine Berücksichtigung.

Die Schwierigkeit der Beurteilung beruht nicht zuletzt darauf,
daß keine einheitlichen Bewertungsmaßstäbe verwendet werden. Der
Befundbogen von BENTLEY erscheint für diese Kontrollen sehr geeignet. Seine allgemeine Anwendung würde auch einen Vergleich
der Ergebnisse erlauben und ist daher zu empfehlen.

V. Sachverzeichnis

Der im Sachverzeichnis erscheinende Buchstabe "f" bedeutet, daß
das betr. Wort auch noch auf der folgenden Seite auftritt. Die
Buchstaben "ff" bedeuten, daß das betreffende Wort mindestens
auf den beiden folgenden Seiten, evtl. bis zur vierten folgenden Seite auftritt.

F. Baumgartl

Das Kniegelenk

Erkrankungen, Verletzungen und ihre Behandlung,
mit Hinweisen für die Begutachtung
284 teils farbige Abbildungen in Einzeldarstellungen
XVI, 452 Seiten. 1964. Gebunden DM 198, – ; US $81.20
ISBN 3-540-03095-6

M. Watanabe, S. Takeda, H. Ikeuchi

Atlas of Arthroscopy

Entirely revised second edition second printing.
134 figures in color. IX, 176 pages. 1970
Cloth DM 120, – ; US $49.20   ISBN 3-540-05268-2

Published by Igaku Shoin Ltd., Tokyo. Distribution rights
for USA, Canada and Europe (including U.K.): Springer-
Verlag, Berlin-Heidelberg-New York

Unfallverletzungen bei Kindern

Prophylaxe – Diagnostik – Therapie – Rehabilitation.
Herausgeber: J. Rehn. 171 Abbildungen.
XVIII, 408 Seiten. 1974. Gebunden DM 78, – ; US $32.00
ISBN 3-540-06671-3

W. W. Rittmann, S. M. Perren

**Corticale Knochenheilung nach Osteosynthese
und Infektion**

Biomechanik und Biologie. Unter Mitarbeit von
M. Allgöwer, F.H. Kayser, J. Brennwald.
65 z.Tl. farbige Abbildungen in 154 Einzeldarstellungen.
VII, 76 Seiten. 1974. Gebunden DM 68, – ; US $ 27.90
ISBN 3-540-06884-8

R. Liechti

Die Arthrodese des Hüftgelenkes und ihre Problematik

Mit einem Geleitwort von M.E. Müller, B.G. Weber
266 Abbildungen. XVIII, 270 Seiten. 1974.
Gebunden DM 128, – ; US $52.50   ISBN 3-540-06636-5
Vertriebsrechte für Japan: Igaku Shoin Ltd., Tokyo

W. Blauth

**Atlas der operativen Behandlung angeborener
Handfehlbildungen**

Unter Mitarbeit von P. Hippe, H. Meves,
F. Schneider-Sickert. Etwa 340 teils farbige Abbildungen.
Etwa 300 Seiten.   In Vorbereitung

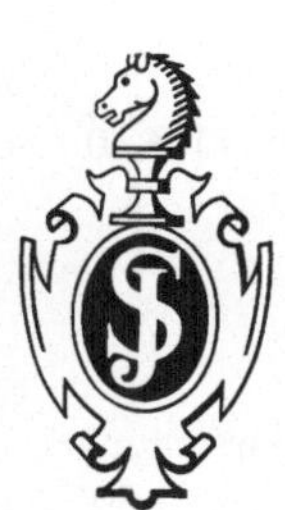

**Springer-Verlag
Berlin-Heidelberg-New York**   Preisänderungen vorbehalten